中医证候现代研究理论与实践

主　审　王永炎

主　编　唐健元　王　忠　申春悌

人民卫生出版社

图书在版编目（CIP）数据

中医证候现代研究理论与实践 / 唐健元，王忠，申春悌主编 . —北京：人民卫生出版社，2020

ISBN 978-7-117-29974-9

Ⅰ.①中⋯　Ⅱ.①唐⋯ ②王⋯ ③申⋯　Ⅲ.①辨证-研究　Ⅳ.①R241

中国版本图书馆 CIP 数据核字（2020）第 064955 号

人卫智网	www.ipmph.com	医学教育、学术、考试、健康， 购书智慧智能综合服务平台
人卫官网	www.pmph.com	人卫官方资讯发布平台

中医证候现代研究理论与实践

主　　编：唐健元　王　忠　申春悌
出版发行：人民卫生出版社（中继线 010-59780011）
地　　址：北京市朝阳区潘家园南里 19 号
邮　　编：100021
E - mail：pmph @ pmph.com
购书热线：010-59787592　010-59787584　010-65264830
印　　刷：保定市中画美凯印刷有限公司
经　　销：新华书店
开　　本：787×1092　1/16　印张：18　插页：4
字　　数：438 千字
版　　次：2020 年 6 月第 1 版　2020 年 6 月第 1 版第 1 次印刷
标准书号：ISBN 978-7-117-29974-9
定　　价：98.00 元
打击盗版举报电话：010-59787491　E-mail：WQ @ pmph.com
质量问题联系电话：010-59787234　E-mail：zhiliang @ pmph.com

《中医证候现代研究理论与实践》
编写委员会

主　审　王永炎（中国中医科学院）

主　编　唐健元（原国家药品监督管理局药品审评中心 / 现成都中医药大学附属医院）

　　　　王　忠（中国中医科学院）

　　　　申春悌（南京中医药大学附属常州市中医医院）

副主编　王天芳（北京中医药大学）

　　　　王　阶（中国中医科学院广安门医院）

　　　　高　颖（北京中医药大学东直门医院）

　　　　段俊国（成都中医药大学附属眼科医院）

　　　　杨忠奇（广州中医药大学第一附属医院）

　　　　贺　佳（中国人民解放军海军军医大学）

　　　　赵耐青（复旦大学）

　　　　王保和（天津中医药大学第二附属医院）

　　　　陈小野（中国中医科学院）

编　委（按姓氏笔画排序）

　　　　王　阶（中国中医科学院广安门医院）

　　　　王　忠（中国中医科学院）

　　　　王天芳（北京中医药大学）

　　　　王丽颖（中国中医科学院）

　　　　王保和（天津中医药大学第二附属医院）

　　　　申春悌（南京中医药大学附属常州市中医医院）

　　　　刘　骏（中国中医科学院）

　　　　刘丽莎（成都中医药大学附属绵阳医院）

　　　　李　兵（中国中医科学院）

　　　　杨忠奇（广州中医药大学第一附属医院）

　　　　吴秀艳（北京中医药大学）

陈　光（中国中医科学院广安门医院）

陈　瑜（上海中医药大学附属岳阳中西医结合医院）

陈小野（中国中医科学院）

周　贝（国家药品监督管理局药品审评中心）

赵耐青（复旦大学）

段俊国（成都中医药大学附属眼科医院）

姜　淼（中国中医科学院）

贺　佳（中国人民解放军海军军医大学）

高　颖（北京中医药大学东直门医院）

唐健元（原国家药品监督管理局药品审评中心/现成都中医药大
　　　学附属医院）

黄宇虹（天津中医药大学第二附属医院）

薛斐然（国家药品监督管理局药品审评中心）

主编简介

唐健元，医学博士，研究员、博士生导师，成都中医药大学附属医院副院长。2014—2015 年获国家公派留学资格赴美国 FDA 学习工作一年。原国家药品监督管理局药品审评中心中药民族药临床部部长。在国家药品监督管理局药品审评中心工作期间先后任临床审评员、研究与评价部副部长、中药民族药临床部副部长及部长等职。药品审评审批改革期间力主中药审评审批改革，从监管层面首次提出构建符合中药特点的技术评价标准体系，畅通药物研发期间的对外沟通交流渠道，创新工作思路和工作方法，主导起草制定了《证候类中药新药临床研究技术指导原则》并推动了相关中药新药的研发。曾主编《美国药品监管启示》一书，参编多本专著，作为项目负责人完成中医药行业专项一项，作为主研参与国家科技支撑计划和"十一五""十二五""十三五"国家重大新药创制专项等课题研究。2020 年初我国新型冠状病毒肺炎疫情暴发后，积极投身科研抗疫一线，第一时间承担了国家中医药管理局、四川省科技厅和成都市科技局多个中医药应急攻关项目研究，为中医药抗疫的科学性提供了实证依据。

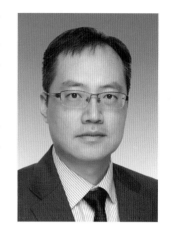

王忠，研究员，博士生导师，现任中国中医科学院中医临床基础医学研究所副所长，中国中医科学院中药临床药理学科带头人；世界中医药学会联合会临床数据监查工作委员会副会长兼常务秘书长；中国产学研合作促进会医学专家委员会常务秘书长；中国民族医药学会临床评价分会副会长；中国药理学会临床药理专业委员会常务委员；中国中医药学会内科脑病专业委员会常务委员；中国中医药学会中药临床药理专业委员会副秘书长；国家药品监督管理局中药新药审评专家；国家自然科学基金评审专家。*Biochemical Pharmacology*、*Biopharmaceutics & Drug Disposition* 等杂志审稿人。先后承担和参与国家"973""863""十二五"国家支撑计划和重大新药创制专项、国家自然科学基金等多个项目，已培养硕士、博士和博士后 20 余人，在 *Trends in Molecular Medicine*、*Drug Discovery Today*、*Journal of Clinical Pharmacology* 等国内外期刊发表文章 100 余篇，SCI 文章 50 余篇。2011 年在国际《临床药理学杂志》（*Journal of Clincal Pharmacology*）上提出了具有中国特色的创新学科——"方剂组学"（Fangjiomics），

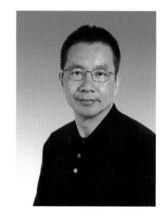

系统分析了中药配伍的理论、方法以及可能指导未来组合治疗的巨大潜力,被 *Nature* 专刊引用。2012 年和 2013 年先后在国际《专家意见的药物发现》(*Expert Opinion on Drug Discovery*)和《当今药物发现》(*Drug Discovery Today*)上系统介绍创新学科"模块药理学"(Modular pharmacology)的新概念,全面地诠释药物与疾病间关系,当年即被 *Pharmacology & Therapeutics* 引用。2014 年出版《医案学》。

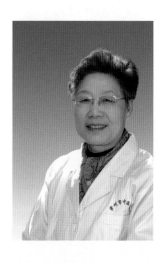

申春悌,孟河医派传人。

南京中医药大学博士生导师、教授、主任中医师,江苏省名中医,全国中医药传承博士后合作导师、第五批全国老中医药专家学术经验继承工作指导老师、全国老中医药专家学术传承工作室指导老师,孟河医派名中医工作室导师。

世界中医药学会联合会临床数据监查工作委员会会长,中国中药协会中药注射剂安全有效性评价专业委员会副主任委员,江苏省中医药学会内科专业委员会副主任委员,江苏省中西医结合呼吸病专业委员会副主任委员。

中国中医科学院特聘研究员,科技部中医药科技审评专家,国家自然科学基金委员会审评专家,国家药品监督管理局新药审评专家,国家科学技术奖励评审专家。

擅治急慢性支气管炎、哮喘、阻塞性肺疾病;眩晕症、心律失常、偏头痛;月经不调、痛经、不孕症、更年期综合征等。

主持各类科研项目 20 项,获各类成果奖 14 项,获新药证书 1 项、临床批件 2 项、专利 5 项。发表论文 123 篇,编写专著 5 本。

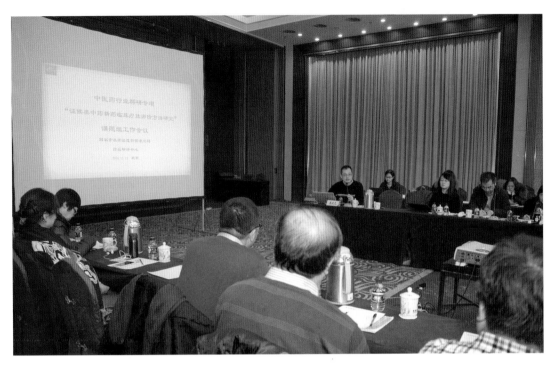

"证候类中药新药临床疗效评价方法研究"课题组工作会议

（2016 年 12 月 13 日摄于北京）

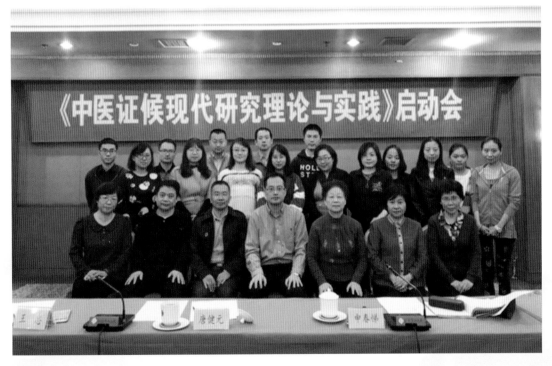

《中医证候现代研究理论与实践》编写启动会

（2017 年 10 月 14 日摄于北京）

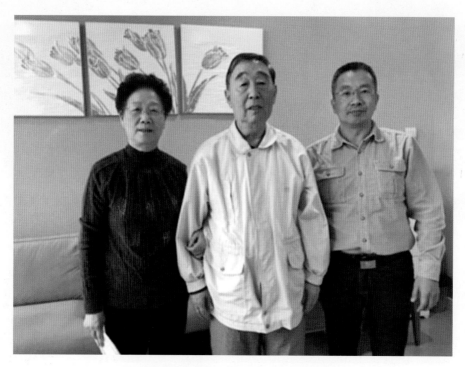

申春悌和王忠一起向王永炎院士汇报
《证候类中药新药临床研究指导原则》完成情况
（2017 年 10 月 14 日摄于天津）

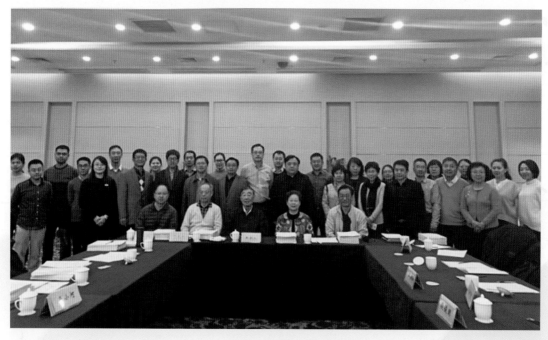

国家中医药管理局组织行业专项
"证候类中药新药疗效评价方法研究"项目验收会
（2018 年 11 月 30 日摄于北京）

王永炎序

　　证候是中医学特有的范畴,辨证论治是中医学的特征,也是中医临床诊断和治疗疾病的精髓。证候有别于西医学中的疾病和疾病的亚型,是一种在疾病背景下独立存在的病理生理整体反应状态,是同病异证、异病同证的理论依据,不仅具有诊断学属性,更重要的是具有病理生理学属性和治疗学属性。证候研究开始于上世纪50年代中期,任应秋、秦伯未、姜春华、蒲辅周等诸位先生全面阐述和介绍了辨证论治体系,确立了辨证论治在整个中医诊疗体系中的特殊地位。

　　证候具有动态时空、多维界面、内实外虚的特性。在东学西渐、西学东渐的时代背景下,其现代性的研究应该具有更广阔的视野。中医认可、西医也认可的共识指向是当下学科发展的基石,国学和中医分析演绎与整合归纳的方法联接,大象无形、大而无外的原象思维方法具有本真的创生性,而形象－抽象－具象的非线性逻辑思维方法与西学复杂系统的科学方法并不冲突,对证候内涵和外延的重新审视必将有益于现代研究方法的引入和融合。

　　在《中医证候现代研究理论与实践》书中,一个老中青结合的编写团队在系统梳理多年来证型基础和临床研究的基础上,提出有别于传统病证结合模式的证病结合中医证候研究的新模式,传承精华,守正创新,基于中医药学原创思维开展探索工作,在证候规范化方面也做了一些思考和尝试,初步取得了一些成果,有利于证候的深入研究和促进符合中医药特色的、具有独立创新性的证候类新药研发模式的进一步成熟与完善。感于作者团队对我的信任和鼓励,虽仍在病后康复中,不敢懈怠,谨致数语,爰为之序。

王永炎

2019年11月

证候（简称证）是对疾病（泛指非健康）过程中所处一定（当前）阶段的病因、病性、病位以及病势等所作的病理性概括，具体表现为一组有内在联系的症状和体征，是中医临床诊断和治疗的核心依据，是中医诊断治疗疾病的独特途径和方法，也是中医的优势所在。长期以来，由于证候诊断标准与疗效评价标准的缺如，中医证候类新药的研发工作一直未能深入开展。为了更好地传承和发扬中医药特色和优势，并把这一宝贵财富继承好、发展好、利用好。我国 2007 年版《药品注册管理办法》就中药复方制剂注册分类首次提出了"证候类中药新药"这一类别。2008 年，国家食品药品监督管理局颁布了《中药注册管理补充规定》，又对"主治为证候的中药复方制剂"的注册要求进行了进一步完善。为落实上述规定，国家中医药管理局于 2011 年与国家食品药品监督管理局协商，拟通过科技立项的方式逐步解决证候中药临床开发面临的技术问题，申报立项了国家中医药行业科研专项基金"证候类中药新药疗效评价方法研究"项目（编号：201207009）。国家药品审评中心的中药审评团队成为这次科研专项课题的实施主体。2012 年，张伯礼院士主持召开了项目启动暨专家论证会，并成立了由王永炎院士、张伯礼院士及孙光荣教授、晁恩祥教授、陈启光教授等知名专家组成的指导组。项目组根据专家组建议在药审中心总项目组指导下分设子课题组：中国中医科学院临床基础研究所（王忠、申春悌）负责成立起草组，执笔证候类中药新药临床研究指导原则（讨论稿）；中国中医科学院广安门医院（王阶）、北京中医药大学东直门医院（高颖）、成都中医药大学附属医院（段俊国）分别负责对气滞血瘀证和气虚血瘀证进行临床研究的实践探索，以进一步验证和丰富证候类中药新药研发的相关技术要求。虽然药审中心与课题协作单位通力合作，但课题组在研究期间所遇到的困难远远超出预期，原本计划的两年研究周期，实际上做了七年多，药审中心项目负责人也因故变更了两次。为了完成研究任务，项目组改变原有研究思路和工作方法，不再局限于小范围专家研讨，而是设计了四次全国性会议，通过广泛征求学术界和工业界的专家近 500 人意见，不断凝聚共识，最终得以完成该课题研究。相关研究成果也极大地推动了 2007 版《药品注册管理办法》有关政策条款的落地。一是国家食品药品监督管理总局在 2016 年至 2017 年间，批准有三个证候中药进入临床研究阶段，实现了证候中药研制开发零的突破；二是国家药品监督管理局于 2018 年11 月 6 日正式对外颁布《证候类中药新药临床研究技术指导原则》。这两项举措不仅促进了证候中药新药的开发，更是对行业内将中医药临床诊治要义核心即辨证施治科学内涵的诠释进行了有益的引导。

为了进一步解读《指导原则》如何结合中医药特殊性考虑处方来源、临床定位、证候诊断、临床试验基本研究思路、疗程及随访、有效性评价和安全性评价、试验质量控制与数据管理等方面的具体问题，特编撰本书，以作参考阅读。本书共十一章，内容包括中医证候的相关概念及历史源流；证候规范的命名与分类及其表现的采集；中医证候的标准化研究方法；证候临床研究的设计方法；证候生物学的现代研究及证候动物模型的建立；证候类新药临床研究模式及有效性和安全性评价方法；证候新药的注册监管及研发中的关键问题等，并系统整理血府逐瘀胶囊干预气滞血瘀证随机对照试验等，为证候临床研究提供实践范式。

最后，谨以此书感谢国家中医药管理局和国家药品监督管理局（原国家食品药品监督管理总局）有关领导的大力支持，感谢课题组各位专家的坚持和执着，感谢中华中医药学会中医诊断学专业委员会、世界中医药学会联合会临床数据监查工作委员会、世界中医药学会联合会临床疗效评价专业委员会、中国药理学会、中国药学会临床中药学专业委员会、中华中医药学会中成药分会等学术团体众多专家的不懈努力，感谢编写组每位老师的辛勤付出，感谢每一位在中医药道路上坚守信念并不断前行的人。

唐健元　王　忠　申春悌

2019 年 1 月 16 日

目 录

第一章

中医证候的相关概念

证候,简称为证,是中医药学关于人体疾病本质规律认识的独特概念表达,是中医学在辨证论治过程中立法、选方、用药的主要依据,也是中医药学理论特色和优势的重要体现。随着语言文字和中医药学数千年的变迁,产生了證、证、症、征、候等众多与证候相关的术语,也导致了证候概念应用混乱的局面。作为中医药学辨证论治的核心,清晰地界定证候的相关概念是正确开展中医临床和研究实践的基础,也是中医药学现代研究中不可回避的重要问题。

历经数千年的变迁,中医学对证候概念和内涵的认识经历了由浅入深、由表及里、不断发展的过程。时至今日,证候的概念和内涵仍在不断衍化和发展,如证候要素、证素等新概念术语的提出及证候本质的现代认识探寻等都在将证候的研究推向新的发展阶段。而在证候现代研究与应用过程中,在明确证候概念的同时,又不可回避地会涉及辨证、证候诊断与评价、证病关系等问题。因此,本章将从历史源流和认识演变、证候要素与证素、证病关系等方面对证候的相关概念及其现代应用进行归纳和阐述,旨在厘清证候概念的历史源流、发展轨迹及现代认识概况,以期能够指导当前中医证候的研究与应用。

第一节 证候相关概念的历史源流

一、证候相关术语及其概念源起

证候的相关概念是伴随着中医学对人体认识的由浅入深而产生和发展的。作为中医学理论和学术发展中的独特概念,历代医家对证候的定义和认识各异,古今文献对证候概念内涵、外延的相关记载亦不统一,厘清证候相关概念及其演变过程是保证中医证候现代研究沿着正确方向发展的最基本条件。

(一)证候及其相关术语的文字学本义

在中医学对疾病认识的发展过程中产生了诸多的概念表述,如證、证、症、征、候、证候等。要正确理解证候的概念,首先应了解相关术语文字的沿革及含义的演变,从而理解其现代的含义。

1. 證 "證"字在《说文解字》的释义为"告也,从言,登声";《玉篇》中释为"验也";《增韵》中为"候也、质也"。在《后汉书》和《宋书》中分别有"采前世成事,以为證验""探摘是非,各标證据"的记载,可见"證"的最初本义为证据、证验。在1915年《中华大字典》

中载有"證"字的八项含义,其中一项即为"病證也",明确了"證"作为病象的含义。事实上,"證"也是历代用以表述疾病状态的规范字,在历代中医典籍中一直用"證"而不用"证"。

2. 证(証) "證"与"証"在古代为形义皆不同的两个字。"証"字最初并无病象之含义。在《说文解字》中释义为"谏也,从言正声","谏"字为"証也",二者互训,可见"証"字原义应为证明、作证之义。至清代段玉裁的《说文解字注》中称"証"为"證"的俗字,"今俗以証为證验字,遂改《吕览》之証为證",故此古代的"證"字又演变成了"証"字。至1964年《简化字总表》将"證"字简化为"证"字,于是"證"由"証"演变成了"证"而代表疾病的证据、征象之义,并逐渐被医家提炼、演绎为中医药学的特有概念。此外,"证"字还作为"症"的古体字和"病"的同义字,"症"字未出现前皆写作"证"。

3. 症 "症"字据考是元代才出现的"证"的俗体字,1915年《中华大字典》中释"症,俗证字",其所引原始文献为元代郑德辉《倩女离魂》中"症候"一词。最早以"症"指示疾病者是明代万历进士谢肇淛的《五杂俎·物部》"人有阴症寒疾者"。明代吴有性《温疫论》指出"病證之'證',后人省文作'証',嗣后省'言'加'疒'为'症'",表明證、証、症三字的演变。后明清许多医学著述以"症"命名,如《症治答难》《脉症治方》《杂症汇考》等,出现以"症"代"证"或"症""证"并用的趋势。说明"症"乃古"證(证)"字之本义,特指与病变有关的证据、证明。1964年《简化字总表》中将"症"变为与"证"并存的规范字,在中医学中用于表示症状和体征。

4. 征(徵) 征为"徵"的简化字。《广韵》中释"徵"为"證也,明也";《礼记·中庸》中"虽善无徵,无徵不信"和《康熙字典》中"徵,或为證"的释义说明"徵"字与"證"字有相通之处,在中医学典籍中具有证验、象征之义。

5. 候 "候"字在《说文解字》释为"伺望也",表示"候人道路,迎送宾客之官"之义;《康熙字典》释为"又气候、證候";而清代段玉裁《说文解字注》中"凡覷伺皆曰候,因之以时为候",可见"候"字包含观察的过程、观察的现象及时候等义。在中医学中,《素问·五运行大论》曰:"夫候之所始,道之所生,不可不通也。"用"候"表示所获知的各种表现,即如隋代巢元方《诸病源候论》中"候"皆可作"疾病征象"之义,这里的候与证并没有明确的区分,都表示病变的表现。因此,中医文献中常将证与候连在一起合称证候,指疾病的症状。

6. 证候 证候即"证"和"候"的合称,是中医学专有的概念术语。中医典籍中可见较早地将证与候连称的是晋代王叔和整理的《伤寒论》,"今搜采仲景旧论,录其证候,诊脉声色,对病真方有神验者,拟防世急也",在《脉经》中证候一词也多有应用,如"声色证候,靡不赅备";晋代葛洪的《肘后方》序言中亦有"故备论证候,使晓然不滞"。此时的证候应最接近证、候二字的原义,为疾病及其变化的表现。因此,1947年首版《辞海》中解释说:"证者,谓之体内病状发现于外,如事物之有对证也。候者,病之转变,随乎时期,如伤寒证,旧说七日为一候是也。合言之,则曰证候。"

7. 证型 证型是中医所特有的概念,即证候类型的简称。证候的分型虽由来已久,但证型作为一个专业术语在古代并未被提及。证型从证候概念中逐渐分离为一个新名词应该始于20世纪50年代,尤其是在近年来病证结合的研究模式产生之后在临床和科研上被广泛使用。证型是将现代的证候概念中疾病当前阶段的病位、病性等本质概括成的一个规范表述,是一种诊断名称,而临床中较为常见的、典型的、规范的证候分类,则可称其为证型。

（二）中医学对证候及其相关概念的历史认识

中医学在两千多年的发展过程中经过不断的实践而形成了独特的辨证论治体系,产生了六经辨证、八纲辨证、脏腑辨证、气血辨证、三焦辨证等多种辨证纲领,并发展了相应的治则、治法、方药,而贯穿其中的关键核心一直是证候。长期以来,历代医家在不同社会历史条件下对证候有着不同深度和广度的认识,形成了证候概念产生和发展的轨迹。随着中医学理论体系的发展,对证候概念和内涵的认识不断趋于规范和深入,但时至今日仍没有形成完全统一的共识。有研究者从近 20 年的文献资料中查出证候概念的相关表述有 30 余条,涉及证候的训诂、证候原始考证及各家对证候概念的发挥等。现对证候概念的不同认识及其演变轨迹作一梳理。

1. 症状说　证候二字起初是分论的,而证字最初用于医籍中的本义多指现代所谓的症状而言。在《列子·周穆王》中载"其父之鲁,过陈,遇老聃,因告其子之证",此处的"证"即是告之的病情,也就是症状。而《黄帝内经》中分别用到"证""候"二字也均指症状之义,如《素问·至真要大论》中"气有高下,病有远近,证有中外,治有轻重,适其至所为故也",以及《素问·五运行大论》中"夫候之所始,道之所生,不可不通也"。《难经·十六难》中说:"假令得肝脉,其外证:善洁,面青,善怒;其内证:齐左有动气,按之牢若痛……有是者肝也,无是者非也。"这里"外证""内证"均指疾病所表现出的临床症状。至汉代张仲景《伤寒杂病论》中所用证字颇多,而其含义则有不同,有时指疾病的症状,如"阳明病外证云何""结胸证悉具"等;有时指一类症状,如桂枝汤证、柴胡汤证等。随着对证候合用及对"证"的认识发展,证候逐渐从症状表现向疾病整体表现的方向发展,尤其是现代医学"症状"的概念引入,使证候与"症状"脱离开来。

2. 疾病说　中医学有关疾病的命名,经常以证来表示某种或某类疾病,如"痹病""血证""喘证""痿证""厥证"等。如《伤寒来苏集》中认为六经辨证"非专为伤寒一证立法也",这里的"证"即伤寒一类的疾病。而古代文献中常用"病证"一词,可见当时对候、证、病的表述并没有明确区分,证有时也是病。这种对病、证、候和证候之间缺乏明确区分的情况一直延续至唐代。宋·王硕《易简方》曰:"六淫外感,七情内贼,停寒蕴热,痰饮积气,交互为患,证候多端。亦有证同而病异,证异而病同者,尤难概举。"这里已将病、证分开来说。随着后续证候概念内涵和外延的不断丰富,病与证的区分逐渐明显,尤其是现代医学疾病概念的产生,使中医学的"证"更加独立于现代医学的"病",从而也产生了针对病证关系与病证结合概念的讨论。

3. 症状群说　关于"证"在中医古籍中的含义可能因为不同的语境而具有不同的含义,如《伤寒杂病论》中"观其脉证,知犯何逆,随证治之"的两个"证"字的含义明显不同,后面的"证"字应该已不是单一的症状或体征,而是特定症状组合的形式。在《伤寒杂病论》中所列各方基本都有与之相应的症状组合,而这些症状组合即反映了疾病的本质。如"往来寒热,胸胁苦满,嘿嘿不欲饮食,心烦喜呕,或胸中烦而不呕……小柴胡汤主之"中所列症状组合即小柴胡汤的"证"。有学者推测是人们发现某些症状、体征和脉舌可同时发生在疾病中,而证候就是用来概括这一群症状体征的,而这一群症状、体征一定不是简单地组合,而是有联系的。也有学者直接将证候表述为"在天、地、人、病的综合影响下出现的机体反应表现于外的症候群"。事实上症状组合和病机是有机的统一体,是外在表现形式和内在本质的关系,对证候的理解一定要深入到疾病的本质层面。单纯从症状群的角度去认识证候仍没有抓住其概念的真正内涵,更不能等同于现代医学中所谓的"综合征"。

4. 病机说　随着中医学理论体系的发展,证候的概念内涵逐渐从疾病征象中得到升华,走向认识疾病根源和本质的层面。早在《黄帝内经》中就认识到病机的问题。《素问·至真要大论》中提出"谨候气宜,无失病机""谨守病机,各司其属,有者求之,无者求之",并归纳了病机十九条,执简驭繁。《伤寒杂病论》中很多"证"字即是病机与症状组合的有机统一,如"观其脉证,知犯何逆,随证治之",这里前面的"证"是临床表现,后面的"证"则更接近于病机的辨识或诊断的结论。陈无择在《三因方·尿血证治》中云:"病者小便出血,多因心肾气结所致,或因忧劳、房室过度,此乃得之虚寒……不可专以血得热为淖溢为说。"这里所说的"尿血证",既包含了"血尿"的症状,又有"忧劳、房室过度""心肾气结、血热"的病因、病机内容,其内涵有了更深层次的内容。同样,刘完素在《宣明论方》中对煎厥证的论述"煎厥证,主热。阳气,烦劳积于夏,令人煎厥,目盲不可视,耳闭不可听……",也将症状和病机有机地结合。病机和证候是中医学中的两个核心概念,而现在看来,虽然二者有着紧密的联系,但绝不是同一概念,不能混为一谈。

5. 病理本质说　在机体病机和相应症状概括基础上,人们更进一步认识到证候不仅仅与疾病相关联,而且是包含体质、精神、环境、时空等多种因素在内的综合表现或状态,由此将证候的内涵进一步延伸到人体病理变化总体特征和疾病本质的层次上,这也是目前关于证候概念最被广为接受的观点。明代初期的《万氏妇人科·调经章》对月经不调的治疗提出:"大抵调治之法,热则清之,冷则温之,虚则补之,滞则行之,滑则固之,下陷则举之……随其证而用之,鲜有不效者矣。"显然,"随其证而用之"之"证"当指热、冷、虚、滞、滑、下陷等病理诊断结论而言。孙一奎《赤水玄珠》"凡例"中指出:"是书专以明证为主,盖医难以认证,不难于用药。凡证不拘大小轻重,俱有寒热虚实表里气血八个字,苟能于此八个字认得真切,岂必无古方可循?"等等诸多论述中的"证"均指"阴阳表里寒热虚实"之类,即关于疾病病因、病位、病性等的病理概括。

从直观的症状到客观的体征,从症状组合到病机状态,证候概念的形成和发展过程是中医学对疾病认识的不断深入的过程。自20世纪50年代至今,中医学术界对辨证论治和证候展开了广泛讨论,关于证候的内涵认识也趋于统一,即证候是机体在某一时间段内病理变化本质的反映。正如王永炎院士等对证候的概括:"证候是一种有机整合的功能态,又是人体生理病理的整体反应状态,具有内实外虚、动态时空、多维界面的特征。"

除此之外,现代医家还从不同的角度提出了对证候的认识,如证据说、反应状态说、症候群说、综合概括说等。这些关于证候概念的"各家学说"虽然没有达成共识,但无疑是学者们从不同角度对证候内涵进行的探索和阐释,推动了对证候概念、内涵及其本质认识的深化。

自20世纪50年代开始确立现代中医学的证候概念和辨证论治体系以来,针对证候的认识和研究逐渐走向规范化、现代化。至1984年,《中医基础理论》(第5版)教材中对"证"所做的定义:"证,是机体在疾病发展过程中某一阶段的病理概括。由于它包括了病变的部位、原因、性质以及邪正关系,反映出疾病过程中某一阶段的病理变化的本质,因而它比症状更全面、更深刻、更正确地揭示了疾病的本质。"1986年,在全国中医证候规范研究会议上对"证"的概念做出的界定是:"证候是疾病发生和演变过程中某阶段本质的反映,它以某些相关的脉症,不同程度地揭示病因、病位、病机、病势等,为治疗提供依据。"2004 年,全国科学技术名词审定委员会公布的《中医药学名词》中证的定义是"对疾病过程中一定阶段的病变、病因、病性、病势及机体抗病能力的强弱等本质的概括"。上述几种定义的核心思想即认为证候是疾病的某一阶段本质的反映,而后续大多关于证候的定义都延续了上述观点,只不过在具体文字表述上有所差异。可见,中医学对证候概念和内涵的认识是一个由浅入深、不断发展、与时俱进并趋于一致的过程。

二、证候概念认识的历史演变

一个科学概念是人们对客观对象的认识所能达到的深度和广度的概括。由于人们对客观对象的认识是不断深化的,且客观对象本身也在不断发展之中,所以任何概念的内涵和外延都不是一成不变的,而是不断发展变化的。证候是中医理论体系中最重要的概念之一,只有采用逻辑和历史相结合的方法,明晰证候内涵的历史演化,理解不同社会历史条件下人们对人体认识的深度和广度,梳理对证候内涵认识的发展轨迹,才能科学、准确地界定证候的概念,指导证候现代研究的发展方向。

证候概念同自然科学中的所有概念一样,其形成过程经历了从经验积累到前科学概念,从前科学概念到科学概念,进而与原有理论体系相融合的基本环节。其形成轨迹是随着人类对疾病认识的逐渐深入而演化的,即从最早在甲骨文和马王堆医书中从疾病的表象认识开始,到《黄帝内经》中对疾病或症状相关内容的分类,从《伤寒杂病论》中对现象本质的把握,到后世逐渐与中医理论体系的融合,最终形成了证候这一中医学理论体系中最重要的概念之一。

(一)先秦时期——证候概念的经验积累时期

对任何概念的认识都需要经历从直观表象到客观本质的过程,而对于直观表象的观察和经验的积累则是概念产生的开始。证候概念所反映的客观对象是人体生理、病理,同样是以直观表象的认识开始的。在证候一词尚未出现之前,古人对人体病理变化的直观认识是疾病或症状,也即是直观的表现。在甲骨文的殷墟卜辞中已有"病"(疒)字,解释为"倚也,人有疾病,象倚箸之形"。即对人病状的描述,其中有对患病部位的描写,如"疒首""疒耳""疒眼"等。另有对疾病症状的描述,如耳鸣、下痢、失眠等。至马王堆出土的马王堆医书中,对疾病的描述已由单一的疾病表象扩展到多个症状的综合认识,如《足臂十一脉灸经》中:"足泰阴脉……其病:病足大趾废,胻内兼痛,股内痛,腹痛腹胀……善疛",以及《五十二病方》中:"痔,有赢肉出,或如鼠乳状,末大本小,有空其中。"以上可以看出当时对疾病的认识既有客观的表象,又有主观的感觉,也就是现代所说的症状,是关于疾病的最直接、表浅的认识。至武威汉代医简中已经明确记载有"伤寒""伏梁""痹""痈"等病名,也包括"久咳上气""手足臃肿"等症状,但对人体病理的认识仍停留在现象的观察层面。因此,这一时期证候一词尚未出现,人们对疾病的认识处于对具体现象的观察和总结的阶段,对客观对象的本质认识还很表浅。

在经历了零散、表浅的直观认识和经验积累阶段,人们对所观察到的各种表象信息逐渐融合看待,进而形成"类别"的观念,也就是概念形成的前期——前科学概念阶段。在长期的医疗实践中,人们发现许多疾病的表现多数不是单一的,经常同时出现多种临床表现。到

《黄帝内经》中已经开始对这些复杂症状进行归类,不再单纯是现象上的描述和经验式的治疗,如《素问·咳论》中将咳嗽分为"五脏咳""六腑咳"等十一类;《素问·痹论》中将"痹"分为行痹、痛痹和寒痹三类,这也标志着中医学对疾病的认识已从单纯经验积累阶段发展到系统理论总结阶段。除此之外,《黄帝内经》中已开始注重对疾病病因、病机的规律性认识,如《素问·阴阳应象大论》中:"阴盛则阳病,阳盛则阴病;阳盛则热,阴盛则寒;重寒则热,重热则寒;寒伤形,热伤气;气伤痛,形伤肿。"而《素问·至真要大论》中提出"谨守病机,各司其属,有者求之,无者求之",并提出了具体的病机十九条,从病机层面对疾病进行执简驭繁的把握。可以看出,《内经》中已经形成关于人体生理、病理变化的认识体系,利用中国古代哲学中阴阳、五行等概念对病症进行归类。由于当时人类的认识水平有限,《内经》中对疾病、病因、病机的理解仍是建立在与风、寒、暑、湿、燥、火等自然现象联系的基础上,是基于"象"层次上的认识,还没能透彻地认识疾病本质。因此,这一时期人们对人体生命活动的认识仍然是表象和直观的,虽然已经有了"以类行杂"的疾病、症状分类模式,但证候尚没有作为一个科学概念进入中医理论体系之中,而是"证"的前科学概念时期。

(二)秦汉时期——证候概念的形成时期

随着医疗实践的深入和认识的提高,人们逐渐注重探寻隐藏在表象背后的疾病本质。到《伤寒杂病论》中已经赋予"证"以更深层次的含义,也标志着这一时期的中医理论和实践已由朴素的直接经验观察发展为对疾病规律性认识的阶段。在《伤寒论》中,常以"辨某某病脉证并治"作为标题,而《金匮要略》中更分不同的疾病予以"辨证施治",说明此时"证"已经从"病"中脱离出来成为独立的概念。这一时期,不同含义的"证"字常常混用,可以指疾病,如"结胸证,其脉浮大,不可下,下之即死";可以指症状的组合,如"桂枝证"表示用桂枝汤治疗的"发热,汗出,恶风,脉缓"等症状的组合;另外就是指疾病的内在机制或本质,如"观其脉证,知犯何逆,随证治之"中,后一个"证"即表示在明确了疾病变化的内在机制的基础上针对疾病的本质进行治疗。因此,到《伤寒杂病论》时期,人们开始通过对症状组合的规律性总结来把握疾病的本质,用"证"来认识经过科学抽象后的疾病本质属性。虽然这一时期还没有明确提出疾病的本质性到底是什么,但已对病机与症状之间的关系进行论述,如《黄帝内经》中的"病机十九条",《伤寒杂病论》中"若小便色白者,少阴病形悉具,小便白者,以下焦虚有寒,不能制水,故令色白也"。说明当时的"证"是病机与症状组合的有机统一,也代表着"证"作为新的概念的产生。

"证"作为一个独立概念产生的另一个标志就是其与中医药理论体系的结合。"证"的概念在从萌芽到产生时期必然与中医学理论体系中其他概念发生联系,只有这样,它才能融合入中医理论的系统性涵义,从而真正成为中医学理论体系中的科学概念。《黄帝内经》是中医理论体系形成的标志,其中阴阳、五行、气血、津液、脏腑、经络等概念为"证"转化为科学概念奠定了基础,同时也决定"证"这一概念在中医学的属性和基本的发展方向。《伤寒杂病论》在建立"证"的概念时,将其与中医学体系中其他概念圆满地融合,并弥补了《黄帝内经》中缺乏具体实践方法的不足,使中医理论和实践体系更加丰满,如在《黄帝内经》中"三阴三阳"概念的基础上,建立六经辨证纲领,并在病因、病机、症状等内容上保持一脉相承。在此过程中,"证"在中医理论体系中的内涵和外延也逐渐明确,其内涵就是病机及其相应症状的统一,而其外延则是与疾病本质相关的内容,包括病因、病位、病性、体质、环境等,从而形成了"证"在中医学体系中的科学概念。

(三)隋唐时期——证候内涵的确立时期

世界上一切事物都是运动和发展的,人类对于客观对象本质的认识也同样在不断地深入和提高,相应的科学概念也会不断发展。证候反映的客观对象是人的生理、病理活动,是一个复杂的、多层次的巨系统。证候作为一个中医药科学概念产生后,也随着人类实践能力和认识水平的提高,处于不断丰富和完善的过程中。隋唐时期,大量医学著作产生,影响较大的包括《诸病源候论》《备急千金要方》等。在这些著作中开始明确证候的内涵,对疾病病机以及其复杂的症状表现进行较为系统、全面的阐述,开始注重证候的分类与鉴别、证候与病因、证候与脏腑的关系,并开始形成脏腑辨证纲领的雏形。

这一时期,对证候学研究成就最为卓著者为隋代巢元方的《诸病源候论》。该书将内、外、妇、儿、五官、口齿等诸类疾病分为67门,载述病源证候共1 739论,对各科病证广收博采并逐个深入论述,在证候、病因方面多有新的认识,是我国最早的病源证候学专著。如《诸病源候论·风病诸候》中论述中风、风懿、风痱、风痉、偏枯等候,都是中风病之常见证候。《备急千金要方》《外台秘要》等书中也多先论病因证候,后述治疗医方。孙思邈在《备急千金要方》中用"方证同条,比类相附"的方法,将证候按脏腑、寒热虚实等进行概括和分类,并明确提出肝实热、胆实热、肝虚寒、胆虚寒等具体的证候名称,也是较早的关于脏腑辨证的理论认识。又如孙思邈详尽地描述了贼风和附骨疽两者之异同,指出贼风痛而无热,久不化脓,附骨疽痛而壮热,久则化脓,将两种性质不同的病证明确地区别开来。也可以看到隋唐医家都注意到证候的分类和鉴别,然而对病、证、候还没有明确的区分,如王冰注《黄帝内经》时仍将证与病作为同一个含义的词来使用,说明当时证候内涵的理论和实践价值还没有得到完全体现与推广。从这一时期开始,证候概念的内涵,即以病机为核心的疾病本质,逐步确立,其后虽历经演变,但这一证候内涵始终未发生根本性改变。

(四)宋金元时期——证候内涵的发展时期

宋金元时期是中医学发展史上的一个重要转折期,受宋代理学"新学肇兴"的影响,医学学术和教育受到重视,为这一时期中医理论的发展奠定了良好的基础。这一时期各派医家辈出,在证候、脏腑、气血、病机等方面广泛地进行阐发,提出了三因说、脾胃学说、攻邪说、脏腑辨证说、火热论、阴证论、相火论等新的学说,各家学术争鸣,也促进了对中医证候内涵的认识和发展。

宋代陈无择在《三因极一病证方论》中将疾病的病因、病机、发病过程归为外因、内因和不内外因三类,对病机学说起到了很大的促进作用,其相应的证候论述也有了更深一层的涵义,如《三因方·尿血证治》中:"病者小便出血,多因心肾气结所致,或因忧劳、房室过度,此乃得之虚寒……不可专以血得热为淖溢为说"。这里所论"证"治,既包含有"小便出血"的症状,又包含"忧劳、房室过度"等病因,还包含"心肾气结、血热"的病机内容,是对这些内容的概括,其内涵和外延比隋唐以前丰富得多。金元时期,对"证"的论述更加丰富,如刘完素将火热病分为表证和里证,外感表证用防风通圣散、双解散辛凉解表,表里双解;里证投大承气汤或三一承气汤下其里热,承气汤合黄连解毒汤解毒攻下。张元素在《脏腑标本虚实寒热用药式》对疾病的论述中,涵盖了证候的脏腑归属、症状表现、病因属性等。再如李杲

《脾胃论》中对脾胃病证的论述同样是症状和病机的有机结合。这些论述与《伤寒杂病论》中的体例已大不相同,是从理论推导病变机理,然后通过病机指导用药。可见,宋金元时期已经以病机层次上的疾病本质作为论治的根据。

宋金元时期中医理论的发展,尤其病机理论的飞跃,使中医学对疾病本质的认识更加深入。以金元四大家为代表的不同学派学术观点的争鸣,也极大地促进了对疾病病变机制的认识和辨证论治体系的完善。"证"作为对疾病本质的认识成果,自然而然地吸收了这些新理论、新学说,其病机内容更加丰富,不断注入了藏象、阴阳、精、气血津液等多方面的理论成果,进而使证候概念的内涵更加深刻。

(五)明清时期——证候临床应用体系的完善时期

受宋金元时期中医学学术争鸣与理论创新发展的影响,明清时期诸多医家在辨证理论、病机理论、藏象学说、气血津液理论、治则与治法等方面进行了更为深入的探讨。如张介宾阐发完善阴阳学说与二纲六变;赵献可、孙一奎等探讨肾与命门理论;李时珍、汪昂、王清任等对脑主神明理论的探讨;李中梓论脾与肾的关系;王清任阐述活血化瘀理论;吴有性首倡瘟疫病因为戾气;叶天士与吴鞠通创立卫气营血和三焦辨证纲领;程国彭总结汗和下消吐清温补八法;汪绮石等对虚劳病机与治法的详论;唐宗海对血证的病因、病机、证治的探讨,这些都为中医证候概念和辨证体系的进一步发展提供了土壤。

宋金元时期完成了证候概念理论与实践的统一,而明清时期则进一步完善了证候概念的临床应用,即对辨证方法体系的完善。在《伤寒论》六经辨证方法和金元时期脏腑辨证方法的基础上,明清时期又创立三焦辨证和卫气营血辨证,并且完成了中医学辨证方法的总纲领——八纲辨证,从而对证候的概念起到了统领疾病表象和本质、指导临床实践的作用,进一步充实了证候理论。孙一奎在《赤水玄珠》凡例中说:"是书专以明证为主……凡证不拘大小轻重,俱有寒热虚实表里气血八个字。"张三锡在《医学六要》中说:"锡家世业医,致志三十余年,仅得古人治病大法有八:曰阴曰阳,曰表曰里,曰寒曰热,曰虚曰实,而气血痰火,尽赅于中。"而最明确地提出八纲概念的则是清代的程钟龄,他在《医学心悟》一书中专设寒热、虚实、表里、阴阳之辨,提出"论病之原,以内伤外感四字括之,论病之情,则寒热、虚实、表里、阴阳八字统之,而论治病之方,则又以汗、和、下、消、吐、清、温、补八法尽之"。至此,证候概念从最初的直观材料和经验积累逐渐形成了中医学理论中的科学概念和理论体系。

(六)近现代——证候概念的升华和规范化时期

近现代以来,随着西方科技和现代医学思想的引入,对人体生理、病理的认识也相应产生了新的发展,推动了证候概念的进一步发展。尤其是新中国成立以后,以秦伯未、任应秋、姜春华、邓铁涛、赵金铎、欧阳锜等为代表的医家分别撰文著书,全面阐述和介绍了中医辨证论治体系,确立了辨证论治在整个中医诊疗体系中的重要地位,有关证候概念内涵的研究则更趋深入和丰富。对证候概念的定义也逐渐取得共识,尤其是1984年《中医基础理论》(第5版)教材中对"证"的概念定义得到大多数中医学者的认可,即"证,是机体在疾病发展过程中某一阶段的病理概括。由于它包括了病变的部位、原因、性质以及邪正关系,反映出疾病过程中某一阶段的病理变化的本质,因而它比症状更全面、更深刻、更正确地揭示了疾病的本质。"在此基础上,人们开始重视对证候本质的更深层次内涵的特征的探寻,如认为证是整体体质反映特征和整体同环境之间、脏腑经络之间、细胞之间及细胞与体液之间相互关系紊乱的综合表现;认为证是疾病发展过程中有临床表现的一种机体反应状态等。另有学者从系统科学角度,将病机和症状、时间和空间等因素融入证候概念的表述中,将证候概念表述为"证候是四诊信息表达的人体生理病理反应状态的概括,它的基本特征是内实外虚、动态时空和多维界面"。证候作为中医学的核心概念不断得到升华。之后,近现代的中医学者们借助现代科学理论,围绕着证候本质、证候规范化、证候动物模型以及证候的现代科学诠释等诸多领域开展了广泛的研究和探索,为中医学迈向科学化、客观化、现代化方向奠定了重要的基础。

在对证候概念内涵取得共识后,人们认识到证候研究过程中的一证多义、一证多名等情况对证候研究和临床诊疗带来困难,迫切需要对证候进行规范化、标准化。自20世纪80年代开始,证候的规范化、标准化研究又逐渐成为中医学界研究和探索的重大课题,包括证候概念的规范、证候命名的规范、证候诊断标准的规范等。随着学者们的重视,证候规范化、标准化也取得了一些成绩,一些"行标""国标"不断制定出来。然而,由于这方面工作难度较大,目前很多证候规范的认可程度很低,推广范围较小,权威性与约束力也较差。有学者统计近20年中医证候规范研究的7种书籍中描述的常见证候多达1 700余种,其统一表述的名称不足10%,至于证候分类与诊断标准不统一的问题则更为突出。面对这一情况,中医界也开始不断探索新的理论和方法来阐释中医证候概念和辨证体系。如王永炎院士引入系统复杂性科学理念,针对证候的多阶、多维、多变量与动态时空的特征,对证候进行降阶降维、降阶升维或降维升阶,并提出"证候要素"的概念来建立"以象为素,以素为候,以候为证"的辨证体系。朱文锋教授也提出"证素"的概念作为疾病病理本质的要素,提出证素辨证新体系。这些都对中医证候概念的升华、中医辨证体系的发展进行了有益的探索,也在不断促进着中医证候的规范化和临床应用研究的发展。

可见,在漫长的历史发展过程中,由于文字语义的变革与中医学的学术变迁,使得证候的相关术语和概念诸多,含义错杂,应用混乱,相应地也产生了诸多关于证候概念认识的理论和学说。而经历了对证候概念和内涵认识由浅入深、由表及里、与时俱进并不断发展的过程,人们已经基本得到了对证候概念内涵的一致性认识。从中医学对证候认识的历史发展过程也可以看出,各个历史时期人们对证候认识的深度和广度不同,但总的趋势是不断深入的,是逐渐由表象到本质的过程,证候概念的内涵越来越丰富,外延也越来越广泛。纵观整个证候概念认识形成和发展过程,可以认为:证候是中医学对于疾病本质的认识。

三、证候的现代认识研究概况

证候是中医药学理论体系中的核心概念,是中医临床中立法、遣方、用药的依据,也是中医学诊疗体系的核心与纽带。近半个多世纪以来,中医药现代化成为学界探讨最多的中医课题之一,而关于证候的现代认识研究也在不断被人们探索和发展。作为中医理论体系中的关键环节,用现代的科学理论和方法揭示证候的科学内涵、规范证候的诊断和评价是推动中医学发展的关键问题。在证候本质、证候规范化、证候动物模型以及证候的现代科学诠释等诸多领域,学者们开展了广泛的研究和探索并取得了一定的成绩,为中医学迈向科学化、客观化、现代化奠定了重要的基础。

（一）证实质及标志物研究

在证本质研究方面，自 1959 年沈自尹院士带领的研究团队，鉴于"有诸内必形于诸外"的指导思想，开始探寻"证"的物质基础。该研究团队关于肾本质研究的成果，在中医学界引起很大的震动和反响，引领了证本质研究的热潮。从 20 世纪七八十年代开始，采用现代数理、生理、生化、病理、生物学等手段，从整体、系统、组织、细胞和分子的不同水平对证候的本质进行研究。所谓证候本质研究的实质是寻找和确定中医证候的客观检测指标，对证候进行定量表征和判断，进而通过辨证微观化最终实现微观辨证。

经过证候实质研究的几十年探索，研究者运用现代科学技术与方法，根据中医理论，分别从五脏证实质、阴阳证实质、寒热证实质、血瘀证实质等不同的角度和多水平进行了研究，并取得了一定的成绩。①在五脏证实质方面对多种证型进行了各种客观指标的研究。例如，研究发现肾阳虚证与 17- 羟皮质类固醇降低的关系，其延迟反应是继发于垂体功能低下、丘脑 - 垂体 - 肾上腺皮质系统中特定部位不同程度的功能紊乱，提示肾阳虚证的主要发病环节可能在下丘脑。中医证候涉及现代医学多个系统的功能变化和指标改变，因此脏腑证候实质通常涉及多个方面，如脾脏证本质的研究多从生化酶学、免疫学、微量元素等方面进行；心证实质研究则集中考察心功能、血液流变学、免疫学、自主神经功能、生化学以及细胞生物学和基因学等指标；肺证本质主要从肺功能、心功能、血液流变学、细胞能量代谢、自主神经功能状态、微量元素、生化学及免疫学等方面着眼；而肝证实质研究多从自主神经功能状态、血液流变学、肝血流图及生化学等方面进行。②关于阴阳证实质的研究较多的是内分泌系统的疾病，如甲状腺功能减退症、甲状腺功能亢进症、肾上腺皮质功能减退症、更年期综合征等，其指标的选择多涉及到环核苷酸、内分泌和免疫功能、血清微量元素、血液流变学、自主神经功能等方面。③寒证和热证的实质研究则主要以自主神经系统功能作为主要研究对象，测定了尿儿茶酚胺、cAMP、cGMP、PGE_2、$PGF_{2\alpha}$ 等的变化与证候的关系，探讨其与寒、热证的能量代谢变化关系。研究认为寒证时机体物质代谢，特别是分解代谢受抑制，能量产生不足；而热证时则相反。一些学者还注意到寒热两证与肾上腺皮质、生殖系统和中枢神经系统的功能的关系。④对于血瘀证实质的研究则更为广泛和深入，多从临床方面研究各病种血瘀证客观指标改变的情况，从而归纳出带有普遍性的客观监测指标。如 1986 年11 月第二届全国活血化瘀研究学术会议修订的血瘀证诊断标准中列出了 7 项血瘀证检测指标，包括微循环障碍、血液流变性异常、血液凝固性增高或纤维活性降低、血小板聚集性增高或释放功能亢进等。也有其他研究提出了不同数量的血瘀证诊断标志指标，虽各项标准的客观指标略有差异，但也可反映出血瘀证本质结果的趋同性。随着研究的深入，证的实质的研究对象从肾、脾、肺、心、肝五脏不断扩展到气血阴阳，而证候的标志物也从单一水平向多个层面、从单一指标向多个指标进行综合性发展，在证候实质的挖掘中不断深入。

然而，随着证候本质研究的深入，暴露出的问题也越来越多，包括盲目追求现代医学指标的高、新、多，而忽视与中医理论的有机融合；结果特异性差、可重复性差，甚至相互矛盾，对中医临床辨证的价值十分有限；仅从病理指标出发，很难找到与证候相对应的真正实体；忽略了证候的综合性、动态性、双向性等复杂的特点。归纳起来，证候实质研究的传统目标是追求指标的高特异性，而研究结果的特点却是弱特异性。导致证本质研究困难的重要原因还在于中、西医学哲学思想基础、思维方式、研究方法的差异，对疾病的认识角度也不相同,如一味地用西医的指标来表征中医的证,用还原论指导下的线性思维方式将中医的证归结为某一物质基础,则忽视了证的整体性、系统性、恒动性、复杂性、模糊性、时间性,致使证本质的研究难以取得大的突破。

中医学的证候是一个复杂的系统,面对这样一个复杂系统,很难找到一种方法能够轻而易举地将其本质揭示出来。因此,我们更应该运用相关领域的成果,在中医理论的指导下,运用处理复杂系统的方法,定性判断与定量计算相结合,微观分析与宏观分析相结合,还原论与整体论相结合,科学推理与哲学思辨相结合,按照证候的中医思维揭示中医证的实质。

(二)证候的多组学与系统生物学研究

面对证候实质研究的瓶颈和困境,很多学者开始探索利用新的学科和技术平台来研究证候,而系统生物学与多组学的方法恰恰为中医证候研究提供了新的手段。后基因时代,系统生物学统领下的基因组学、蛋白组学和代谢组学在展示生命一般过程的同时也注重个体差异,其整体观、个体观、动态观与中医学思想不谋而合;各组学在生命研究中对象不同、各有侧重,而多组学的研究方法则可能更切合证候研究的需要,从而更科学地阐释证候本质。中医证候的系统生物学研究一般是综合数学、信息科学和生物学等多学科知识,在基因组、转录组、蛋白质组和代谢组等各个层面开展组学研究,通过数据的整合建立证候的诊断模型,定量地研究和预测中医证候的生物学基础。

众多学者利用系统生物学方法,分别在基因组、蛋白质组、转录组、代谢组等多组学层面对证候本质进行了有意义的探索和研究。①在证候与基因组相关研究方面,主要研究基因差异表达和基因多态性与证候的相关性,进而反映个体证候差异。如有研究利用基因表达谱分析探讨 RF 阴性和 RF 阳性类风湿关节炎寒热证候的基因表达差异,提示了类风湿关节炎的寒、热证候差异;有研究筛选到 H22 荷瘤小鼠 3 个阶段 4 个证候的垂体基因表达的差异,揭示部分可能的阳气虚证标志基因;有研究筛选系统性红斑狼疮不同中医证型的差异表达基因,发现热毒炽盛证和阴虚内热证基因表达具有一致性;还有研究对糖尿病冠心病的中医证候与 ACE 基因多态性关系进行探讨,认为 D 型等位基因可能是糖尿病冠心病肾阳虚证发生的内在因素。②在证候与蛋白组相关性研究方面,多从整体角度分析蛋白质成分、表达水平与修饰状态、蛋白质相互作用关系角度来揭示其与证候的相关性。以蛋白质双向电泳和新型质谱分析为技术平台,研究不同条件和状态下蛋白质组的性质和变化规律,是后基因组时代的研究重点。如有研究在肝郁证大鼠模型中获取差异表达蛋白质,主要涉及免疫、神经内分泌和营养物质代谢方面;有研究还发现冠心病不稳定型心绞痛血瘀证的血浆差异蛋白,发现痰瘀互阻证和气虚血瘀证患者中分别升高和下降的蛋白。③在证候与转录组学的相关性研究方面,主要从基因转录水平实现对生物及细胞功能的全部情况解析。有研究检测 H22 荷瘤小鼠早期邪毒壅盛证和气虚证、中期阳气虚证、中晚期气阴阳虚证 4 个常见证候 RNA 的转录与剪接,发现不同时期基因转录表达与疾病证候的关联,提示神经 – 内分泌 – 免疫网络组织基因转录的差异是 H22 荷瘤小鼠不同证候重要的物质基础。④在证候与代谢组学的相关性研究方面,研究生物体在一定条件下的代谢产物,以此反映基因、蛋白表达异动的结果,观察代谢物表达与证候的相关性。如有研究通过对肝郁脾虚模型的血浆代谢表型研究,发现模型组醋酸、乳酸、酪氨酸、低密度脂蛋白和 3.44mg/L 的未知化合物的谱峰峰形改变较正常对照组明显,可能作为肝郁脾虚证的生物标志物;有研究观察了气虚血瘀证大鼠的尿液组成变化,发现气虚血瘀证大鼠尿液甲酸、肌氨酸酐、α- 酮戊二酸、柠檬酸、牛磺酸、氧化三甲胺、琥珀酸、马尿酸等成分的含量与正常大鼠相比有明显差别,提示其与气虚血瘀证的发生机制有关;另有研究发现乳酸、丙氨酸、缬氨酸、琥珀酸、苹果酸、硬脂酸、花生四烯酸、果糖等 8 种代谢物与"血瘀"病理的血液流变学指标改变具有一致性,可作为冠心病心血瘀阻证的代谢性生物标志物。

虽然证的整体性、复杂性与系统生物学理论存在着共通之处,然而由于多组学整合和高通量集成目前仍存在着较大的困难,而目前对证候的研究也并没有深入到多组学层面上的系统研究。单纯的组学仍可能只是大规模的还原分析,又回到了机械还原的证候研究老路。另外就是面对多组学的海量数据,多学科的融合和方法利用还不够。因此,需要加强多组学数据的整合利用研究,弥补单一组学的不足和缺陷,充分利用多学科交叉、多层次信息的综合分析来阐释证候本质。

(三)证候动物模型研究

证候的动物模型,是根据中医学证候理论的基础和原则,在动物体上模拟和复制人类的各种临床证候,是中医学从经验医学过渡到实验医学的重要环节之一,是中医现代化的重要方法和途径之一。证候的动物模型研究稍晚于证本质研究,证候动物模型紧跟证本质研究并为其服务。经过 30 年的发展,中医证候动物模型研究逐步成熟并走入正轨,已成为中医证候研究方法、理论、临床研究和实践体系中不可缺少的一部分,在中医药现代化中发挥着越来越大的作用。许多研究者在中医证候模型的建立和评价方面做出了有益的探索,并取得了一定的成绩。

经过多年来的探索,中医证候动物模型的造模方法基本可分为三类,即西医病理模型、中医病因模型和病证结合模型。①西医病理模型主要的特点是有特异的病理改变,虽然没有直接的中医理论依据,但病理机制较为透彻,故可从多角度、多途径探讨证的本质。比较经典的有利用肾上腺皮质激素复制肾阳虚证模型,利用利血平复制脾虚证模型,利用肾上腺素复制血瘀证模型,等等。但由于缺乏中医理论的回归,病理模型造模方法在学界存在着较大的争议。②中医病因模型的特点是强调模拟临床病证形成的原因,将病因施加于动物身上,力求造成的模型和病人的临床主要表现一致,并突出中医理论的指导作用。比较经典的有耗气破气法制作脾虚证模型,夹尾法制作肝郁模型等。但是此类动物模型的中医证候属性仍然值得深入验证,一是因为中医病因多为非特异性的因素,即一种病因可致多种病证,多种病因又可致同一种证;二是外部诱发因素或致病因素需要与机体内在因素相互作用才是导致中医证候的关键,通过中医病因复制证候动物模型难度仍然较大。③病证结合模型即在明确的疾病模型基础上建立证候模型。如有研究者采用主动免疫加脱氧胆酸钠和阿司匹林水溶液交替饮用法进行慢性萎缩性胃炎造模,在此基础上用耗气破气加饥饱失常法建立脾虚证模型,采用夹尾加肾上腺素注射法建立肝郁证模型,采用甲基硫氧嘧啶(MTU)饮用法建立肾虚证模型。但简单地将病理模型与中医病因模型叠加则可能增加了证候研究的困惑。

虽然目前已形成一批相对成熟的中医病证动物模型,如肾虚证、脾虚证、血瘀证、血虚证、寒热证、厥脱证等,但动物模型无法模拟人的心理、情志活动,无法进行舌、脉诊,不能恰当地反映病位、病性、邪正盛衰的变化等问题,使其应用价值和指导意义受到限制。研制符合中医证候特点、造模方法稳定的动物模型,特别是病证结合的动物模型,仍然是中医药科研中值得重视的研究内容。

（四）多学科融合研究

随着中医证候研究的深入,越来越多的研究人员认识到,中医证候的研究要借助现代新兴学科技术,利用多学科的方法研究中医证的新理论、新认识。在中医学与新兴科学的不断交流和碰撞中,多学科的理论和技术被用于中医证候研究,如现代哲学、数学、分子生物学、现代物理学、信息学、复杂性科学、人工智能科学等都被引入来阐释证候内涵,并逐渐出现多学科融合研究认识的发展态势。

新的现代科学理论为学者更多地认识世界、了解自然开辟了新视角,提供了新途径、新方法,也基于这些方法对中医证候提出了许多崭新的科学认识。王永炎院士从传统哲学和中医原创性思维的高度,从象思维出发,以复杂巨系统的观点,探索证候的哲学基础和文化属性,认为证候概念中最核心的内容就是象思维背景下具象整合的象－素－候－证的病机。有研究者认为中医学与现代物理学有着诸多的联系,尤其是光（量）子理论与中医理论的特征基本一致,提出将电磁场与中医"气"特征进行分析对比,进而来表征中医的"气"。另有学者从生物系统"耗散结构"本质的基础上提出描述生物辐射行为的相干性理论,通过探测具有量子效应的光量子数,来探知生物系统自身整体反应状态和外界逆境状况的信息,并提出中医证候是机体电磁辐射形成的量子叠加态,而辨证施治就是调整病理情况下的电磁辐射场量子叠加态,使其转变为健康情况下的状态。利用复杂性科学理论,学者认为证候所面对的是复杂生命现象的功能层面、整体层面、动态层面,具有典型的开放性、层次性、涌现性和高维性特征,提出中医证候系统是一个非线性的多维多阶的复杂系统,复杂性科学的引进对于证候规范研究具有指导性的意义。也有研究者认为,中医证描述的范围和西医学的非稳态负荷描述的范围大致相当,证描述了非稳态负荷的类型。另外,利用数学、统计学、人工智能科学等方法,学者们在中医证候的规范化、证候分类、证候诊断、证候疗效评价研究等方面进行了广泛的探索。

可见,中医学术界利用现代多学科方法对证候进行了系统、深入的研究,遍及理论、临床、实验等各个领域,摸索出了一些值得沿袭的理论、方法、技术,也发现了一些值得借鉴的现象和结果。然而,证候的本质到底是什么,时至今日我们仍未能彻底回答。中医学是一门研究人体生命的科学,现代每一门科学与其他各门科学的发展都是相互联系,相互渗透,相互促进,不可分割的,否则这门科学就会失去生命力。随着对中医证候的多学科深入研究,证候的内涵会逐渐得到科学解释。中医学就是在多学科的相互渗透和促进的基础上发展起来的,在中医现代化研究工作中,也必须是多学科的融合研究、多观点的相互启发,才能促使中医药学科学发展。

第二节　证候要素与证素

一、证候要素与证素的理论与应用

21 世纪之初,面对中医药证候规范化、现代化、诊断和疗效评价等关键科学问题,为进一步揭示中医证候核心内容,建立系统的辨证方法新体系,王永炎院士和朱文锋教授分别撰文阐述关于建立辨证方法新体系的学术主张,并分别提出了证候要素及证素的概念,开辟了中医证候研究的新领域,在中医药学界产生了重要影响。

(一)证候要素

1. 证候要素的概念及特征内涵 关于证候的认识,目前的主流认识是对疾病状态下人体生理病理整体反应的概括。这一整体反应是包括病位、病因、病性、病势、病理、症状、邪正关系、机体状态等多维的"界面"。因此,王永炎院士将证候的特征概括为"动态时空、内实外虚、多维界面",并提出证候要素的概念来表征、规范证候的研究,进而构建辨证方法新体系。

所谓证候要素,是指组成证候的主要元素,是对证候病因、病机的表征。理论上来说,所有的证候都可以由证候要素及其作用的靶位组成,亦可称为病性类证候要素和病位类证候要素。"证候要素"主要着眼于病因,"证候要素靶位"着眼于病位,二者分别与症状相联系。如在"寒湿困脾"证候中,寒、湿是证候要素,脾是证候要素靶位。王永炎院士的研究团队在病机层面提出了6类,29个基本证候要素,即外感六淫:风、寒、暑、湿、燥、火;内生五气:内风、内寒、内火、内湿、内燥;气相关:气虚、气滞、气郁、气逆、气脱、气陷;血相关:血虚、血瘀、血脱、血燥、出血;阴阳相关:阴虚、阳虚、阴盛、阳亢;其他:毒、痰、水。每个证候要素要在病位层面上进行靶位的厘定。任一证候要素或证候要素靶位都具有不同于其他证候要素或证候要素靶位的特异性症状、体征及其组合。从宏观范畴讲,证候要素具有以下特征:①组成证候的最小单元;②每一证候要素都有不同于其他要素的特异性症状;③临床所见的所有证候都可由证候要素组合而成。从证候要素的应用而言,证候要素又有如下特征:①降维降阶,使证候界面有限化;②升阶,使证候构成因素之间相关关系定性和定量化;③升维,全面把握证候的个性特征。

将证候要素及其靶位融合在一起则形成了如下的特征:①内实外虚:对某一证候要素或其靶位而言,临床出现的稳定性与特异性较强的症状和体征常是判断该证候要素或其靶位的主要依据,也是评价临床干预效果的主要依据,称为"内实",而较弱的症状和体征则称为"外虚"。②动态时空:针对不同的发病部位(空间)和不同的发病阶段(时间),证候要素及其靶位存在着明显的动态演变规律。③多维界面:认为证候要素涉及3个界面,即外感病邪、内生病邪、七情内伤、饮食居处、先天不足、外伤、寄生虫等病因界面;虚寒、虚热、实寒、实热、真寒假热、真热假寒、寒热错杂等病性界面;虚实夹杂、真实假虚、真虚假实等病势界面。而证候要素靶位也常被分为脏腑、形体(包括膜原、玄府)、官窍、经络(络脉)等界面。

由此而将复杂的证候分解为内容相对清晰、数量相对局限的"证候要素"与"靶位",再通过各证候要素间的组合、证候要素与其他传统辨证方法系统的组合等方式形成一个能够体现中医证候临床复杂多变情况的多维多阶的非线性辨证方法新体系。

2. 基于证候要素的辨证方法体系与应用 基于证候要素的概念,王永炎院士带领的研究团队提出了辨证方法新体系,提出:以象为素、以素为候、以候为证,病证结合、方证相应是辨证方法体系的中心理论。"证候要素"和"应证组合"是构建辨证方法体系的两个重要环节,这两个环节的关键在于"降维升阶"。"降维"是把复杂的证候系统分解成较为简单的证候要素来研究,"升阶"则是进行应证组合,即通过证候要素之间的组合,证候要素与其他传统辨证方法的组合,建立多维多阶的辨证方法新体系。这一辨证方法新体系通过提取证候要素、厘定证候靶位、进行应证组合的步骤,按照据证言病、病证结合、方证对应的主要原则,进行系统对照、回顾验证、互补互动的深层次的证候研究。

在病机层面,首先要提取证候要素,可以以 6 类 29 项基本证候要素为基础,根据新的四诊信息数据,或新的分析结果来进行修正完善。证候要素的提取可从古今文献和大量的临床经验中发掘,也可以根据需求进行大规模的临床流行病学调查。证候要素确定之后,以证候名称下面的病机层面的症状内容为依据,进行深入的数据分析,以合理的方法提取各证候要素下属的内容,根据各症状权重,区分出主症、次症与兼症。

在病位(即证候靶点)层面,要在传统的脏腑、六经、经络、卫气营血、三焦等辨证方法的基础上,将证候要素进行病位层面上的交叉。首先通过对各辨证方法下所属病位层面的内容进行合理的信息学数据计算,厘定这几种辨证方法相关的证候靶点,并进一步研究每一靶点的下属内容。在病位层面的研究初步完成之后,必须进行专家问卷调查,并同样根据反馈的专家评估意见进行调整修订。

在证候要素的提取与证候靶点的厘定后,辨证体系的初步框架基本形成,而接下来的应证组合是回归完整体系的关键步骤。在临床实践中,病机与病位是不能分离的,既没有脱离了病位的病机,也没有离开了病机的病位。而"病机层面""病位层面"都必须回归到多维多阶立体交叉的复杂系统中去,才能被灵活运用。那么,这种回归的关键步骤就是应证组合。所谓应证组合,就是对应临床证候的实际情况进行必要的组合,"证候要素"与"证候靶点"都不可能游离于"应证组合"而单独使用。临床证候的情况可能是多种多样,应证组合的方式便随之可能是多种多样的,具体的临床证候可能是单要素,也可能多要素组合;可能是单靶点,也可能多靶点。这些不同的应证组合方式,使辨证方法体系不再是一种由各种具体证候单纯的线性联系组合的平面,而具有复杂的多维多阶立体交叉的非线性特征,通过清晰的证候要素表达与应证组合规律的寻找,这一复杂的辨证方法体系具有可控性。

在这一辨证方法新体系下,研究者们从证候要素提取、证候诊断模型、证候分类及证候演变等方面进行了深入的探索应用。在证候要素提取和演化规律上,常利用现代数据挖掘技术对证候要素进行提取和分析,尤其是无监督的数据分析方法,如聚类及对应分析、因子分析、Logistic 回归分析、复杂系统熵聚类等。如张氏等分析了 SARS 疾病的证候要素及其演变规律为疫疬毒火、液耗津亏;湿浊、瘀血致气伤,进而亡阳,导致厥、脱。证候要素靶位及其演变规律为:口鼻→肺(络脉、膜原、玄府)→心络;张氏采用非条件 Logistic 多元逐步回归筛选外感病因的症状,发现外感病因的证候要素是风邪、寒邪、热邪、湿邪、燥邪、病气、外毒、疟邪和内伏风邪;王氏等对 424 例冠心病患者临床资料进行二值 Logistic 回归分析,提取了冠心病心绞痛 8 个主要证候要素,并发现病机变化随冠脉病变程度的加重有一定规律;刘氏等提出动态关联度系数聚堆法进行中风病的证候要素提取,提出中风病"风、火、痰、瘀、气虚、阴虚阳亢"6 个主要证候要素;等等。在证候要素诊断模型方面,王氏等运用支持向量机方法对名老中医辨治冠心病的 8 个常用证候要素予以分类,并求得各子项的权重值,对定量诊断进行了探索,其他应用的方法还有决策树、双层频权剪叉算法、贝叶斯网络等。另外,大量研究从文献分析或临床流行病学角度将证候要素理论应用在临床多个系统疾病中,发现各系统疾病的证候要素分布,为揭示疾病证候分布提供了参考,并完善了辨证体系。

(二)证素

1. 证素的概念及特征　证素的概念是朱文锋教授在总结历代医家辨证思想和各种辨证思维特点、方法和内容的基础上提出的。朱文锋教授认为:"证素"即辨证的基本要素,通过对证候(症状、体征等病理信息)的辨识而确定的病位和病性,是构成证名的基本要素,是辨证的基本单元,是建立以证素为核心的辨证统一体系的基础。

根据证素的概念,需要明确以下问题。"证素"是对病变本质所作的判断,而不是现象,所以说证素不是证候。但证素的确定,必须以病理表现为根据,即以症为据,从症辨证。证素的具体内容主要包括病位和病性,涵盖了病因的内涵。证素是对疾病病理本质所作的判断,不是机理分析,故又不应等同于病机。病性证素反映疾病的病变本质,而病位证素反映了病变部位,二者密不可分,不能只重病性,忽略病位。病势本质上可归属于病性,并不能并列于病性之外。

据证素的基本特征和临床实际,学者将基本的证素分为 50 项左右。其中,病位证素有 20 项左右,包括:心神(脑)、心、肺、脾、肝、肾、胃、胆、小肠、大肠、膀胱、胞宫、精室、胸膈(上焦)、少腹(下焦)、表、半表半里、经络、肌肤(皮肤、肌肉)、筋骨(关节);病性证素约 33 项,主要有:(外)风、寒、湿、(外)燥、火、暑、痰饮、水停、虫积、食积、脓、气滞、气闭、血瘀、血热、血寒、气虚、气陷、气不固、气脱、血虚、阴虚、亡阴、阳虚、亡阳、精(髓)亏、津(液)伤、阳浮、阳亢、动风、动血、毒。此外,尚有五官专科病位 9 项:肉轮、血轮、气轮、风轮、水轮、耳、鼻、咽(喉)、齿(龈)。

证素概念的提出,更多的是建立在将"证候"理解为证的临床表现的基础上,按照其定义,证素具有如下基本特征:证素是根据证候而辨识的病变本质;证素主要指辨证所确定的病位和病性;证素的内容是根据中医学理论而确定的;证素是构成证名的要素;病性证素是对正邪相争的本质概括;证素为具体诊断单元而非分类纲领;证素有一定的组合规则;某些证素间可有重叠涵盖关系。

2. 证素辨证新体系与应用　辨证论治是中医学的特色和精华,但中医辨证的普遍规律、思维认识特点到目前还未被深刻揭示。中医辨证过程中还存在着各种辨证方法相互错杂、辨证分型复杂而不规范、主观因素影响较大等问题。为此,在各家研究的基础上,朱文锋教授提出构建以证素为核心的辨证新体系,将辨证的精髓归纳提炼为辨病位、病性证素,以证素辨别为核心进行辨证,认为只要把握 50 项左右证素的基本特征和组合规律,便抓住了辨证的核心和本质。

朱文锋教授认为,"辨证"是根据中医学理论,对证候进行分析,认识其病理本质——证素,并概括为完整证名的思维认识过程。由于任何复杂的证,都是由病位、病性等证素组合而成,因此准确判断证素,便抓住了疾病当前的病理本质,并可执简驭繁地把握灵活复杂、动态的证。根据证候,辨别证素,由证素组合为证名,这就是新的"证素辨证"体系。证素辨证体系研究的内容,主要包括约 800 个临床信息的规范、量化;50 项证素的规范、基本特征、判别和组合规律;由证素组合成的约 150 个常见证的诊断标准及判别方法;疾病中证素的分布规律、演变规律。其中最关键的是对症状与证素之间的计量关系进行全面系统研究,即明确每一症状在不同证素中的贡献。

在"证素辨证"体系中，证候→证素→证名是辨证思维过程的三个层次、台阶和步骤。中医辨证具有多维复杂性，各证候与各证素之间有着广泛联系，各证素可组合成无穷的证名。证候、证素、证名三者之间，形成复杂的"三阶双网"结构，以辨识证候为基础，辨别证素为关键，辨定证名为目的。在具体的辨证过程中，朱文锋教授还提出了对症状与证素间的定量判断方法，即明确每一症状在不同证素中的贡献度。将病人所出现症状的贡献度权值之和（以100作为通用阈值，根据病情的轻重与复杂程度进行调节）作为确定各证素（如心、胃、气虚、血瘀等）是否成立的依据，最后将达到诊断阈值的证素进行有机组合，从而构成完整的证名诊断。

基于证素的辨证体系提出后，研究者进行了广泛的研究和探索，包括利用证素进行证候的标准化、规范化研究；利用文献整理、流行病学调查、专家咨询等方法，结合数据挖掘、信息处理等多维的数学方法和计算机技术进行证素辨证的计量分析和判别研究；通过建立"证候辨证量表"，制定证素诊断标准等。比如利用贝叶斯网络、神经网络、粗集理论、Meta分析、因子分析等方法从大量的数据中发现证候在证素判断中的贡献度、证素与证素间的组合规律、证素与证名间的模式识别关系等。另外，还有研究利用实验方法研究证素与现代生化指标的关系。如有研究者探讨了中医证素与血液、肾功能之间的关系，发现尿素氮与寒、饮显著负相关；肌酐与饮显著正相关，与气虚、亡脱显著负相关；尿酸与肝、血瘀、阴虚、阳亢、胃、肺、少腹、气逆显著负相关，与气滞、气虚、血虚、肠非常显著负相关等。也有学者采用"证素辨证"积分的方法进行计算，发现阴虚病理与血小板计数呈正相关，实热病理与血细胞比容、红细胞体积分布宽度、平均血小板体积呈负相关。

二、证候要素与证素的联系与区别

证候要素和证素是为了统一辨证体系而提出的中医学领域的新概念，在学术界产生了重大的影响，证候要素和证素是关于中医证候具有意义的内涵最小单位，证候要素和证素的提出使得纷繁复杂的证候转变为数量有限的证候要素或证素，从而使证候理论研究进入到新的领域。证候要素和证素的提出都是为了建立能够揭示辨证普遍规律、操作性强的中医辨证理论体系和方法，从而更好地辨证和提高临床疗效，是关系中医学自身发展的重大科学问题。鉴于二者在许多方面容易引起混淆，导致在应用过程中存在可能的混乱，有必要将二者进行对比，加以阐释其中的共性、区别和联系。

（一）证候要素与证素的共性

1. 二者在目的和概念内涵上存在一定的共通之处　在概念的内涵方面，王永炎院士认为，任一证候都是由若干证候要素和证候要素靶位组合而成；而朱文锋教授认为，证素是辨证的基本要素，每个证名都是由证素相互组合而成。证候要素包含了疾病病机方面的要素及其作用靶位，而证素也分为病性要素和病位要素，但二者在本质上都是构成证候的基本要素。如"肝肾阴虚证"既可以拆分为"肝""肾"两个证候要素靶位和证候要素"阴虚"，也可以拆分为"肝""肾"和"阴虚"三个证素。

2. 证候要素和证素的源流相同，都是以经典中医证候理论和辨证方法为基础进行进一步提升、凝练和发挥而提出的　历代医籍中都涉及类似于"证候要素"的相关概念，如《素问·至真要大论》将各种证候分别归属于心、肝、脾、肺、肾、上、下、风、寒、湿、火、热，即所谓"病机十九条"；《素问·阴阳应象大论》有"风胜则动，热胜则肿，燥胜则干，寒胜则浮，湿胜则濡泄"之论，都显现出证素或证候要素基本的雏形。后世历代医家对证候的论述都会涉及组成证候的"要素"。当代著名医家方药中先生《辨证论治研究七讲》总结了辨证的整个思维过程，称第一步为定位，包括脏腑经络病位；第二步为定性，包括阴、阳、气、实、血、表、里、虚、风、火、湿、燥、寒、毒 14 项，这种论述已和证候要素或证素十分接近。王永炎院士和朱文锋教授共同参与起草的《中医临床诊疗术语国家标准》中明确提出了辨证过程中辨病位和辨病性的概念，并将其中的基本辨证元素划分为三类，总计 77 项。可见，二者提出前提都是为了证候标准化。

3. 基于证候要素和证素的概念分别提出了中医辨证方法新体系　证候要素和证素都将自身定义为辨证诊断的最小单元，揭示了辨证的基本规律、实质与关键，并奠定了辨证规范化的基础。临床上的病情虽然千差万别，极其复杂，并处于变动状态，然其本质则无非是证候要素/证素的多维排列，掌握这一辨证统一体系，便为把握复杂的辨证方法找到了执简驭繁的要领。

（二）证候要素与证素的区别

1. 定义上的分歧　证候要素和证素源于同一理论、同一标准，但并非同一概念。证候要素早期称为证候因素，共规定了 29 个基本的证候因素，认为可对疾病出现的证候进行简化分解，使用时再实行组合，所有要素均为病性属性，并无病位属性。之后，定义了"证候要素靶位"的概念。在辨证中引入证候要素这一概念的目的是降低证候的维度，便于分析探讨其病机，实现辨证的目的。而证素早期也被称为"辨证要素"，表示辨证的基本要素，由病位、病性证素组合，经分析筛选提取规范的通用证素约有 50 项。

2. 应证组合的差异　证候要素的研究模式更加重视病证结合，研究也多以病证结合方式进行，即"西医辨病 + 中医辨证"的模式。如早期研究课题"中风病证候学与临床诊断的研究"即以中风病为对象，总结出"风、火、痰、瘀、气虚、阴虚阳亢"6 个主要中医证候因素，奠定了该研究模式的基础。此种研究模式更加体现了"专"的特点，能够针对某一疾病进行更准确的辨证。证素的研究模式则较少按照病证结合的模式，更注重证素的"广谱性"，以期达到广适应、多用途的特点。如研究基于 5 800 个病例资料，通过"双层频权剪叉算法"明确证素、常见证的特征证候，明确各症状的诊断贡献度，建立起证候与证素、证型间的非线性映射函数，使隐性变量转化成显性参数，将模糊信息变成清晰数据，以期使之成为统一的"证素"。

在应证组合上，证候要素研究者从开始就认识到了应证组合的重要性，并从文献研究和临床实际探讨了应证组合的相关规律。证候要素应证组合是其辨证方法新体系的重要组成部分，证候要素应证组合研究不仅要阐明证候要素应证组合规律，而且要研究证候要素在应证组合过程中的复杂关系，充分重视证候的内实外虚、多维界面的特征，建立具有较强实践意义的证候要素应证组合方法。而证素理论的应证组合更多是指如何将证素组成为证名，如病人存在心、肺两个病位证素，又存在气虚、阴虚两个病性证素，组合起来就变成了多种情况：心气虚、心阴虚、肺气虚、肺阴虚、心气阴两虚、心肺阴虚等，这就需要对证素的证名归属进行判断。

3. 辨证体系的差异　基于证候要素和证素建立的辨证新体系也存在一定差异。证候要素辨证理论认为证候均由若干证候要素和证候要素靶位组合而成,其中证候要素是对证候病因病机的表述,证候要素靶位是关于证候要素发生部位的厘定,两者具有"动态时空""内实外虚""多维界面""非线性关系"的特征。在辨证过程中是以中医"意象思维""病证结合"模式为基础,按照"以象为素,以素为候,以候为证,病证结合,方证相应"的"象、素、候、证、病、方"层次递进的证候辨证理论体系,明确了中医证候研究的时间序列,确定了"提取要素,厘定靶位,应证组合"的证候要素辨证内容。

证素辨证理论体系则将证素定义为辨证的基本要素,通过对证候(症状、体征等病理信息)的辨识确定病位和病性,将证素作为辨证论治的核心和关键。证素是对证的概念进行最小单位的解构和划分,体现出中医辨证内容及思维轨迹,具有一定的组合规则,证素间可有重叠、涵盖关系等基本特征。证素辨证体系是通过证候—证素—证名的过程,形成复杂的三阶双网结构,其辨证思维过程分三个层次、三个台阶、三个步骤。证素辨证体系中还存在另一种常见证的诊断方法,即由证候直接辨别证型。作为实现证名诊断的关键一步,证素间的组合需要经过建立数据库后通过数据挖掘建立模型,形成应证组合规律。

证候要素和证素是中医证候研究的新生力量,其目的都是为了让人们更好地理解中医辨证的过程,实现中医客观化、现代化。学科的交叉、争鸣与共识都是促进学科发展的不同形式,这些新理论、新观点无疑也都促进了中医证候研究的进步。辨证的最终指标是临床疗效,无论是证候要素还是证素辨证都有待于接受临床实际效果的检验。同时,在今后研究中,二者都应该重视互相取长补短、达成共识,以临床为平台,以实证为依据,共同促进中医证候研究的新发展。

第三节　证与病的关系

一、证、病的概念与内涵

病和证是从不同角度、采用不同思维模式和研究方法获取的对疾病的认识。"病"与"证"的概念从古至今一直是中医药理论研究与临床实践过程中的主线,尤其是现代医学传入中国后,中、西医两种医学模式的碰撞与交融,使得"病"和"证"的概念都被赋予了更多新的内容,"病"和"证"的关系也成为中医学界关注的热点。理清"病"和"证"的概念内涵是中医证候现代研究中不可回避的问题。

病,在《说文解字》中释为"疾加也,从疒丙声。"是指"有特定病因、发病形式、病机、发展规律和转归的一种完整的过程"。最早的关于疾病的记录见于殷商时代的甲骨文。随后,在《山海经》中出现了以疾病病理特点和发病情况命名的疾病,如"瘕疾""肿疾"等。至《五十二病方》中则详细列出了 52 种疾病及其对应的医方 283 首。中医学理论体系下的"病"有其自身的特点,每一个病都有其各种不同的临床特征,各个不同疾病的发生发展、变化转归,构成了各个不同疾病的一系列异常变化的全过程,有其病因、病理、病位、辨证分型、治疗方药、预后转归等一整套理论体系。而现代医学的"病"则建立在西医学理论体系基础上,以研究人体的组织、器官、细胞、分子的结构与功能的病理变化为特点,根据疾病病因及病理的需要,进行相应的药物治疗。在命名上,中医的"病"往往从整体观出发,或以病因性质命名,如伤风、伤暑之类;或以突出症状命名,如腹泻、眩晕之类;或以病机之所在命名,如郁证、痰饮之类。而现代医学则更多根据其物理或实验诊断对疾病进行命名,如结核病、病毒性心肌炎、糖尿病等。虽然中西医对病的理解完全相同,病名不能完全对等,但均是反映疾病发生、发展的全过程。

证概念的历史源流已在前文中备述,现代中医认为:"证"是指"在疾病发展过程中,某一阶段的病理概括",它包括了病的原因、部位、性质以及邪正关系,能够反映出疾病发展过程中某一阶段病理变化的全面情况。"证"也是在中医学发展历史过程中逐渐形成和完善的概念,其涵义也不断从最开始的表象走向疾病的本质。可以看出,"证"是反映疾病过程中某一阶段的病理特征,是以病机为核心的疾病认识体系。相对而言,现代对"病"的认识重在把握疾病的全过程,而中医对"证"的认识则重在阐明疾病的各阶段本质。有研究者认为证比病更具体、更贴切、更具有可操作性,而也有研究者认为病是第一层次,证是第二层次,病规定证,证从属于病;病是整体,证是局部;病贯始终,证是阶段。这也就产生了对病证关系认识的不同理解。

疾病概念体系与证候概念体系都是为了认识疾病的发生发展规律,指导疾病防治。中医学中的"病"与现代医学的"病"其内涵仍存在不同。中医学中的治疗是由"症"到"病"再到"证"的多次反复认识、逐渐深化的过程。辨病长于从疾病的全过程、特征上认识疾病的本质,强调始发病因以及病理过程;辨证重在从疾病当前的表现判断病变的位置与性质,强调与疾病有关的各种因素共同作用下的机体整体反应特性。"病"与"证"是联系在一起的,二者有不同的内涵,分清病与证的本质才能在学术上更好地认识证候,在实践上更好地指导治疗。

二、古今之证病异同

病与证的关系在中医理论产生的时期就早有体现,如在《黄帝内经》中治疗颈痈病时,对于颈痈之气滞证用针灸行气祛邪,对于气滞血瘀证则用砭石破血逐瘀,可以说是同病异证治疗的体现。《黄帝内经》中的辨病、辨证方法虽还不够细致、完整,但已注意到病证差异及病证结合的问题,为今后病证结合理论提供了思路和理论基础。随着临床的不断实践,到了《伤寒杂病论》时期,对病证关系的认识则更为深入,并以此奠定了中医学辨证论治的理论体系。《伤寒杂病论》中将病、证和症看作一个有机联系的整体,通过"依症辨病、据病辨证和随症加减"的基本方法,建立了病、证、症结合论治的诊疗模式,所体现的异病同治、同病异治的理论和实践则更加丰富。由此,关于病、证异同及其相应的同病异治、异病同治的治则成为中医学理论中的重要内容。到现代医学引入以后,病与证的关系又融入了现代医学中"病"与中医"证"新的内涵。自20世纪60年代提出同病异治、异病同治(同病异证、异病同证)的理论后,"同病异证"和"异病同证"作为对病证关系的解读在中医学学术发展过程中产生了重要而积极的影响。

一种疾病在其发展变化过程中,由于受各种因素的影响,同一患者在不同阶段可以出现不同的证候,患相同疾病的不同患者由于体质的差异,即使在疾病的同一阶段也会表现出不同的证候,此即所谓"同病异证";同样,不同的疾病,由于患者的体质因素相同,在不同的发展阶段,可以出现相同的证候,这称为"异病同证"。与此相应,证同治亦同,证异治亦殊,这是以证为核心的。有学者认为证与病是共性与个性的关系。对证而言,同证异病时,证是共性,病是个性;对病而言,同病异证时,病是共性,证是个性。病证结合将有利于阐明疾病的共性和个性的辩证关系,更深刻地认识疾病的本质。而同病异证、异病同证则从不同角度反映了中医证候理论中的证病异同,有学者将"同病异证"和"异病同证"形象地称为病证关系的"经纬论"。同一疾病表现为几种不同的中医证型,而同一种证型可散见于不同的疾病,它们一起代表了病证关系的一个重要侧面。

"同病异证"主要强调"病"与"证"之间的异质性,现代更多地被用来指导疾病的中西医结合临床治疗。现代医学的疾病诊断注重患者共同的病理基础,但对体质、年龄、性别、生活环境等带来的个体差异则顾及不够,或即使有所认识,也缺乏有效的干预手段。而"同病异证"则恰恰体现了中医辨证论治所体现的个体化特色,能优化对个体间差异的认知和处理,以中医辨证论治的理论来归纳同一疾病患者的不同证型,并指导中医的治疗。通过辨病与辨证相结合,能兼顾患者群体的普遍性和特殊性。"同病异证"是对"同病"的补充和完善,并不是一味地强调"异证",使同一个疾病的患者被"异质化"。事实上,同一疾病的患者,因其基本相同的病理、功能和代谢的改变,尽管个体之间会有差异,但这种差异是"同病"前提下的"异证"。同病虽可以异证,但其病则一,也就是其基本病理机制是一致的,那么其主症可贯穿病变的全过程,即同病异证,异中有同。如肺痨病,虽有肺阴亏损、阴虚火旺、气阴耗伤、阴阳两虚等不同的证型,但该病的咳嗽、咯血、潮热、盗汗等主症则均可出现于上述四证型之中;又如消渴病,虽有上、中、下三消之分,但仍以多饮、多食、多尿及形体消瘦的"三多一少"的典型症状为其基本特征。

"异病同证"则主要强调"证"的同质性,现代更多地被用来探索中医"证"的本质。由于证候是在致病因素作用下,机体内外环境各系统之间相互关系发生紊乱所产生的综合反应,是反映疾病处于某一阶段病因、病性、病位、病势等病理要素的综合性诊断概念。在中医辨证论治过程中,某一最基本的证型中包含着若干可分辨的有意义的不同病理状态,而引起这种现象的主要因素是导致这类证候的疾病不同。也就是说,不同的疾病可能出现中医理论所阐述的相同的证候——即异病同证,它是不同疾病在其自身发展过程中出现了病位相同、病性相近、病因同源、病势吻合的状态。同时,异病同证不仅强调证与病之间的同质性,也注重证与病之间的异质性。"证"又受着病人个体体质和不同疾病的自身变化规律的影响,所以"异病同证"中的"证"在基本病机大体相似的情况下,也会发生一定的变化。如构成证候的主症、次症、兼症必然有区别,所处的地位也各有区别,不同疾病的发展转归也不同。如同为脾虚证,大便溏泻和食后腹胀喜按均为其构成要素,但是,病胃脘痛的"脾虚证"主症是食后腹胀痛,不一定出现大便泻;而泄泻病之"脾虚证"主症则以大便泄泻为主,食后腹胀则为次症或可不出现。临床上出现的"异病同证"现象并不是指在整个疾病全过程中完全采用相同的治法方药进行治疗,而主要指在疾病发展过程中一定阶段的同治,且治法大体相同,方药却多有差异。所以我们不仅要根据证候的基本属性,运用"异病同治"的法则,解决病证的共性,还要重视这些具体的病机变化。

三、病证结合的理论及研究概况

病证结合即辨病辨证相结合,是一种在临床诊疗中既注重辨证论治又重视对病的诊断,包含了多种结合形式及治疗措施的临床及研究体系。辨病是对疾病的病因病机、病情的发展、预后等从整体上的把握;辨证注重根据病情某一发展阶段的病理特点而做出阶段性判断。病证结合不仅从纵横两个角度认识疾病,而且在每一具体疾病的限定范围内体现中医证候的演变规律,对中医证候的基础研究和临床研究具有重要的意义,是中医学走向现代化的突破口之一。"病证结合"源流久远,目前已几乎贯穿到中医药临床和科研的每一个环节,也成为中西医结合研究领域的研究范式。在不同的病证结合模式下,从以病统证和以证统病的不同角度,学者们进行了广泛研究和探索。

(一)病证结合理论的历史源流

中医学自古以来就存在着辨病与辨证的区分。随着不同时期的发展,辨病与辨证的结合在不同时期都得到了发展和完善。现代医学传入以来,病证结合的理论和模式也经历着从传统到现代的转变。

在先秦时期,甲骨文及《五十二病方》《黄帝内经》等文献载有很多明确的病名,形成了病证结合的雏形;到东汉《金匮要略》记载了70余种病名,是最典型的、最有实用价值的辨病论治与辨证论治相结合的专著,奠定了病证结合的理论基础。如对百合病的论治可谓早期辨病论治与辨证论治相结合的典范,在治疗上既有专方,又强调根据具体辨证而选方论药。

隋唐时期《诸病源候论》《备急千金要方》等著作均对疾病进行分类后再进行辨证论治,初步形成病证结合理论。

到宋金元时期,医家已形成了以辨证为主的病证结合模式,如《素问玄机原病式》中记载了大量"病证相依"和"证方相存"的条文。这一时期,在辨证论治学术方面有很大的进步,学派蜂起,在一定程度上倾向于在临床中更多地注重辨证论治,辨病论治也相应深入,对后世乃至当今都有深远的影响。

明清时期,病证结合理论进一步充实和完善。清徐灵胎在《兰台轨范·序》中说:"欲治病者,必先识病之名。能识病名,而后求其病之所由生。知其所有生,又当辨其生之因各不同,而病状所由异,然后考其治之法。一病必有主方,一方必有主药。"其论点很有代表性。温病学派医家提出了很多创新性的见解,叶天士提出的"卫气营血辨证"和吴鞠通创立的"三焦辨证"等创造了以卫气营血和三焦辨证为核心的温病病证结合模式。

近代以后,汇通医派开创了西法断病结合中医辨证的模式,由于历史和时代的局限性使其在实际运用中较为片面、简单,但是"中体西用"的思想对病证结合模式的发展具有承前启后的作用。如引起现代医学界广为注意的代表性方剂石膏阿司匹林汤。现代以来,对病证结合模式的理解百家争鸣,在一定程度上促进了病证结合模式的发展。陆渊雷、施今墨、金寿山、岳美中、姜春华、朱良春、祝谌予等也都倡导病证结合的临床实践,关注病证结合的重要性。岳美中教授认为"按证候用药是《伤寒》,按病用药是《金匮》""余谓中医治病必须辨证论治与专方专药相结合"。上海姜春华教授指出:"中医除掉以西医的病为主体外,还要根据中医辨病的原则去辨病,同时也根据中医辨证精神去辨证。"

(二)病证结合的模式

中医重宏观整体辨证,西医重微观局部辨病,这是中西医各自的优势特征,已成为学术界的基本共识,辨病与辨证的结合就是两种医学优势的结合与互补的落脚点,也是两种医学在思维方法论层次上的结合。目前,对于病证结合模式的认识,一般可以分为两种:一是中医辨病结合辨证论治；二是现代医学诊断疾病结合辨证论治。

第一种模式即传统病证结合模式，以辨病为主体但又不忽视辨证的重要性。此种模式下，对证研究的较多而对病研究的较少，且中医学病名如呕吐、腹痛等这类病名较为笼统、直观，使中医辨病的应用空间受到限制。此外，中医有些疾病的诊断较为模糊，也不利于证候研究的开展。如"呕吐"一病，可涵盖急性胃炎、急性胰腺炎等多种疾病，而这些疾病的西医发病机制和临床表现的差异导致其证候特点亦有较大的区别。

第二种病证结合的模式下，主要是察西医之病，辨中医之证。首先借助现代科学技术，结合现代医学理论和思维方法对疾病做出明确诊断，弥补中医学在诊断判定和疗效评判标准方面缺乏规范的不足，并在此基础上，运用中医的辨证思维进行分型，确定治则治法，遣方用药，从而达到防治疾病的目的。现代医学对于疾病的命名更为规范，如冠状动脉粥样硬化性心脏病这样的现代医学病名，较中医"胸痹"更能反映疾病的基本病理特点。借助现代医学的"病"来命名，按照中医辨证论治原则，综合考虑疾病因时、因地、因人等所表现出的不同证候，确立符合临床实际的证型，并在此基础上确立治法方药，成为目前病证结合研究的主要方式。

在中医辨病与辨证相结合的模式下，有学者提出中医辨病论治的思维模式，并归纳如下：一是针对疾病的病理改变，立足中医认识，无论何种证型，均可采用相同或相似的药物治疗；二是运用现代诊察手段，探索隐症或无症疾病的病理改变的病因病机，进行针对治疗；三是同一疾病，病理状态出现变化，可采用不同的治疗方法。

在西医诊断疾病与中医辨证论治的结合模式下，有学者也认为可以分为三种类型。一是辨病随证施治，即基于西医疾病明确诊断，采用中医辨证诊疗思维，明辨其基本病机和证候，根据不同病机和证候而确立治则治法并遣方用药，即同病异证、同病异治。二是据病分期而辨证论治，即根据疾病不同阶段的病机特点进行分期，再根据不同分期的病机特点而辨证论治。三是专病专药结合辨证论治，即疾病常常存在着主要病机和基本证候，这一主要病机和基本证候又常常受到多种因素，如年龄、体质等影响而出现病机和证候的差异，治疗上应针对主要病机和证候而制定基本治法和方药，在此基础上进行辨证加减，即有学者提倡的同病类证、同病类治。

此外，还有学者将病证结合分为以下三种形式：一是西医辨病与中医辨证分型相结合，即西医作疾病诊断，中医辨证分型，依证立法进行治疗；二是无证从病，无病从证。即在二者中的一方无法诊断时，根据另一方的情况进行诊断治疗。三是舍证从病，舍病从证。临床上遇到病与证在处理方法上有矛盾时，经过分析，可以舍弃一方，而根据另一方的诊断结果进行治疗。

（三）以证统病和以病统证

病证结合的研究是现代中医药临床及学术发展的实际需求。在病证结合的研究模式中，根据病与证的主从关系，又可分为以病统证和以证统病两种形式。当前，以病统证的诊疗和研究形式被广泛应用，而面对以病统证模式的局限性，以证统病形式能够提供很好的补充或支撑，以证统病的形式也在中医药临床研究和中药新药研发中得到重视。

1. 以病统证　　以病统证，即以病为出发点，对同一疾病（包括合并其他疾病或疾病的某个发展阶段等多种情况）包含的不同证的分布、演变、核心病机进行探究。在现代病证结合模式下,以病统证的研究占据了主导作用。

现代医学疾病多是以其"病理生理"变化为依据而诊断的,具有明确的排他性,而无论何种疾病均有其独特的病理演变过程和发展规律,在其发展的某个特定阶段,病理变化基本一致,临床症状也大致相似。"以病统证"主要着眼于疾病自身的病理变化和病情演变规律,首先借助现代医学对疾病的分析,实现疾病共性规律与个体个性特征的有机结合,弥补单纯辨证论治的不足。如肝豆状核变性,是铜代谢障碍的疾病,现代医学认为本病患者排铜发生缺陷,大量的铜盐沉积在肝、脑、肾等组织中引起组织损害,故治疗以驱铜为主。因该病临床表现大多见四肢震颤,行走不稳,言语謇涩,时流口涎,舌红苔薄黄,脉弦数等,故中医辨证多认为其属肝风内动,理应以平肝息风为治,药用珍珠母、牡蛎、龟板、鳖甲、白僵蚕等,但因此类药物含有高铜,服之反使病情加剧。而以病统证的模式下,建立在"病"诊断基础上的辨证施治体系中则能够弥补这种不足。

如何运用中医辨证施治理论去认识现代医学疾病中某一发展阶段所反映出的共性,也是以病统证模式下"病证结合"研究的重要内容。如冠心病统领下的血瘀证与活血化瘀法的研究,极大地推动了中医临床诊治能力的提高。对冠心病血瘀证病因病机理论的系统继承、总结和发挥,也为心脑血管病以活血化瘀为主治疗和向其他学科辐射奠定了理论基础。不可否认,以病统证的方式具有较高的可操作性,而且易于被现代科学体系主导的科研工作所认可。仍不能忽略中医学与西医学两个理论体系的差异。以病统证也存在以下局限:一是受西医诊断的局限,即只有在明确西医诊断前提下,方能实现中医辨证治疗,对于西医诊断不清或无法确诊的疾病,如果按以病统证的形式就会缺乏依据;二是难以总结病机规律及特点,对不同疾病在一定的阶段中可能存在基本相同或相似的病机和证候规律的总结受到局限,不利于中医辨证论治优势的发挥。

2. 以证统病 以证统病,其核心是以证为出发点,以证为纲而以疾病为目,突出证辨识治疗而采用的诊疗和研究形式,对不同疾病中的同一证进行深入研究,综合归纳其证的共性及与疾病相关的特点。这种模式可以涵盖"以证统中医的病"和"以证统西医的病",更能够代表中医药辨证论治的特点,是目前证本质研究的主要思路,也在中药证候新药研发中逐渐得到重视。

以证统病立足于证候来讨论疾病,讨论病证结合。辨证论治是中医诊疗的特色,是中医数千年来疗效长盛不衰的关键所在。因此,中医证候有着超越疾病界线的功能,同时,也不排除疾病的特异指标。因此,以证统病可以探讨相同证候见于不同疾病中的同中之异,确定同一证候统一的辨证施治标准和因病而异的辨治要点。如中风、冠心病、糖尿病、肾病等各病在发展的某一阶段均可出现气虚血瘀的证候表现。又如六味地黄丸治疗肾阴虚证,在中医临床中广为应用,并在长期的临床实践中得到不断发展和创新,应用范围不断扩大,肿瘤、慢性肾炎、更年期综合征以及自身免疫病如红斑狼疮、重症肌无力等数十种疾病表现为肾阴虚证者均可运用其进行治疗。另外,以证统病也是研究证本质的重要研究思路,如微观辨证的提出就是其中的典型代表。在以证统病根据症状、体征制定辨证标准的前提下,用疾病的微观指标来辨别和识别证(即微观辨证),以发挥现代医学微观地认识机体的结构、代谢和功能特点的优势,能更完整、更准确地从本质方面阐明证的物质基础。

目前,"以证统病"的研究并不多,而且在很多方面存在着一定的阻碍。如在以证统病的研究思路中,在不同的疾病中如何定义出现了"同证",如何诊断和评价等问题。另外,

"同"和"异"是一个相对的概念,即使是同一种证,由于不同疾病的影响,也可能在证诊断标准、主症和次症、特异性临床表现等方面存在差异。

在中医证候现代研究过程中,辨病和辨证是两种必不可少的辨识疾病病位、性质的方法,两者相互联系、相互补充。把握好病,能从总体和纲领上把握人体状态;把握好证,能抓住疾病当前阶段的病机特点。无论是以病统证还是以证统病,都能够在一定程度上弥补单纯辨病或单纯辨证的局限,对提高中医临床疗效和促进中医证候学术发展起到积极的促进作用。

（申春悌　李　兵）

第二章

证候的规范化研究

规范化是科学研究的基础,也是一门学科成熟的标志。证候是对人体疾病病理生理变化整体反应的概括,是辨证的结果和论治的依据,是中医诊治疾病的基础,体现了中医学理论特色与优势。因此,大力开展证候规范化研究,具有重要的现实意义,不仅可提高中医临床诊疗的可操作性及辨证论治水平,阐明证候的现代病理生理基础,建立临床疗效评价体系及开展中医学其他方面的研究的前提与基础,而且有利于中医药的学术交流及其走向世界。

证候的规范包括证候的命名与分类,证候的构成要素,证候的表现及其采集,证候的分布、演变规律等。

第一节　证候的分类与构成

在中医古代医籍中,证候的命名、术语及分类繁多而不统一。新中国成立以来,在政府组织出版的国家规划教材《中医证候鉴别诊断学》及一些行业或国家标准,如中华人民共和国中医药行业标准——《中医病证诊断疗效标准》《中华人民共和国国家标准·中医病证分类与代码》《中华人民共和国国家标准·中医临床诊疗术语证候部分》中,逐步对证候的命名、分类及常见证候的定义与临床表现特点等进行了阐述与规范。

一、证候的分类与命名

(一)证候的命名

中医文献中,证候的命名有多种方式,包括以病因命名(如食滞证、惊恐证、风寒证等)、病位命名(肺虚证、心胆不宁证等)、病性命名(气虚证、血虚证等)以及病位与病因病性的相互组合而构成的证名(如脾阳虚证、肾阴虚证)。鉴于既有病位,又有病因病性构成的证作为治疗的依据,因此,现代临床上将由病位与病因病性的相互组合而构成的证名作为比较完整、规范的名称已成为共识,有时为了构成习惯的四个字的证名,常加入某些病理连接词,例如:困、阻、袭、束、结、蕴、犯、虚、亏、少、衰、损、盛、炽、停、扰、上炎、不摄、不足、虚脱等。

中医证候名称术语的标准化研究工作,从 20 世纪 90 年代开始到现在,取得了不少成果,但是各成果之间,证候名称远未统一。有研究者对《中国医学百科全书·中医学》《中国大百科全书·传统医学》《中华人民共和国国家标准·中医临床诊疗术语证候部分》《中华人民共和国中医药行业标准·中医病证诊断疗效标准》以及吴兰成主编《中国中医药学主题词表》、邓铁涛主编《中医证候规范》等 6 种书中近 1 700 个常用证候名称进行粗略统计,各书均使用统一表述的证候名称不到10%。由于这些相对比较权威的成果关于证候名称还很不统一,让使用者很困惑,不知该如何选择。因此,证候名称的规范仍任重道远。

(二)证候的分类

对证候分类的研究,实际上是在寻找各种证候的共同点、隶属关系及差异等规律的基础上,制订明确的划分原则和统一的分类标准,对证候进行科学划分,以便于进一步探索证候的规律。新中国成立后,人们在证候的归纳、分类方面作了一定努力。

国家"十三五"规划教材《中医诊断学》中,归纳、提炼临床上常用的辨证方法,包括八纲辨证、病因辨证、气血津液辨证、脏腑辨证等,并在每种方法下列有相应的证。如八纲辨证下有表证、里证、虚证、实证等,病因辨证的六淫辨证包括有风淫证、寒淫证等,气血津液辨证下有气虚证、气滞证、血虚证、血瘀证、痰证等,脏腑辨证下有心气虚证、肝胆湿热证等,经络辨证下有手太阴肺经病证等,六经辨证下有太阳病证、少阳病证等,卫气营血辨证下有卫分证、营分证等,三焦辨证下有上焦病证、中焦病证等。

《中华人民共和国国家标准·中医病证分类与代码》对证候分为6大类:病因证候类、阴阳气血津液痰证候类、脏腑经络证候类、六经证候类、卫气营血证候类、其他证候类。病因证候类又分为风证类、热证类、燥证类等,每类下列有具体的证,如热入胞宫证、热炽腑实证等;阴阳气血津液痰证候类又分为阴证类、阳证类、血证类等,其中阴证类又包括亡阴证、阴闭证等;脏腑经络证候类包括心证类、肺证类等,心证类包括心神不宁证、心神惑乱证等;六经证候包括太阳证类、阳明证类等,太阳证类包括太阳中风表虚证、太阳伤寒表实证等;卫气营血证候包括卫分证类、气分证类等,卫分证类包括卫分证,气分证类包括气分证;其他证候类包括禀赋不足证、上盛下虚证等。

赵金铎主编的《中医证候鉴别诊断学》从层次结构上划分证候,分为核心证候(如虚、实、寒、热、气、血、阴、阳等为证候的核心)、基本证候(由核心构成的比较基础的证候,如气虚、血瘀、湿热等)及具体证候(由基本证候与心、肺、卫、气等病位证候构成)。在具体描述每证的特点时,则按全身证候(相当于八纲、气血津液等辨证方法下的证候)、脏腑证候、温病证候、伤寒证候、专科证候(妇科证候、儿科证候、外科证候、耳鼻喉科证候、眼科证候)分类。

从现在所颁行的比较具有权威性的证候规范成果来看,证候分类仍处于完全不统一的状态。究竟如何分类证候才科学,还有待进一步的深入研究。

二、证候的构成要素

临床上病人的疾病是千差万别的,证候的表现是复杂多样的,由于中医主要依赖病人的宏观征象识别疾病,临床上医者所采取的辨证方法、思路也会因人而有差异。因此,明确与规范辨证的基本内容,有助于把握证候的实质,提高临床辨证水平。

新中国成立以来,随着人们对证候概念的澄清与界定,将辨证的基本内容逐渐规范为辨病位与病性,即病位与病性是构成证候的基本要素。如"脾气虚证"的构成要素包括病位"脾"和病性"气虚"两个证候要素。证候要素即证候的最小分类单元,包括病位类证候要素(肝、大肠等)和病性类证候要素(气滞、血虚等)。证候要素之间的组合便构成证候,如证候要素风、寒、肺之间的组合，就构成了风寒袭肺证；肝、脾、气滞、气虚之间的组合，便构成了肝郁脾虚证。相对于繁杂的证候系统而言，证候要素分类简单而且组合灵活，因此，进行证候规范化研究，从证候要素入手进行研究可能是一个突破点。

近年来，从证候要素入手开展的证候研究越来越多。①证候要素分布和组合规律研究：如有研究者分析了 375 例多囊卵巢综合征（PCOS）的病性类证候要素分布特点及证候要素的组合特点，结果发现 PCOS 患者病性类证候要素出现频率前五位的依次为血瘀、痰湿、气滞、火（热）、阴虚；证候要素组合以 1~7 个证候要素组合的形式出现，其中以 1~4 个证候要素组合最多，并以是否肥胖分组，对 2 组的证候要素及其组合进行比较，证候要素痰湿的出现频率在肥胖组高，而火（热）、寒凝的在非肥胖组中的出现频率高；证候要素组合痰湿、痰湿 + 血瘀、痰湿 + 气滞均在肥胖组的出现频率高。还有学者对 175 例侵袭性肺部真菌感染证素进行分析，发现侵袭性肺部真菌感染病人病位证素涉及广泛，主要在肺、脾、胃、肾等；病性虚实夹杂，以虚为主，证素涉及痰、湿、热、气虚、阳虚、血虚、阴虚、血瘀等。②证候要素诊断标准研究：有研究者采用文献分析、专家咨询、临床流行病学调查，结合多种数据分析方法，并应用于临床反复检验，制定了冠心病心绞痛气虚、血瘀、痰浊、阴虚、阳虚、气滞等 8 个证候要素诊断标准，已推广应用到国家"十一五"科技支撑计划、国家重大新药创制项目、国家自然基金项目等多项国家级科研课题研究及多家医院的临床工作中，为临床医生提供更为实用的冠心病心绞痛证候诊断标准，提高了临床诊疗水平。

第二节　证候的表现及其采集

证候的临床表现为一组相关的自觉症状与体征（笼统地称为症状），症状是辨证的主要依据，因此，证候与症状关系密切，症状的规范是证候规范的前提。症状的规范，包括症状的概念与术语名称、症状的量化分级、症状的客观化采集等。

一、证候与症的关系

中医诊察、收集资料的基本方法包括望诊、闻诊、问诊、切诊，简称四诊。四诊收集的资料主要包括症状、体征等。所谓症状就是病人自己感觉到的躯体不适及异常变化，如头痛、耳鸣、胸闷等，主要通过问诊获得；体征指医生检查病人身体时所发现的异常征象，如面色萎黄、舌红苔黄等，主要通过望诊、闻诊、切诊获得。症状和体征统称为症，是医生通过四诊获得最有价值的病情资料，是中医诊断证候的主要依据。证候表现为一组相关的症状，包括自觉症状和客观体征。如心血证的临床表现包括心悸怔忡，失眠多梦，健忘，头晕，面色淡白无华，或萎黄，口唇色淡，舌淡苔白，脉弱。证候与症的关系可概括为以下几个方面。

（一）主症与次症

从临床实际来看，症与证候之间不是一一对应的简单关系，有主次之分。所谓主症，是病人所有病情资料的主要症状或体征，是辨证的主要依据。次症是辨证相对次要的病情资料，对主症起辅助、旁证、补充乃至反证等作用。过去中医对于症、证间关系的论述，多侧重定性关系的论述，忽略定量关系的描述，因此使得症与证之间关系的描述比较模糊。从上世纪 80 年代计算机中医专家系统和辨证论治系统研究开始,人们在症状辨证意义方面的研究中,不仅探讨每一症状与哪些证候有关,而且还开展了各个症状与证候诊断之间计量关系的研究(即每一症状在不同证候诊断中的贡献度)。如高颖等经过多年研究,提出了中风病人常见 6 个证候要素,即内风、内火、痰湿、瘀、气虚和阴虚,并对判断证候要素的不同症状根据权重不同予以赋值,所出现症状的贡献度权值之和作为确定各辨证要素(如气虚、瘀血等)是否成立的依据。以阴虚为例,两颧潮红(10 分),舌干(5 分),手足心热(5 分),五心烦热(10 分),盗汗(10 分),绛舌(10 分),瘦薄舌(10 分),剥脱苔(10 分),舌光红无苔(10 分),细脉、数脉或弦脉(5 分),所出现症状的贡献度权值之和≥10 分,判为该证候要素诊断成立。

(二)特异症与非特异症

特异症是指人体内在病理变化表现在外的特征性症状、体征,是辨识病机的主要依据。非特异症是指人体内在病理变化可能表现的症状、体征,它可出现在不同病证中。抓住特异症,有助于识别疾病的证候。众多医家在临床实践中总结到一些证候的特异性症状,并指导临床治疗。如有医家在总结前人认识的基础上,结合个人临床实践体会,提炼出判断寒热真假的两个特异症:一为饮水的冷暖喜欲,如热证中出现口喜热饮必为假热,寒证中出现口喜冷饮必为假寒。二为身体的冷暖喜恶,喜温怕冷者热为假热,寒为真寒;喜凉恶热者热为真热,寒为假寒。还有学者对不明原因的肝损伤进行了研究,由于该病原因不明,属于中医疑难症范畴。而辨治能否成功的关键是看辨证是否精准,能否抓住特异症,有医家经长期探索,发现一些特异性症状,如临床上看到患者虽未涂口红,却已朱唇鲜艳,与年龄不符,或者齿鼻衄血、肝掌、蜘蛛痣、面部钞票纹等,即辨为湿热内伏营血证,正如张仲景所言"但见一证便是,不必悉具"。

另外,随着现代医学的发展及疾病谱的变化,在临床中出现许多新的主观症状、体征及客观检测指标概念,如果采用"拿来主义"的思想,研究其与中医证之间的关系,可能也是丰富和发展中医诊断学内容的途径之一。

二、症的规范化研究

(一)症的概念与术语名称

中医的症状学内容非常丰富,但相当多症状的内涵模糊,表述不精确,加之汉语词汇的丰富多彩、不同地区语言使用的差异及临床表现的多样性和复杂性,不仅导致临床上中医症状术语使用的不统一,而且容易引起概念的混淆。由于症状是辨证与辨病的依据,因此,根据古代文献及临床实际首先开展症状的规范化研究,克服症名的不规范、内涵欠明确、症状表述的模糊性及诊断意义认识上的差异等缺陷,是进行证与病规范化研究的前提。

新中国成立以来,在不同版本的国家规划教材《中医诊断学》及《中医临证备要》(秦伯未主编)、《中医症状鉴别诊断学》(赵金铎主编)等书中,对中医常见症状术语的概念、发生机理及其在辨证、辨病中的意义等方面进行了较为详细的阐述,促进了症状的规范。例如:将病人的"怕冷"现象界定为"恶寒""恶风""畏寒""寒战"四种情况,并赋予其特定的概念。

（二）症的量化分级

证候诊断标准的研究是证候规范化研究的重要内容,证候诊断标准逐渐由单纯的定性诊断标准过渡到结合定量的诊断标准,证候定量的前提必须有症的量化分级,因此,开展症的量化分级研究是必然的趋势。

对症状在量上的变化,古代文献中有一些记载,即在症状名称前后冠以"略""微""很""甚""大"等程度词进行量化表达,如高热、大汗、微恶风寒等,这种量化描述比较模糊、简朴,在实际临床研究中的把握与操作方面存在一定困难。近年来,人们在传统中医症状量化方法的基础上,吸取了现代医学和心理学中一些较为成熟的对主观症状的量化分级方法,在中医症状的量化表达方面进行了尝试,并运用于临床研究中,作为判断证的严重程度或疗效评价的依据,促进了中医症状的量化表达。

1. 采用轻、中、重对症状进行量化分级 目前,研究者一般依据症状的特征、出现频率、持续时间、对药物的依赖程度、与外界刺激的关系、对日常生活的影响程度等将症状的严重程度分为轻、中、重三个等级,赋予1、2、3分或2、4、6分等。如梁茂新等对"眩晕"一症的严重程度进行了如下量级划分:反复发作,持续时间长,不敢睁眼和转动身体,或倾倒为3分(重);间断出现,时轻时重,姿态不稳为2分(中);偶尔发生,症状轻,自行缓解快,略感头重脚轻为1分(轻)。

2. 运用通用量表对症状的严重程度进行量化评定 有些主观症状,如疼痛、失眠、抑郁、焦虑、疲劳等,往往反映的是一种综合状态或行为,需要从多个角度去把握,并且对这些症状的主观感受与实际严重程度往往因个体的不同而有差异,因此,有人在研究中尝试直接运用国内外通用的量表,如汉密尔顿抑郁量表(HAMD)、焦虑自评量表(SAS)等对抑郁、焦虑等症状的严重程度进行量化评定。

3. 编写具有中医特色的症状评定量表 近年来,随着症状的量化研究及量表在中医研究中的应用,人们逐渐开始借鉴精神与心理症状分析的一些模式与方法,研制更符合中医特点的症状评定量表。中华中医药学会脾胃病分会参照《中医量化诊断》《中医病症诊断疗效标准》和《中药新药临床研究指导原则》等,并结合专家咨询对症状条目进行分级量化,形成了脾胃病症状量化标准专家共识意见,2017年在《中华中医药杂志》发布,供同道参考,并冀在应用中不断完善。以胃痛为例,依据发作频率、持续时间、程度、工作生活影响、药物干预,对胃痛进行了量化,总分范围为0~15分。脾胃病症状量化标准对评价、验证、提高中医药疗效有较高的价值。

三、证候表现的临床采集

（一）四诊操作

中医诊察疾病的方法包括望诊、闻诊、问诊和切诊四种(合称"四诊")。中医"四诊"操作程序及方法的规范化不仅是促进中医学科建设、学术发展和提高中医临床诊疗水平的基础性工作,也是教学、医疗、科研、管理及对外交流的需要。

中医四诊的一些内容虽然与时俱进,反映了时代的特征,但临床实际中的实施、操作过程,仍以传统方式为主导。因此中华中医药学会中医诊断分会专家在参考了当代对中医四诊最新认识的基础上,对长期实践中应用的四诊操作程序及方法进行归纳与凝练而形成了"中医四诊操作规范专家共识",2018 年发布于《中华中医药杂志》,该共识规定了四诊操作的基本程序与方法、基本要求及注意事项等。

1. 四诊操作的基本程序与方法 中医诊察疾病的方法包括望诊、闻诊、问诊和切诊。望、闻、问、切四诊,分别从不同角度收集病人的病情资料,四者之间不能相互替代。因此,在临床实际应用中应注重四诊并重,诸法参用,全面而详细地收集病人的病情资料,为辨证论治提供可靠依据。其具体操作多以问诊为先导,在问诊的过程中根据患者的具体情况,或先后,或交叉,分别进行望诊、闻诊及切诊,全面获取病情资料。对于医生诊察时不能直接获取的望诊、闻诊信息,可通过询问患者、陪诊者获取,或事后有条件时再获取、观察。

2. 四诊操作的基本要求 一般情况下,四诊操作应在安静、整洁、空气流通的诊室中进行,室内的温度、湿度、气压等要保持在舒适的范围内。四诊检查应备有操作所需要的物品和设备,如手电筒、压舌板、脉枕等;望诊操作最好选择在白天进行,晚间就诊的病人必要时可在白天再进行复诊。闻诊医生应保证自身的听觉和嗅觉处于正常灵敏的状态。问诊过程中应有目的地进行重点询问,掌握病人主要症状、体征的特点,并了解可能发生的兼症,全面掌握病情发展及诊治经过,以提高判断的准确性。

3. 四诊操作的注意事项 四诊操作应重点注意以下方面。

(1)心身状态:望诊者要有高度的同情心、责任感,态度和蔼、庄重、体贴、细心。让病人在心情平静、呼吸均匀、全身放松、主动配合的状态下接受诊查;遇到病人不能配合进行某些操作,如神志昏迷、神乱、语言障碍、听力障碍、不愿意配合等情况,可根据实际情况灵活掌握,尽可能地获取病人的信息。

(2)体位姿势:病人一般采取坐位或仰卧位,医生应根据诊察需要,指导病人改变体位或做出相应动作以配合检查。根据望诊、切诊需要,病人应充分暴露受检部位,并注意双侧对比等。

(3)体内外环境:医生应注意年龄、性别、体质、种族、季节、昼夜、地理环境以及饮酒、饮食、药物、情绪、运动、日晒、化妆等体内、外因素对面色、舌象、脉象等的影响。诊脉时应注意让病人解除压迫被诊手臂的物件,如手表、挎包、扣紧的袖口等。

(4)其他:在四诊操作时要注意保护患者隐私,在检查病人的胸、腹、腰、背、臀等部位时,要注意避开其他病人;问诊过程中应尽量用简单、通俗的语言,语速要慢,有目的、顺序地进行询问,避免暗示性提问,防止主观臆断,造成误诊;切诊手法要柔和轻巧,不要突然用力或用力过猛,不用冷手、湿手进行按诊,以免引起病人精神和肌肉紧张,影响诊察的准确性。

(二)四诊信息的客观化采集

通过利用现有检测仪器,或研制专门的仪器,对一些四诊信息进行检测,促使病症资料收集的客观化、定量化,尤其是在望诊(主要侧重于面色诊与舌诊)和切诊(脉诊)信息的客观化检测与仪器的研制方面开展了很多工作。

1. 望诊信息的客观化采集

(1)面色的客观化采集:传统面部望诊受医生主观因素、临床经验和技能的影响较大,肉眼难以分辨极小的差异,重复性较差。随着科学技术突飞猛进的发展,许多新的技术设备用于中医面诊客观化,为面色诊提供一些客观定量的数据,取得了一定的成绩。现有的面诊客观化研究主要通过光学技术以及数码相机拍摄结合图像处理与模式识别技术实现,涉及的设备主要有数码摄像机、色差计、分光光度计、色度仪、光电血流图仪、红外热像仪、红外成像技术、面诊计算机辅助诊断仪等。

(2)舌象的客观化采集:为了弥补肉眼观察舌象时存在准确度较低的不足,许多研究者利用光学技术、数码技术、计算机技术和生物学技术对舌象进行了客观化研究,取得了一定的进展。

随着计算机技术和数字图像处理技术发展,中医舌诊客观量化的研究中取得了一定的成果,但存在一些不足,如客观化的指标主要集中在舌象的颜色特征上(包括舌色与苔色),而在舌形、舌态等方面开展相对较少,而且临床研究的样本量普遍较少,并且舌象客观化研究所采用的仪器、方法不同。因此,后期的舌诊客观化应用研究应该建立在大样本的基础上,同时综合数字舌图的颜色、舌形等方面开展。

2. 闻诊信息的客观化采集 闻诊是医生利用听觉和嗅觉来诊察了解病人病况的一种诊断方法。包括听声音和嗅气味两方面内容,传统闻诊方法主要依靠医家个人经验,缺乏客观标准,难以重复验证。随着现代科学技术的发展,近年来众多学者运用现代科技手段,对中医声诊、嗅诊进行了客观化研究,并取得了一定的成果。

(1)声诊的客观化研究:近年来,由于声图仪、喉声气流图仪、频谱分析仪和计算机的广泛应用,使声诊的客观化研究有了显著的进展。有学者尝试将这些现代技术引入到证候的研究,为中医声诊的客观化研究迈出可喜的一步。

(2)嗅诊的客观化研究:嗅气味方面,电子鼻技术逐渐被运用到医学嗅觉诊断上。有人将电子鼻技术运用到糖尿病、肺癌的诊断中,也有尝试将其用到中医证候研究中。

以后,期望探索出更多的方法用于闻诊的客观化研究,为全面开展中医闻诊的客观化研究提供技术支持。

3. 问诊信息的客观化采集 问诊作为四诊之一,在四诊中占有重要地位,明代张景岳将其视为"诊病之要领,临证之首务"。问诊获得资料的准确性,与医生问诊水平的高低,问诊的方法与技巧及临床经验,患者的理解、表达能力等因素密切相关,因此,其受医患双方的主观因素影响较大。近年来,许多学者对问诊客观化、规范化研究进行了探索,尤其是问诊量表的使用及中医问诊网络采集系统的设计与建设,推动了中医问诊信息采集的规范化、客观化。

4. 脉诊信息的客观化采集 在切诊研究中,人们先后研制了基于不同原理的脉诊仪,试图通过脉象的客观检测和脉图分析代替手指的主观经验感觉。我国中医脉诊仪的研制始于20世纪50年代中期,70年代以后,随着机械及电子技术的发展,国内天津、上海、北京、江西等地掀起了多学科共同研究中医脉象的热潮,使得脉象仪的研制有一个较大的发展,尤其是近十年来,在脉诊仪的性能和质量上均有较大的进步。

总之,人们在中医诊法的客观化研究方面已做了大量的工作,并取得了可喜的成果。但现有研究结果与中医临床实际运用之间还有较大的差距,现有的舌诊仪、脉诊仪等尚不能满足临床实际的要求。如在舌诊与脉诊的客观化研究中,由于所使用的脉诊仪与舌诊仪的种类、型号的差异,不同研究者的测试结果存在不可比的成分;脉象本身可受饮食、精神状态、周围环境等多种因素的影响,加之脉象仪探头的灵敏度、测量位置及所施加压力等的差异,使得脉象检测的可重复性成为值得注意的问题等。因此,在诊法的客观化研究方面,还有很多工作要做。

第三节 证候的分布与演变规律

近年来,人们以中医辨证理论方法为核心,借鉴临床流行病学群体调查的研究、设计方法和数理统计分析方法,通过收集、分析特定时间内疾病的中医证候及其脉症的描述性资料,研究证候的分布与演变规律,为疾病辨证分型与辨证标准的制订、认识疾病证候的转化规律及指导临床治疗提供依据。

一、证候的分布规律

证候的分布是指患病人群中证候出现的频率,同一疾病中不同证候的构成比,或不同疾病、不同地区证候构成比的异同等。从流行病学角度来说,证候在患病人群中的分布状况和分布规律是中医临床工作者、临床科研人员乃至管理决策人员所必须掌握的信息。

有关证候分布的研究,也是从中医"异病同证"和"同病异证"两个角度进行的。从"异病同证"角度,往往是研究某一证候在多种中医或西医疾病中的分布情况及其特点;从"同病异证"角度,则是通过分析某一疾病下的证候构成比及其相关影响因素,寻找并确定其常见证候(指出现频率较高者)、次常见证候(指出现频率较低者)、非常见证候(多与并发症、体质、地域环境等有关),主要证候(指由疾病本质所决定的证候)等。

从"同病异证"的角度通过临床流行病学调查开展证候分布规律的研究较多。如有学者收集了全国 18 家研究中心的 1 602 例类风湿关节炎(RA)患者,对其中证候诊断完整的 1 418 例病人的证候分布情况进行分析。结果发现单一证候 1 232 例,占 86.88%。其中湿热痹阻证比例最高,共计 622 例,占 43.86%,其他依次为寒湿痹阻证 281 例,占 19.82%;肝肾不足证 186 例,占 13.12%;痰瘀痹阻证 144 例,占 10.16%;风湿痹阻证 136 例,占 9.59%;气血不足证患者最少,共计 49 例,占 3.46%。RA 患者不同证候分布差异具有统计学意义($P<0.05$)。类风湿关节炎各证型患者区域分布情况比较,除西南地区外,其他各地区 RA 患者均以湿热痹阻证为主要证候,湿热痹阻证在华北地区的证候分布中所占比例最高为 57.08%(137 例 /240 例),西南地区最低为 25.48%(66 例 /259 例),西南地区以寒湿痹阻证为主要证候,占 32.82%(85 例 /259 例)。各地区证候分布差异具有统计学意义($P<0.05$)。痰瘀痹阻证、肝肾不足证病程与风湿痹阻证、寒湿痹阻证、湿热痹阻证、气血两虚证相比,差异具有统计学意义($P<0.05$)。研究结果提示湿热痹阻证是类风湿关节炎患者的主要证候类型,其地域分布广,病程较痰瘀痹阻证、肝肾不足证患者短。还有学者基于文献进行了证候分布的研究,如有学者对检索的 1949 年到 2009 年寻常型银屑病的有关文献进行证候的频次、频率进行统计分析。结果发现该病共涉及证候类型 173 个,出现频率≥3% 的 6 个证候(血热证、血瘀证、血燥证、血虚风燥证、血虚证、湿热证)占所有证候的 67.13%,其余 167 个证候出现的频率累计不足 33%。说明这六个证候是寻常型银屑病常见证候。

二、证候的演变规律

疾病在发生、发展变化过程中,证候也处于动态变化中。疾病的不同时点与阶段,可表现为不同的证候,并有其自然的演变规律。因此,了解与掌握疾病的证候的时相特点和演变规律,对于疾病的防治具有重要的指导作用。研究中医证候演变规律的方法主要包括横断面调查和前瞻性纵向研究。

1. 证候演变规律的横断面调查 横断面调查是观察疾病发生发展过程中的某一时点和阶段的证候特征,横向比较不同时点的证候特征,来推断证候的纵向演变。如有研究者收集了支气管哮喘急性发作期、慢性持续期、临床缓解期的证候信息并进行分析,发现急性发作期以实证为主,常见证候为外寒内饮证、痰热壅肺证、痰浊阻肺证、风痰阻肺证、血瘀证;慢性持续期以虚实兼杂为主;缓解期以虚证为主,常见证候为肺气虚证、肺肾气虚证、肺脾气虚证、肺肾气阴两虚证、肺肾阳虚证。研究结果说明支气管哮喘中医证候演变有一定的规律性,可为本病的防治提供依据。

2. 证候演变规律的前瞻性纵向研究 前瞻性纵向研究是动态观察同一患病人群不同时点(不同阶段或不同分期)的证候特征,借此以分析在疾病的发生发展过程中证候的形成、演变与转归。如有研究者对 755 例缺血性中风患者 4 个时点(发病 3 天、14 天、28 天、90 天)单证候动态演变与预后的关系进行分析。结果发现发病第 3 天和第 14 天:内风证、血瘀证、气虚证、阴虚证单证候变化组间比较与预后无明显相关;内火证、痰湿证证候消失组较证候不变组、证候新增组预后佳。发病第 14 天和第 28 天:阴虚证证候新增组较证候消失组预后差,余单证候变化组间比较与预后无明显相关。发病第 28 天和第 90 天:内风证证候新增组较证候不变组预后差;内火证、气虚证证候消失组较证候不变组预后佳;痰湿证、阴虚证单证候变化组间比较与预后无明显相关;血瘀证证候新增组较证候不变组、证候消失组预后差。说明缺血性中风不同时点不同单证候演变对中风病的预后影响不同,对指导临床具有重要意义。

总之,根据循证医学及临床流行病学的原则进行设计,通过基于群体调查的数据结果分析证候的分布与演变规律,已成为共识与趋势,但在具体研究中,存在样本量偏少、不同研究观察时间点不一致、未能设计同期对照等不足。如何选择或探索更适合中医特点的设计方法与数据处理方法,本身也是一个值得探索的重要课题。

(王天芳 吴秀艳)

第三章

证候的标准化研究

标准是经济活动和社会发展的技术支撑，是国家治理体系和治理能力现代化的基础性制度。标准化工作一直受到党和国家的高度重视。中医药标准化是中医药事业发展的重要组成部分，对引领和支撑中医药事业发展具有重要意义。

中医药学要走向世界前沿，标准化是不可回避的关键环节。证候是辨证的核心，也是体现疗效的关键，因此，证候标准化是建立中医疗效评价体系的基石，也是探索和建立现代中医方法学的前提。证候标准化工作受到中医药行业的高度重视，在证候术语、代码标准、病证结合模式下的证候分类与诊断指南等方面取得了一定的成绩，然而，由于证候具有"内实外虚""动态时空""多维界面"的特征，证候的标准化存在诸多障碍，有待不断发展和完善。

第一节　证候标准与证候标准化

一、证候标准化的意义

证候在中医学中有着举足轻重的地位，它是中医药基础理论取得突破的关键，是认识疾病和辨证论治的主要依据，中医学要在继承发扬传统的同时必须向现代化转变，中医证候的科学化、标准化、可信性、实用性等问题变得非常迫切。中医药发展至今，存在众多学术流派，他们是中医学理论产生的土壤和发展的动力，也是中医学理论传播及人才培养的摇篮。流派最显著的特征就是其特色，即个性化的特点。标准化强调的是共性。因此，在过去的一段时间内，行业内存在中医药不需要搞标准化的声音。实际上，个性化和标准化二者是特殊性与普遍性的关系，是辩证统一、并行不悖、相辅相成的，最终目的都为了提高中医临床疗效，促进中医的传承与发展。通过处理好二者的关系，以标准作为传播的手段和方法，不仅不会制约中医不同流派的发展，还将推动流派更加繁荣，推进学术进步。

中医强调个体化诊疗，辨证论治的个体化主要体现在单个症状采集的个性化、单个体征采集的个性化、症状体征群采集的个性化、辨证的个性化、用药的个性化几方面。标准化研究是从个性化群体信息中寻找共性规律，中医辨证理论体系包括八纲辨证、病因辨证、气血津液辨证、脏腑辨证、经络辨证、六经辨证、卫气营血辨证、三焦辨证，八纲辨证早在《内经》中就有散在性的论述，是辨识疾病表里寒热虚实病性的纲领，这些都是辨证过程中必须遵循的准则和标准。因此，个体化辨证和证候标准的制定是协调统一的，选择中医药治疗具有一定优势的重大难治疾病，开展优势病种辨证论治证候常态分类标准研究，形成公认的中医辨证标准,是十分必要的。

国际方面,中医药作为医药卫生的重要组成部分,在许多国家得到广泛的应用,但是,由于缺乏统一的国际标准,不利于保障各国人民群众对中医药安全、有效、广泛的使用,中医药标准的制定越来越受到世界各国的重视,中医药标准化的国际呼声和需求日益高涨。随着健康观念的变化和医学模式的转变,中药新药研发受到了国际社会的广泛关注和重视,中药新药研发应以确切的临床疗效为基础,建立规范的中药有效性、安全性评价方法,辨证论治、有是证用是药是中医特色和生命力所在。规范中药新药研发中的中医辨证标准,是发挥中医中药的特色,促成中药新药现代化更好发展的必然途径,尤其是证候类中药新药研发符合中医药治疗传统特色和优势,对证候的界定和证候评估标准的确立,可以有效地推动证候类中药新药研发研究。

二、证候标准化的对象和内容

标准化对象是指"需要标准化的主题"。这句话表明,在众多的"主题"中,只有"需要"标准化的才能成为标准化对象。因此,确定证候标准化对象,首先需要考虑的就是分析行业内外对证候标准的需求。

(一)对证候标准的需求

1. 中医药信息化的发展,要求积极推进中医证候代码标准及症状、证候术语标准的制定 随着中医药信息化建设的不断推进,中医药信息系统日臻完善,信息资源日渐丰富,对信息规范化和标准化程度的要求也越来越高。信息化管理中模块或模块之间的定义、概念、范围、统计、分析、报表、控制、信息交流都必须由标准的名词术语来完成,因此,推进中医证候代码标准、术语标准的发布,是中医药信息化建设的重要前提和基础。此外,近年来,临床科研一体化研究取得了积极进展,但科研与临床之间的转化程度还并不理想,其中,在转化过程中标准的缺失是一个影响因素,尤其是症状术语、证候术语等相关标准的制修订还存在较大的缺口。通过制定上述标准,将促进在科研平台方面全面整合患者门诊、住院、随访等病案信息,进一步提高临床科研一体化的转化、产出的速度和质量。

2. 中医药学术交流和贸易往来,要求积极推进中医证候、症状术语标准及术语翻译标准的制定 中医药名词术语规范化是中医药标准化、现代化、国际化的基础性工作,是学术交流和贸易往来的基础。1990年代以来,得到国家有关部门的高度重视和大力支持,出现中医病证分类与代码、中医临床诊疗术语系列标准(疾病、证候、治法部分)。而标准之间不统一、没有采用术语学方法、没有统一的协调机构机制、推广不够等问题仍然存在,需要积极应对,加强考证研究,为规范提供有力支撑,及时修订规范标准。推动传统中医药走向国际,中医药标准相关的英文翻译,特别是中医药学中的基本名词术语的翻译,其中英译是重点问题,证候标准的翻译工作,也是其中的重点,通过其规范化、标准化、国际化,这也将推动中外中医药的交流,使得中医药能以更好的姿态走向国际化舞台。

3. 中医临床诊疗技术的规范和诊疗水平的提高,要求积极推进证候诊断标准、四诊信息采集规范的制定 辨证论治是中医理论体系的精髓,抓住"证"这一关键环节开展研究,就有可能带动中医理论、疗效评价、证候本质等各项研究的进展。证候是中医立法处方的依据,证候诊断客观化、标准化是辨证论治规范化的前提和基础。因此,迫切需要建立中医四诊信息采集规范、中医辨证标准,这是推进临床诊疗规范,提高临床疗效的前提。

4. 中医药产业化的发展,要求积极推进证候诊断标准、诊疗设备标准的制定　基于中医理论与转化医学框架下的中药新药研发,要求首先明确证候诊断标准,尤其是证候量化诊断标准、症状轻重程度判断标准、证候疗效判断标准等,为新药临床试验的开展提出基础,从而提高中药新产品研制能力,使中药在治疗领域的优势得到充分的利用。此外,随着计算机技术、信息处理技术、网络技术等的不断发展,中医诊疗设备正在向着信息化、数字化、可视化、网络化、微型化、虚拟化、遥控遥测化、智能化的方向发展。在此过程中,要求对诊断设备参数、诊断技术比如舌象图、脉形图的标准等开展研究制定,这是科技发展的需求,也是时代的需求。

(二)证候标准化的对象

1. 中医证候标准　术语是通过语言或文字来表达或限定某一专业概念的一种约定性符号,是学术的浓缩表达。为各种专用术语制订的标准,称为术语标准。对于专用于中医药标准化工作方面的术语标准来说,其既是中医药标准化工作者相互沟通的通用语言,又是理解和指导中医药标准化工作的基础。也可说中医名词术语的标准化,是中医药学制订行业标准、进行学科规范的一项基础性工作,事关重大,这是中医标准化的源头。对于证候标准化而言,证候术语标准的制定尤为必要。

2. 中医证候翻译规范　由于中西方文化和思维逻辑的差异,给中医名词的翻译工作带来了不少难度,而中医名词术语翻译缺乏统一的标准,又给国际交流和发展带来极大的障碍,影响了中医国际化的进程。中医学是传统医学,所采用的大量名词术语均是古代医学语言,把握其真正含义比较困难,部分内容无法用现代词汇进行一对一的翻译。因而以往翻译常常是各行其是,同一词有多种不同的翻译方法,导致了国外读者无法理解。为此,中医证候术语翻译工作有必要进行规范,使之既符合外国语言习惯,又不失中医药特色。可先在英语翻译领域试点,其他语种在条件成熟后再逐步建立。

3. 中医诊断方法标准(四诊信息采集规范)　中医学传统的望、闻、问、切四诊信息采集方法,即依靠研究者的视觉、触觉、听觉、嗅觉等感觉器官收集临床病例资料,是采集患者基本信息的重要方法和手段,但因缺乏四诊信息采集规范,导致临床信息采集不统一,搜集的症状缺乏客观性,不同的临床医生或研究者对同一患者的四诊信息采集往往有较大差异。因此,要建立中医诊断方法标准(四诊信息采集规范),主要应从以下五个方面进行制订:望诊程序规范及判定标准、闻诊程序规范及判定标准、问诊程序规范及判定标准、脉诊程序规范及判定标准和按诊程序规范及判定标准。

4. 中医辨证标准　所谓辨证就是辨别证候。中医认识疾病是以辨证为中心环节的。首先通过四诊,广泛收集临床资料,深入了解病情;在此基础上,利用脏腑经络、病因病机等理论,进行去伪存真、去粗取精,分析归纳,综合概括;从而辨别疾病属于何种证候,作出正确的诊断,为施治打下基础;人们习惯将这个进程,称为辨证。因此,中医辨证标准的制定成为中医药发展举足轻重的关键环节。

证候定性诊断标准:其内容由若干症状(包括自觉症状和体征,简称症)组成(一般被分为主症项和次症项），以满足其中的若干条项目为判断标准。

证候定量诊断标准：对于组成证候标准的若干症状，根据其在证候判定中的重要性予以量化分级，并赋予一定的分值（症状对证候判定的贡献度），以症状总分值达到所规定的分值（阈值）为标准，组成诊断标准的症状可按轻、中、重分级评定，以说明其严重度，或作为干预前后疗效判定的依据。

第二节 证候标准研制现状

一、证候标准研究现状

中医证候研究一直受到国家的重视，在很多国家项目中都给予了资助，如国家重点基础研究发展计划（973 计划）等，针对证候的规范化研究、生物学基础等方面开展了有关研究。以证候为关键词，在中国知网、维普、万方数据库、中国生物医学数据库中检索 2011—2015 年有关中医证候的研究文献。发现证候研究文献主要集中在以下五个方面，分别为证候分布研究、证候客观化研究、证候研究文献分析、证候诊断专家共识、理论探讨。

在证候标准化研究方面，通过全面检索 CNKI、生物医学数据库等，从文献角度系统梳理中医药标准化研究现状，分析中医药标准研究的主要内容、研究目标和主要研究方向等，共纳入研究文献 887 篇。从研究领域来看，标准化文献主要集中在名词术语、证候标准、诊疗指南、技术操作规范、中药质量安全等领域，其中证候标准化相关研究占全部文献的 15%。具体见图 3-1。

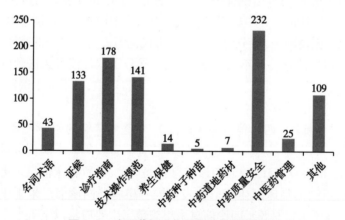

图 3-1 中医药标准化研究重点领域情况

国家中医药管理局是中医药标准化工作的主管部门，为了推进中医药标准化工作，自 2005 年起，国家中医药管理局先后资助中医药标准化研究项目、标准制定项目以及标准化工作项目，针对证候相关的中医药标准化研究项目，主要集中在以下两个方面，一是开展中医临床证候标准研究；二是开展中医病症诊断疗效标准修订技术方法研究。这两个项目总体来说，都是针对证候分类、证候诊断，包括定性诊断和定量诊断两个方面，开展方法学探索及示范性的标准制定工作。

二、证候标准制修订／发布情况

（一）分类与代码标准

1. ICD–11 传统医药部分（ICD–11–TM） ICD 是 International Classification of Diseases（国际疾病分类）的缩写，由世界卫生组织（WHO）主持编写和发布，作为权威的国际标准供世界各国医务人员从事医疗、教育和科研使用，国际疾病分类的目的主要是为了让不同国家或不同地区其所搜集到的疾病诊断或相关健康问题数据能有统一标准，以便进行分析比较，使卫生机构做决策时能有正确参考依据。在以往 ICD 的 10 个版本中，所有的疾病名称、定义和编码均为现代医学所使用，传统医学相关内容一直没有纳入其中。2008 年，世界卫生组织决定编写 ICD–11 版本，同时决定将"传统医学"纳入其中，此次纳入 ICD–11 标准的传统医学，是指起源于中医药的传统医学，以中国、日本和韩国 3 个国家为主。中国国家中医药管理局委托上海市中医药发展办公室负责组织管理，由中医药专家，以 ICD 的编制要求为依据，以体现中医药理论体系，兼容日韩医学特点为原则，全力推动工作开展。

2. 中医临床术语系统分类结构 国际标准化组织（ISO）于 2017 年 2 月 28 日发布《中医临床术语系统分类结构》（ISO 19465：2017 Traditional Chinese medicine–Categories of traditional Chinese medicine（TCM）clinical terminological systems）。《中医临床术语系统分类结构》的目标是在中医临床领域指定一个范畴结构，描述中医临床术语的顶层分类和术语层级分类。该标准针对中医临床术语提出分类规则与分类结构，将中医临床术语顶层概念分为 17 个大类，并对每个顶层类进行了详细的定义和描述。17 个顶层类包括：症状体征、诊察对象、病证、中医操作／方法、病因病机、分期与传变、原理和经验、治则治法、中药、机体形态、中医体内物质、中医环境和地理定位、中医器械和设备、中医计量单位和量词、连接概念、医案结构、短语。

《中医临床术语系统分类结构》标准的意义在于其表示一个基于中医临床术语的核心分类框架，可帮助构建稳固的逻辑化的中医临床术语系统。除了可支持中医临床术语系统的研发，还可支持与中医相关的新术语系统的开发，不仅可促进中医临床信息的表达，还能促进中医术语系统与生物医学术语系统之间的映射。

3.《中医病证分类与代码》《中医病证分类与代码》（以下简称《代码》）是由国家中医药管理局制定，国家技术监督局 1995 年批准，并于 1996 年 1 月 1 日起在全国实施的一项中医药国家标准。《代码》是中医诊断名称和证候名称编码的依据，它是中医诊断规范化和标准化的基础工作，有助于中医医疗、科研、教学及国内外学术交流的需要，更有利于中医病种质量管理、中医疾病分类和中医医院的统计。本标准将证候类目分为病因、阴阳气血津液痰、脏腑经络、六经、卫气营血等六大类，并规定将某些属性不明确而暂无法归类的证候均归入"其他证候类"中。2003 年，在国家标准化管理委员会立项，开展了《代码》的修订工作。2008 年，ICD–11–TM 的编写，就是以《代码》为基础开展的工作，随着 ICD–11–TM 编写工作接近尾声，对《代码》的修订形成了倒逼态势，为了更好地适应中医临床管理的需求，更好地与国际标准衔接，经国家中医药管理局同意，2017 年开展了《代码》《中医临床诊疗术语》4 项国家标准重新修订工作，2017 年 5 月 19—20 日在上海召开了《代码》《中医临床诊疗术语》4 项国家标准修订专家委员会第一次全体会议。

（二）术语标准

1. 中医临床诊疗术语证候部分 《中医临床诊疗术语》是由国家中医药管理局制定，国家技术监督局1997年3月4日发布，并于1997年10月1日起实施的一项中医药国家标准。包括中医疾病、证候、治法3个部分，分别规定了中医临床常见疾病、证候、治则治法的基本术语及其概念。《中医临床诊疗术语证候部分》是中医临床诊疗术语系列标准的第二部分，规定了中医八纲辨证、病因与气血津液辨证、脏腑辨证、六经辨证、卫气营血辨证、三焦辨证等临床常见证及其定义，计800条。证的定义以列举具有代表性的症状为主，部分专科的特异性症状一般未予描述。鉴于中医英译名的原则、方法不尽一致，故本标准仅提出中医临床诊疗术语的中文部分，英文对应词暂未列出。该标准也是ICD-11-TM编写基础之一。随着标准的不断应用，1997年发布的中医临床诊疗术语已经存在不适应之处，现已列入国家标准修订计划，与上述的《代码》标准一起，由上海中医药大学团队开展修订工作。

2. 全国科学技术名词审定委员会审定公布的中医药学名词 全国科学技术名词审定委员会（原称全国自然科学名词审定委员会）于1985年经国务院批准成立，是经国务院授权，代表国家审定、公布科技名词的权威性机构。国务院于1987年8月12日明确批示，经全国自然科学名词审定委员会审定公布的名词具有权威性和约束力，全国各科研、教学、生产经营以及新闻出版等单位应遵照使用。因此，虽然按照《标准化法》的规定，全国科学技术名词审定委员会审定公布的名词，不纳入标准范畴管理，但在实际工作中，具有一定的权威性和指导价值。中医药学名词审定委员会于2000年8月正式成立，王永炎院士任第一、二、三届主任委员。2004年，公布5 283条名词，内容包括：总论，医史文献，中医基础理论，诊断学（包括证候），治疗学，中药学，方剂学，针灸学，推拿学、养生学、康复学，内科疾病，外科疾病，妇科疾病，儿科疾病，眼科疾病，耳鼻喉科疾病，肛肠科疾病，皮肤科疾病，骨伤科疾病18部分。2011年第三届中医药学名词审定委员会成立，审定2 485条名词，使中医外科学、皮肤科学、肛肠科学、眼科学、耳鼻喉科学及骨伤科学由基本名词扩展至全部名词，并全部加注了定义，2014年由全国名词委正式公布。

（三）诊断方法标准

2009年，国家标准化管理委员会立项中医望诊基本程序与规范（20091516-T-468）、中医问诊基本程序与规范（20091518-T-468）、中医切诊基本程序与规范（20091515-T-468）、中医闻诊基本程序与规范（20091517-T-468）四项诊疗方法标准，四项标准目前已经通过了中医标准化技术委员会的审查，四项标准规定了中医四诊（望诊、闻诊、问诊、切诊）的定义与基本操作程序和方法。

（四）证候分类及诊断标准

1. 中医病证诊断疗效标准 《中医病证诊断疗效标准》（ZY/T001.1~001.9-94）于1994年正式发布，作为我国中医药行业的第一个由国家中医药管理局颁布的行业标准，也是目前发布的唯一一项行业标准。该标准包括了中医内、外、妇、儿、眼、耳鼻喉、肛肠、皮肤、骨伤9科406个病症的疾病诊断标准、证候分类标准、证候诊断标准以及疗效判定标准，该标准制定过程中主要基于专家经验和共识，诊断依据、证候分类、疗效评定部分缺乏相关数据支持。

随着中医的学科发展,早期颁布的《中医病证诊断疗效标准》在诊疗过程中发现诊断标准缺乏较好的敏感度、特异度和判断准确率;疗效评价标准缺乏较为满意的信度、效度和反应度,因此,制约了该标准的应用,影响了标准的科学性、可操作性。中医临床研究、新药临床试验、诊疗指南制订、临床路径实施等工作中均需要依据公认性、可操作性强的中医病证诊断与疗效评价标准,因此,急需对现有的《中医病证诊断疗效标准》进行修订。

如前所述,2014 年至今,国家中医药管理局先后资助开展《中医病证诊断疗效标准》修订方法学研究,以期为《中医病证诊断疗效标准》的修订提供方法学支撑,增加《中医病证诊断疗效标准》的适用性和临床指导价值。目前已经形成了 2017 年《中医病证诊断疗效标准》修订技术方案和工作方案。

2. 各科中医临床诊疗指南　为规范中医临床诊疗行为,保障中医医疗质量和医疗安全,2007—2012 年,国家中医药管理局政策法规与监督司组织、委托中华中医药学会组织制订、发布的 422 项常见病治疗指南,包括 132 种内科常见病诊疗指南、15 种糖尿病中医防治指南、21 种肿瘤中医诊疗指南、26 种外科常见病诊疗指南、44 种妇科常见病诊疗指南、40 种儿科常见病诊疗指南、20 种眼科常见病诊疗指南、15 种耳鼻喉科常见病诊疗指南、20 种肛肠科常见病诊疗指南、20 种皮肤科常见病诊疗指南、44 种骨伤科常见病诊疗指南以及 25 种整脊常见病诊疗指南。上述指南规范了常见病(包括西医疾病和中医病证)的疾病诊断、证候分类、证候诊断、推荐治法和方药,部分指南给出了预防调摄建议。

3. 中医临床诊疗路径和方案　为配合国家医改政策,规范中医临床诊疗行为,国家中医药管理局医政司组织制定了 304 种疾病的中医临床路径(以下简称"路径"),并配套形成中医诊疗方案(以下简称"方案"),中医临床路径及其配套的中医诊疗方案,由国家中医药管理局医政司分三批发布。2010 年,发布了 22 个专业 95 个病种中医临床路径和临床诊疗方案,2011 年发布了第二批 24 个专业 105 个病种中医临床路径和临床诊疗方案,2012 年发布了 24 个专业 104 个病种中医临床路径和临床诊疗方案。路径和方案规定了常见病(包括西医疾病和中医病证)的疾病诊断、证候分类、证候诊断、推荐治法、处方、中成药、非药物疗法方药以及预防调摄建议。

路径和方案虽然没有经过标准立项、发布的程序,也没有标准编号,不属于标准管理范畴,但在国家中医药管理局医政司的医院评审和检查中,作为一项重要指标,带有强制执行标准的特征。

(五)诊断技术(设备)标准

1. 舌象信息采集设备　舌象信息采集设备(YY/T1488-2016)是由国家食品药品监督管理总局发布的中医药设备行业标准,该标准于 2016 年 7 月 29 日发布,2017 年 6 月 1 日实施。该标准规定了舌象信息采集设备的术语、定义、要求、试验方法、检验规则、标志、标签、使用说明书、包装、运输和贮存要求,适用于通过成像装置(数字/码照相机或影像传感器)获取舌图像,并对舌图像进行存储、比对、分析,从而得到辅助诊断所需的舌象信息的设备。

2. 中医脉图采集设备　中医脉图采集设备(YY/T1489-2016)是由国家食品药品监督管理总局发布的中医药设备行业标准,该标准于 2016 年 7 月 29 日发布,2017 年 6 月 1 日实施。该标准规定了中医脉图采集设备的术语、定义、要求、试验方法、检验规则、标志、包装、运输和贮存要求,适用于通过皮表对桡动脉及周边组织的腕部寸、关、尺部位以无创的方式,在施加外力的条件下进行脉图采集的设备。

3. ISO/TC249 中医药—计算机舌像分析系统—第二部分:光照环境(Traditional Chinese medicine—Computerised tongue image analysis system—Part 2: Light environment)、中医药—脉象仪触力传感器(Traditional Chinese medicine—Pulse graph force transducer)两个国际标准也已正式发布。计算机舌诊系统—第五部分:舌质颜色和舌苔颜色(Traditional Chinese medicine—Computerized tongue image analysis system—Part 5: Tongue color and tongue coating color)已经在 ISO/TC249 立项。

三、证候标准临床应用情况

(一)《中医病证分类与代码》临床应用情况

《中医病证诊断疗效标准》在中医临床、科研中广泛使用,有学者对 2006—2010 年高血压病、冠心病中医临床研究文献中的标准使用情况进行了分析,研究结果表明无论在高血压病还是冠心病的临床研究文献中,《中医病证诊断疗效标准》都是经常被采用的标准。此外,在医改的大背景下,国家中医药管理局医政司制定了中医临床路径,配套形成了中医诊疗方案,其中部分病症的疾病诊断和证候诊断引用了《中医病证诊断疗效标准》。可以说,《中医病证诊断疗效标准》已经成为中医临床医疗质量评定及中医科研、教学的指导和参考标准。

(二)《代码》标准的应用情况

为验证《代码》的科学性、可操作性,不断完善和充实其内涵,适应中医药现代化的需要,《代码》编制组在国家中医药管理局医政司的主持下,通过分层随机抽样调查,分析1994 年全国 88 所中医医院出院患者中医临床诊断的分布现状。经临床调查分析,抽样调查中的 88 所中医医院病例 78 605 份,共有证候 1 027 个,占《代码》证候总数的 63.24%,典型调查中的 10 所中医院 1994 年出院中医病例 33 543 份,共有证候 797 个,占《代码》证候总数的 67.92%,《代码》收录的中医证候名基本满足临床辨证论治的需要。

(三)证候分类及证候诊断标准的应用情况

2012 年和 2013 年,国家中医药管理局组织在全国 42 家中医药标准研究推广基地(试点)建设单位(以下简称基地单位)开展中医临床诊疗指南应用评价项目,通过医生问卷调查评价中华中医药学会发布的中医临床各科常见病诊疗指南的适用性,通过临床观察评价指南的应用性,其中专家认为中医内科常见病诊疗指南证候分类合理性为 77.61%、辨证要点合理性为 89.13%,临床观察证候分类与临床符合度为 80% 左右;专家认为中医儿科常见病诊疗指南证候分类和辨证要点合理性在 96% 以上,临床观察证候分类与临床符合度为95% 左右;专家认为中医耳鼻喉科常见病诊疗指南证候分类合理性为 94.7%、辨证要点合理性为 96.03%,临床观察证候分类与临床符合度为 95.77%;专家认为肿瘤中医诊疗指南证候分类合理性为 80.61%、辨证要点合理性为 80%,临床观察证候分类与临床符合度为 80%左右;专家认为中医肛肠科常见病诊疗指南证候分类合理性为 85.59%、辨证要点合理性为

96.96%,临床观察证候分类与临床符合度为80%左右;专家认为中医皮肤科常见病诊疗指南证候分类合理性为95.12%、辨证要点合理性为98.37%,临床观察证候分类与临床符合度为85%左右;专家认为中医妇科常见病诊疗指南证候分类合理性为86.96%、辨证要点合理性为80%左右,临床观察证候分类与临床符合度为80%左右。

四、问题与展望

中医证候标准化研究应以科学研究为依据,按照制定标准应有的要求,以四诊资料及客观指标为立足点,以临床实践为准绳,综合运用多学科交叉知识、多途径相结合的方法,对考虑信息化、学术交流与发展、中医临床实践、产业化发展等的需求,对证候的本质开展深入研究,从而制定出证候的标准、规范,对指导辨证论治和促进中医药标准化进程有着重要的意义。

虽然针对证候标准化、规范化研究已经取得了较大的进展,但远远不能满足中医药事业发展的需要。由于证候内实外虚、动态时空、多维界面的属性,导致在证候标准化工作中,存在较大的难点,这是证候属性的问题,需要不断地提高对证候的认识,除了内在因素外,在外部环境方法,也存在一些急需解决的问题,如中医药标准化工作起步较晚,专家重视程度不够,等等问题。

1. 前期研究工作基础薄弱　标准的制定是以科学研究和实践为基础的,然而针对中医证候的研究还远远不能满足标准制定的需要。①研究方向相对单一。目前大部分研究主要集中在证候分类、证候诊断规范化、标准化以及客观化领域,而针对证候术语、四诊信息采集、诊断器械等领域的研究较少。②研究病种主要集中在常见病、多发病,尤其是针对内科疾病研究较多,而对其他学科的疾病研究较少,造成研究领域的不平衡,不能协调发展,而且临床研究较少开展多中心大样本调查,结果会有选择性偏移。③研究多采用病证结合的模式,尤其是采用以西医疾病为纲开展证候标准的制定,而对于中医特色的疾病研究较少,尤其是WHO-ICD11-TM正式发布后,对中医疾病为纲开展证候标准的制定提出了挑战。此外,对于证候类药物的研发也很不利,缺少单纯的针对证候诊断标准研制的前期科学研究基础。

2. 方法学不足　在证候研究的方法学方面:①虽然多学科交叉进行中医证候量化标准的研究正逐步兴起,但毕竟正处于起步阶段,在具体方法的应用上还不十分成熟,一些研究方法未能紧密结合中医临床实际的需要。②相比于现代疾病诊断模式基于病理金标准的局限性,热衷于中医证候实质的研究,以现代医学的生理、病理、诊疗技术来研究中医证候的本质是必要的,但由于中医理论本质的宏观性和哲学性以及证候的多态性、动态性、复杂性等特点,某一证候的本质要涉及现代医学的多个系统与器官、组织,难以通过某几个指标来定性、定量一个证候,还需经过漫长的理论探索与临床实践验证才能下结论。在标准化研究方法方面,目前发布的中医药证候标准,还更多地集中在少数专家在总结实践经验的基础上形成的标准,缺少系统的文献和科研成果的梳理,也缺少广泛的专家共识,尤其是在证候分类标准和证候诊断标准方面。

3. 研究成果向标准转化不够　在国家973、支撑计划、中医药行业专项等多项研究中,开展了证候的客观化研究以及证候的规范化研究等,但研究成果尚未真正转化为技术标准。众所周知,在陈可冀院士的带领下,血瘀证的研究取得了积极进展,获得了国家科技进步奖。

然而,通过查询国家标准、行业标准目录,尚未见到血瘀证诊断标准的出台。分析原因,可能有以下两个方面的因素:①科技研发与技术标准制定衔接不够紧密,技术标准的制定和发布不是科研项目结题明确要求的产出。②科技成果转化为技术标准渠道不够畅通,部分专家针对证候研究成果如何转化为技术标准的路径尚不明晰。

4. 专家认识不足,共识性较差　中医药标准化工作起步较晚,除在90年代开展了中医病证分类与代码、中医临床诊疗术语相关标准的研制工作外,直到"十一五"期间,才有了较大的进展,但也多集中在技术操作规范以及指南制定方面,针对是否需要开展中医药标准化工作,一直存在不同的声音。直到2012年贵阳会议以后,专家们达成了共识,认为标准化是中医药事业发展的基础性、战略性及全局性工作,众多专家积极参与标准化工作。证候标准是中医诊疗标准化工作的核心,专家针对证候标准化工作的积极性逐渐增高,如证候术语标准的修订、四诊基本程序与规范的制定、病证结合模式下证候分类及诊断标准的制定等领域,均开展了大量的工作。虽然专家在专业领域具有较强的权威性,但在标准领域还是新人,如何用标准化的语言、方法和程序,将专业知识转化为标准,需要一个漫长和不断摸索的过程。此外,标准是利益相关方协商一致的产物,标准的制定需要得到行业内专家的共识,然而,通过对比分析不同机构发布的标准,在疾病的证候分类方面,专家的共识度有待进一步提高。

如前所述,证候标准化工作是中医药发展不可回避的事情,随着标准化工作在行业内的不断发展,相信中医药证候标准的研制工作也会取得积极进展,这就要求我们:第一,加大力度开展证候的研究工作,促进更多证候科研成果向标准的转化;第二,加大方法学研究,争取证候研究方法和标准化研究方法两方面的突破;第三,正确认识中医药证候标准化工作,明确标准化工作是一件长期的事业,不能一蹴而就,要随着科学的发展不断更新、完善;第四,调动中医学者的积极性,促进更多的人加入证候标准化研究中来,但也注意不能为了标准而标准;第五,强调证候标准的应用,标准是为了在一定的范围内获得最佳秩序,经协商一致制定并经公认机构批准,共同使用的和重复使用的一种规范性文件,证候标准只有在不断的应用中,才能发挥其价值。相信在众多专家的努力下,以 WHO-ICD11-TM 的发布、中医病证诊断疗效标准的修订以及中医证候类新药研发为契机,中医证候标准化工作会取得突破性的进展。

第三节　证候标准化常用的研究方法

中医药标准是在通过对中医药的实践经验、科研成果进行系统整理的基础上,用标准规范形式呈现的技术规定,是中医药技术积累、技术创新与技术传播的平台。标准具有权威性、共识性、制度性,一旦发布,易被广泛传播和应用。随着中医药标准的研究制定和中医药标准体系的系统性建设,越来越多的中医药成果将通过中医药标准应用推广被广泛传播。因此,证候的研究成果,应该以标准作为载体和平台,通过推广、应用,不断修订、完善。

一、科研成果向标准转化的必备要素

科研成果是指人类在从事科学技术研究中,通过创造性劳动所取得的具有深化认识或

者改造客观世界作用的成就或者结果。

科研成果的类型包括以下三个方面：①基础公益性技术科研成果：数据库、测量和测试方法（如：产品质量标准——《药典》）、测量和测试方法有效运用的人工制造物（如：中成药制作工艺）。②共性技术科研成果：指该技术与其他技术组合可导致在诸多领域的广泛应用，是能对技术进步产生深度影响的技术（如：中医临床实践指南制定程序与方法）。③专有技术科研成果：专利。

科研成果转化为标准是指从科研成果的形成开始，到形成基于该成果的标准的一系列活动，它跨越了科研系统和标准化系统两个系统。从标准化角度看，它包括了将科技成果纳入技术标准的所有标准化活动；从科研系统来看，它是将处于转化中某个适当阶段的科技成果以技术标准的形式固化。并不是所有的科研成果都可以转化为标准。科研成果可转化一般是指科研成果向技术标准的转化。

可转化为标准的科研成果，其内容必须具有适宜于制定为重复使用或共同使用技术要求的性质，必须同时具备向标准转化的内在要求和外部条件：内在要求是指科技成果的应用是否需要通过技术标准推行。外部条件是指科研成果的实际状况是否满足转化为技术标准的条件。技术标准要求纳入其中的科技成果具有一定的创新性、先进性、成熟度、应用价值、安全性及配套性以及它与政策的协调性，技术资料的完整性及通过规定的鉴定或审查等。当实际状态处于一定水准线以下，科研成果显然不应进一步转化为技术标准，也就不具备可转化性。

二、证候研究成果向标准转化的路径

证候研究成果向标准转化的路径，可以简要分为四个阶段：首先，选定拟转化的科技成果。第二，争取标准制修订项目立项。第三，进入标准制订程序。第四，标准发布，标志着科研成果的成功转化。

（一）选定拟转化的科技成果

对现有的证候研究科研成果进行分析，选择需求广泛，研究技术成熟，容易得到行业内共识的成果进行再次研究。深入研究科研成果转化为证候相关标准要解决的具体问题、标准预期完成后的技术适用性、制定标准与国内外现行相关标准、法规的协调性；分析现有的工作基础，制定过程中可能遇到的风险，开展标准风险评估研究。在研究基础上形成标准制订的构想方案，邀请证候研究相关领域专家、标准专业人员、政府管理者等相关人员对标准制定的构想方案进行必要的专家论证，提出新工作项目建议。

（二）标准修订项目立项

在填写项目建议书之前，需要明确以下几个问题。

1. 明确申请立项的部门 即明确标准层级，是制定国家标准、行业标准、地方标准还是团体标准。一般来说，标准层级的确定，主要根据标准的适用范围。是在全国范围内，不仅在中医药领域，在其他领域也适用的，制定国家标准，如术语标准、代码标准；只在本行业范围内的基础性、通用性、公益性标准，服务于管理的标准，适宜制定行业标准，如传染病、职业病的中医诊疗指南等；具有学术争鸣的、创新性比较明显的，宜制定团体标准，如常见病中医临床诊疗指南。根据标准层级的不同，分别向国家标准化管理委员会、国家中医药管理局、地方标准化主管部门、在全国社会团体标准化管理平台上注册的社会团体申请立项，不同的立项部门，填写的项目建议书不同，立项后的工作程序不同，适用范围以及共识程度也不同。

2. 明确制定推荐性标准还是强制性标准 强制性国家标准是保障人体健康、人身、财产安全的标准和法律行政法规规定强制执行的国家标准。国家把涉及人体健康安全、环境、资源的保护等方面安全性的标准作为强制性标准。强制性标准一经颁布，必须贯彻执行。推荐性国家标准是指生产、交换、使用等方面，通过经济手段或市场调节而自愿采用的国家标准，企业在使用中可以参照执行。根据 2017 年修订的《中华人民共和国标准化法》的规定，强制性标准由国家标准化管理委员会立项。证候相关标准一般来讲，不涉及强制性标准，主要为推荐性标准。

3. 明确是自主研制标准还是采用国际标准 随着中医药国际化的发展，WHO 以及 ISO 对中医药的关注，中医药国际标准化工作取得了积极进展，如 WHO 组织制定了 ICD-11 传统医药部分、ISO/TC249 中医药标准化技术委员会发布了 20 余项标准。因此，在标准制定过程中，要明确是自主研制标准还是采用国际标准，根据目前的国际标准化情况来讲，中医证候相关标准，还是应该以自主研制标准为主，但同时也要关注国际标准化的最新进展。

在明确上述内容后，基本可以做到有的放矢，心中有数，在此基础上，根据标准层级，向不同的标准化主管部门申请项目立项。

（三）标准制订程序

尽管不同的标准化主管部门对标准制定程序的要求不完全一致，但基本上都有经过立项阶段、起草阶段、征求意见阶段、审查阶段、报批阶段、发布阶段、出版阶段、修订 / 废止阶段等，中医药国家标准、行业标准的制修订过程参照《中医药标准制定管理办法（试行）》（国中医药法监发〔2012〕45 号）执行，中医药团体标准的制修订过程根据不同社会团体公布的管理办法执行。

（四）标准发布

标准发布，标志着成果的成功转化，但这不代表着成果的广泛应用。标准是科研成果转化的载体，而标准的广泛应用才是研究成果指导实践的推动力。证候是中医辨证论治的核心，证候标准只有在临床、教学、科研以及产业化等方面广泛应用，才能真正推动学术的进步和产业的发展。因此，应该在标准发布之后，注重开展标准的推广应用和评价，为明确证候标准的适用性、应用性以及下一步的修订提供基础，而这往往被起草人员所忽视。

三、证候标准制定方法

（一）文本挖掘

1. 方法介绍 文本挖掘是从文本集中发现潜在、隐藏的归纳性知识的一门技术，它能对海量数据进行整合、分析,获得的结果更具有代表性,可信度更高。近年来,文本挖掘技术在中医证类诊断信息、用药规律的技术特征方面有较多探索性应用。文本挖掘主要包括文本获取、文本处理、分析挖掘三个核心步骤。其分析结果一般在结合中医传统理论和临床实践知识的基础上解读,很适合作为调查文件和专家访谈的基础。

文本挖掘在中医证候研究中的程序主要包括以下三个方面:①文本获取:以中医证候类别和辨证依据为目标的的文本挖掘主要针对中医相关著作和期刊文献进行。考虑到研究目标为具备行业共识的临床标准,文献文本的获取建议基于系统规范的文献检索过程。②文本处理:一般将采集的文献数据按照先后顺序整合到 TXT 文件中,去除不必要的信息,提取文献正文,采用合适的算法或专门的文本提取工具(如中国中医科学院临床基础所)进行文本分词、词性标注和中心词筛选等信息提取过程,保存成格式化的、便于数据库处理的格式,完成文本分析挖掘前的准备。③分析挖掘:采用各类算法对经过文本处理步骤之后产生的文本矩阵进行分析挖掘。在中医临床文献中进行证候分类和诊断依据的挖掘,可能主要采用类似词频(Term Frequency, TF)和点互信息(Pointwise mutual information, PMI)的思路。词频指词或短语在文章中出现的频率,点互信息 PMI 经常被用于度量两个具体事件的相关程度。

2. 示例 数据来源于兰州大学郑光博士。采用文本挖掘的方法对文献中《中医临床诊疗术语证候部分》的中医证候分布情况进行了分析,发现常见的证候有肝气郁结证、肾阴虚证、肾阳虚证、气阴两虚证等,基本符合临床实际。具体见图 3-2。

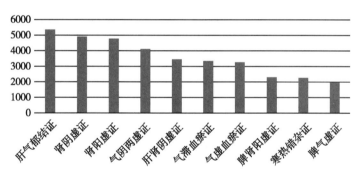

图 3-2 中医证候文献数量分布

以 14 种中医病证为例,分析文本挖掘在证候分类中应用的可能性。

根据文献数量(文献 >5k、1k< 文献 <5k、文献 <1k),对感冒、痛风等 14 种疾病文献中的证候分布情况进行分析。结果发现,常见疾病(文献 >5k),证候信息全,结果对中医证候诊断有较好参考价值。普通疾病(1k< 文献 <5k),证候信息可能不全,结果通常有参考价值。少见疾病(文献 <1k),证候信息可能有偏差,结果可能有提示价值。

下面以痛经为例,阐述结果,进行分析。

采用文本挖掘技术,通过对 10 613 篇痛经相关文献进行分析,文本挖掘结果见表 3-1,1994 年发布的国家中医药管理局行业标准《中医病证诊断疗效评价标准》中,将痛经的中医证候分类分为气血瘀滞、寒湿凝滞、肝郁湿热、气血亏虚、肝肾亏损 5 类。文本挖掘的结果基本涵盖了上述 5 类证候。

表 3-1 文本挖掘在痛经证候分类中的应用

中医证候	文献数量	中医证候	文献数量
气滞血瘀证	281	气血虚弱证	59
寒凝血瘀证	240	肝郁气滞证	37
寒湿凝滞证	131	肝肾亏损证	29
气血两虚证	81	寒热错杂证	29
肝气郁结证	71	肝肾阴虚证	28

（二）文献分析法

1. 方法介绍 文献分析法是指搜集、鉴别、整理某一研究主题的相关文献，并对其进行系统性地分析来获取信息，进而形成对事实科学认识的一种研究方法。不能将文献法等同于历史研究，文献分析法是教育科研工作者必须掌握的基本方法。文献分析法在中医证候研究中的程序主要包括以下三个方面。

（1）确立选题和研究设计：文献分析是要弄清被分析文献究竟讲什么，进行中医证候文献分析时需要快速浏览文献，从大量的文档中寻找有效信息点，可以先找出文献论述的对象，再进一步查明是要论述该对象哪个方面的具体问题；再找出文献中涉及的各种概念，进一步查明它们之间的关系，从而形成若干完整的主题。从一篇文献分析出的主题数量可以是多个。一旦确立选题，针对某一个或者几个进行研究设计，要求设计合理，具有可操作性和实际应用价值。

（2）搜集文献

1）基本要求：搜集的文献一定要全面，充实丰富，具有明确指向。一般先易后难，先集中后发散，搜集过程中针对文献中信息不完整和缺乏连贯性的情况，应做好标记、笔记等，方便后期整理。

2）搜集渠道：计算机网络、图书馆、档案馆、博物馆、社会、科学、教育事业单位或机构、学术会议和个人交往等多种渠道收集文献，一般应当由至少两个人分别独立进行互不干涉的同样的搜集，最后进行核对。

3）搜集方式：可以通过检索工具查找，如计算机文献检索系统、目录卡片、目录索引等，也可以通过参考文献进行查找。

（3）整理文献

1）文献查重和剔除：对两人搜集的文献进行核对，文献先利用文献管理工具（如NoteExpress、Endnote 等）进行查重，并严格按照设计的纳入和排除标准进行筛选，查重后筛选过程也应当由至少两个人独立进行筛选，最后进行汇总核对，如有分歧讨论解决，如意见仍不能一致，由第三者决定。

2）文献的阅读：阅读应当结合浏览、粗读、精读等多种方式，对文献标题、摘要、全文等进行选择性阅读，阅读同时要做好标记与批语、抄录、提要、札记、综述等笔记。

（4）进行文献综述：在全面搜集资料基础上，经归纳整理、分析鉴别，依据分析，指出现状、问题、方向，对一定时期内某个学科或专题的研究成果和进展进行系统、全面的叙述和评论。可以起到总结过去、指导提出新课题、推动理论与实践新发展、提供重要参考的作用。

综述要求文献搜集要客观、全面,材料与评论要协调、针对性强,提纲挈领、突出重点,可以适当使用统计图表。

2. 示例　数据来源于天津中医药大学第一附属医院心血管内科毛静远《近40年冠心病中医证候特征研究文献分析》。

有许多研究者对文献报道的冠心病心绞痛证候要素分别进行过统计分析,均不同程度地揭示了一段时期冠心病心绞痛的中医证候特征,为临床诊疗和研究提供了参考。但上述研究多受研究时间限制,对冠心病中医证候特征的历时动态变化规律提示较少,为此,天津中医药大学第一附属医院毛静远团队对1970年1月至2010年6月国内发表有关冠心病辨证分型的文献进行了分时段分析研究。作者检索中国期刊全文数据库(CNKI)1970年1月至2010年6月以及维普中文科技期刊数据库(VIP)1989年1月至2010年6月国内发表文献。以"中医+中医学+中药+中医药+中成药+中草药+中西医结合+针灸"为检索词进行初步检索;在所得结果中以"冠心病+心绞痛+心肌梗塞+心肌梗死+心衰+心力衰竭+心律失常+急性冠脉综合征+急性冠脉综合症"为检索词进行二次检索;同样方法以"辨证+证型+证候"为检索词进行第三次检索。检索结果剔除重复者,并在此基础上将非冠心病及其他不符合纳入标准的文献进行手工排除,最终确定入选文献。纳入符合国内外冠心病相关诊断标准及指南、中医辨证标准明确、有明确辨证分型同时又有各型病例数报告的文献;排除研究对象为单一中医证型或特定中医证型的文献、雷同文献、综述类文献,对各文献中出现的证候要素归类,在已纳入文献中选取具有明确病例采集时间的文献进行此项研究。根据文献纳入及排除标准手工检索及剔去重复者后,有明确辨证分型同时报告各型病例数的文献367篇,其中有明确病例采集时间的文献268篇。文章对中医证候类型频数、中医证候要素、不同时期冠心病中医证候类型分布、不同时期冠心病患者中医证候要素分布进行了统计。

(三)专家共识法

专家共识法目前主要常用的有:德尔菲法和共识会议法。对2011—2015年文献中在证候分类和证候诊断标准制定过程中的应用共识法的情况进行分析,共纳入文献44篇,其中德尔菲法43篇,共识会议法1篇。说明在证候分类和证候诊断标准制定过程中,宜采用德尔菲法,其中16篇介绍证候分类标准研究,27篇介绍证候诊断标准研究。

下面针对德尔菲法进行详细的阐述:

1. 方法介绍　德尔菲法,也称专家调查法,是一种利用函询形式进行的集体匿名思想交流过程。它有三个明显区别于其他专家预测方法的特点,即匿名性、多次反馈、小组的统计回答。

(1)匿名性:匿名是德尔菲法的极其重要的特点,从事预测的专家彼此互不知道其他有哪些人参加预测,他们是在完全匿名的情况下交流思想的。

(2)反馈性:该方法需要经过3~4轮的信息反馈,在每次反馈中使调查组和专家组都可以进行深入研究,使得最终结果基本能够反映专家的基本想法和对信息的认识,所以结果较为客观、可信。

(3)统计性:采用统计分析的方法,每种观点都包括在这样的统计中,避免了专家会议法只反映多数人观点的缺点。

德尔菲法应用的程序主要包括以下几个方面：

（1）专家的遴选：应根据需要研究的主题，选择所属学科中对本病种擅长的临床专家为主，包括部分中医文献研究学者在内组成咨询专家组。咨询的专家应精通本学科的业务，有一定的知名度、具有高级职称、有兴趣和能够坚持完成数轮专家调查。遴选专家时应考虑专家分布的地域性。专家人数以不少于 30 人为宜，对于一些重大问题，专家人数可适当扩大。

（2）专家调查问卷的制定：基于文献研究结果，研究者可以设计针对特定疾病下的诊断信息、证候分类及表述信息、疗效评价指标的重要性专家意见调查问卷，第一轮专家调查问卷的制定采用文献回顾进行参评因子的初选和对专家进行开放性询问相结合的方法，即在文献研究的基础上提出指南的参评因子，同时要求专家对初选参评因子发表意见，做出修改和提出自己的见解。其后的调查问卷主要采用客观评分和专家提出书面具体的意见和建议相结合的方式进行。

问卷和条目设计应注意：问卷措辞应客观严谨、语气亲切；问题要按一定逻辑顺序（如时间、类别顺序）排列；问题条目不带主观倾向性、暗示性；供选择的答案应意思明确，界限清楚；问卷篇幅应适中，问题太少可能收集不到足够的数据，问题太多，回答时间太长，会引起专家反感。

指标重要程度和疗效评价指标的推荐程度可以依据李克特 5 分量表法（5-Likert scale）赋值：很重要（5 分），重要（4 分），一般（3 分），不重要（2 分），很不重要（1 分）。考虑到不同的调查对象可能对不同问题的权威程度不同，有时候需了解调查对象对每个指标的熟悉程度，熟悉程度也分为 5 个等级：不熟悉、不太熟悉、一般、较熟悉、很熟悉，熟悉程度系数分别是 0.2、0.4、0.6、0.8、1.0。

（3）德尔菲法的轮次：一般实施 2~4 轮。根据专家意见的协调程度，判断德尔菲法的轮次，当专家的意见趋近一致，专家咨询问卷工作即可结束。专家意见的协调程度可以采用 kappa 系数或克隆巴赫系数评价。

（4）统计分析：根据德尔菲法的原则，专家调查问卷结果的统计分析，主要包括两个方面：对参加该研究主题评价、预测的专家的水平与结果的可信度和可靠程度的评估，主要包括对专家的性别、年龄、学历、专业、职称、工作年限等个人特征进行描述性的分析，以及专家对所评价领域的熟悉程度的分析，如非常熟悉、熟悉、一般、不熟悉；专家对研究主题各指标评价结果的统计分析，主要包括专家积极系数、专家意见集中程度、专家意见的协调程度、专家权威程度 4 个方面。

通过问卷回收率来评估调查对象的积极系数，通过调查对象对指标的熟悉程度得出权威系数，通过变异系数和肯德尔和谐系数评估被调查对象意见协调程度，并以各指标重要性评估数据的算术均数作为重要性的度量。

2. 德尔菲法在证候标准中应用情况分析　在上面介绍的，本研究团队针对 2011—2015 年文献中，共识法在证候分类和证候诊断标准制定过程中的应用情况研究中，对德尔菲法专家数量、职称情况等进行了详细分析：

（1）专家数量情况：最少数量为 17 位专家，最大数量为 220 位专家，30 位以上专家的文献在 88%；40 位以上专家的文献在 52%。

（2）专家职称情况：副高以上 27 篇，未提及 12 篇，中级以上 4 篇。

（3）专家来源：来源于全国范围内的文献 36 篇，未提及 2 篇，部分城市（1~4 个省）省内 5 篇。

（4）专家专业情况：基本为本领域的临床专家。

（5）调查轮次：1 轮的文献有 22 篇，2 轮的文献有 12 篇，3 轮 5 篇，4 轮 1 篇，不详 3 篇。

通过上述研究发现，德尔菲法的实施，专家应不少于 30 人，副高级以上职称，来源于全国范围的本领域的临床专家，调查轮次 2~4 轮。

3. 示例　数据来源于天津中医药大学第一附属医院心血管科毕颖斐《基于 Delphi 法的冠心病不同临床分型中医证候特征专家调查》。

（1）专家的遴选：在全国范围内遴选了 38 位长年从事中医或中西医结合心血管病学专业，具有丰富临床经验及较高学术地位的中医及中西医结合心血管病专家，工作年限 20 年以上，副主任医师及以上职称，保证足够的时间与精力在规定时间内完成调查。专家所在地域覆盖东北（黑龙江、吉林、辽宁）、华北（北京、天津、山西）、华东（山东、江苏、安徽、上海、江西）、华中（河南、湖北）、华南（广东、广西）、西南（四川）、西北（陕西、新疆），其中男性 29 名，女性 9 名；主任医师 37 名，副主任医师 1 名；博士生导师 18 名，硕士生导师 38 名；工作年限为（27±4）年。

（2）专家调查问卷的制定：成立问卷调查小组，由 2 名教授、2 名主任医师、1 名副主任医师及数位实习医生组成，拟定评估和预测主题；开展文献研究，在文献分析及专家咨询基础上，确定冠心病常见中医证候要素及证候类型，专家根据临床经验及对病证的认识，按照从未见、很少见、少见、有时见、常见、很常见六个层次，对冠心病不同临床类型中医证候要素及证候类型常见程度进行分级定量评分，0 分：从未见；1 分：很少见；2 分：少见；3 分：有时见；4 分：常见；5 分：很常见。同时设置开放性问题，增设专家认为有必要增加、删除或合并的项目，充分吸收专家的意见和建议，编制专家调查表。

（3）统计分析：选择专家积极系数、权威系数及专家意见的集中程度和协调程度等相关指标进行评价。专家积极系数主要考察调查表回收率；专家权威系数由判断依据和熟悉程度（指专家对指标的熟悉程度，是对专家权威性及所得调查结果准确性的一种评估方式）两个因素决定，专家权威系数=（判断依据+熟悉程度）/2。专家意见集中程度主要考察证候常见程度赋分的算术均数，并以满分率作为辅助评价指标，满分率越大，该指标越重要；专家意见协调程度主要通过变异系数进行评价。

（4）结果如下：第一轮调查时发出调查表 38 份，回收有效问卷 37 份，回收率为 97.4%；第二轮发出调查表 37 份，回收 36 份，回收率为 97.3%，提示专家的积极性及反馈性良好。专家平均权威系数为（0.94±0.05），说明此次调查的专家权威系数满意，调查结果具有较高的可信度。结果显示：冠心病心绞痛调查结果：稳定性心绞痛（SA）中常见的证候类型包括心血瘀阻＞气虚血瘀＞气滞血瘀＞痰瘀互结＞心气不足＞气虚痰瘀＞气阴两虚＞痰浊闭阻＞气阴两虚血瘀＞气滞心胸＞气阴两虚痰瘀＞心脾两虚＞心阳不振＞心阴亏虚；不稳定性心绞痛（UA）常见证候类型包括心血瘀阻＝气虚血瘀＝气滞血瘀＞痰瘀互结＞痰浊闭阻＞气虚痰瘀＞心气不足＞气阴两虚血瘀＞气阴两虚＞气滞心胸＞气阴两虚痰瘀＞心阳不振＞气阳两虚＝寒凝心脉＞心脾两虚＝痰热内蕴＞阳虚血瘀＞心阴亏虚。

四、证候标准评价方法

标准应以科学、技术和经验的综合成果为基础，以促进最佳社会效益为目的。在当今国际经济和技术竞争日益激烈的时代,标准正在超越自身的内涵,成为世界各国促进贸易发展、保护民族产业、规范市场秩序、推动技术进步和实施高新技术产业化的重要手段。通过评价标准的内涵和外延,评估标准的内在质量和外部适用性,为标准制修订和标准体系建设提供依据,使标准适应国际竞争要求,满足实际应用需要,具有重要意义。标准的评价,常从质量、适用性、应用性、经济性等维度进行评价,重点考察标准的技术水平、与相关标准的协调配套性、结构内容的合理性、应用程度及作用等方面。

(一)中医药标准评价现状

近年来,随着团体标准化工作的发展,中医临床诊疗指南得到了大力的发展,针对指南的评价研究也较多,国际上已经开发了多种评价工具,主要是围绕指南的适用性进行评价,但还存在许多不足之处,如评价方法的科学性、评价工具的适用性、应用性评价病例数评估方法、评价程序和机制等,都需要在不断实践和研究中,进一步细化和研发。尤其是中医学的独特特点,更需要有适合中医诊疗指南评价的工具。

2012年起,在国家财政部公共卫生专项资金经费支持下,国家中医药管理局组织在全国42家中医药标准研究推广基地(试点)建设单位(以下简称基地单位)开展中医临床诊疗指南应用评价项目,由全国中医临床专家、标准化专家、统计学专家等多学科专家组成的团队,反复研究论证,形成项目实施方案。通过医生问卷调查评价中华中医药学会发布的中医临床各科常见病诊疗指南的适用性,初步形成了基于临床医生主观判断的中医诊疗指南适用性评价方法。

由于中医学具有自身特点,单纯的适用性评价客观性不足,临床指南的实际应用效果是中医诊疗指南评价的重点内容。针对需求,在建立指南适用性评价实施方案的同时,研究制定中医诊疗指南应用性评价实施方案,通过临床病例观察评价中华中医药学会发布的中医临床各科常见病诊疗指南的临床符合度和应用效果,初步形成了基于临床实践的中医诊疗指南应用性评价方法。通过实施公共卫生专项基金中医药标准评价项目,组织42家基地开展了123个常见病种中医临床诊疗指南评价。

(二)证候标准评价方法探索

1. 评价维度

(1)标准的技术水平:考察标准所规定的技术水平与当前我国在该领域的主流或平均的研究水平相比是否适应,与国际标准水平相比是否先进。如四诊信息诊断设备标准(舌诊仪),是否基本适应当前市场上常见的舌诊仪的技术参数,与韩国、日本的舌诊仪技术参数相比,是否先进。

(2)标准的协调配套性:主要考察待评价的证候标准与相关标准的协调性和配套性。相关标准指与被评价的证候标准密切关联的其他标准,如证候术语标准与证候代码标准之间的协调性、与国家标准《术语工作原则与方法》的协调性,如疾病的证候分类标准,与术语标准之间的协调性,系列标准之间的协调性,等等。

(3)标准的结构和内容:第一,标准的级别适宜性。评价是否符合国家标准、行业标准或团体标准的范围,评价是否适宜制定推荐性标准或强制性标准。第二,标准的结构合理性。目前尚无针对证候相关标准结构及报告规范进行评价的专门工具。一般来说,结构的合理性,主要是考察标准的结构,是否能保证内容完整,便于用户使用标准等。第三,标准的内容合理性。重点考察证候标准的技术内容上存在的问题。依照问题的严重程度,可以分为:存在需要细微改动或补充的地方,这类问题可以通过技术勘误表或标准修改通知单的形式进行修改。存在一些内容或技术上的问题,需要改进、更新、修订等。存在严重问题,例如与法律法规或强制性标准相抵触的情况,必须及时纠正的,这种情况在证候标准中一般很少出现。

(4)标准的应用程度:主要考察标准当前被用户使用的情况,以及标准被法规和政府文件或者被其他标准所引用。如针对疾病的证候分类及诊断标准,应考察临床医生在实践中是否按照诊断标准进行了诊断,证候诊断名称是否与证候分类一致。

(5)标准的作用:评价标准是否起到了标准应当起的作用,如证候术语标准在学术交流和贸易中的作用,证候诊断标准对提高临床辨证规范性和提高疗效方面的作用,以及对新药研发的作用,等等。

2. 评价时点 一个好的标准,标准的评价工作应该贯穿在标准制修订整个周期中,一般来说,对于证候标准,应该在标准送审前,开展技术评价工作,主要是小范围的测试,评价标准的技术参数、质量、内容、结构合理性等。在标准发布后,应该在宣传推广的技术上,重点评价标准的适用性、应用性及起到的作用,产品标准还应评价其经济价值。

3. 评价方法

(1)自主研发评价工具:为了客观评价证候标准的质量,必须根据证候标准的类型,如术语标准、诊断标准等有针对性的探讨评价方法。目前,针对这类标准,尚无公认的评价工具,因此,自主研发评价工具很有必要性。众所周知,国际上开发了 AGREE 指南评价工具,是目前对指南质量进行评价的有效工具。因此,针对中医证候标准,也有必要研发证候评价工具。第一,应该明确评价内容,即建立条目池。参照上面的评价维度,可以针对标准开发过程的严谨性、内容的可读性等方面进行评价,也可以对标准广泛应用后的临床适用性以及临床指导价值等方面,制定评价工具,并开展相关的研究。第二,明确评价尺度,即每个条目的评分以及总体评分。第三,明确评价人员,即明确由哪些知识背景的人开展评价工作,由多少人参与此项工作,才能得到客观的评价结果。

(2)专家调查:证候是辨证论治的基础,主要服务人群是临床医生,因此,标准的临床适用性和指导价值如何,临床医生最有评价的资格。因此,针对已经发布的标准,调查临床一线专家,对标准的内容、结构、适用性、临床有效性、优缺点等方面进行评价和分析,针对辨证要点、证候分类、标准研究方法等提出建议和意见。此外,也可以针对不同组织开发的相似标准,邀请专家进行分析,分析不同组织发布的标准中的优势和问题,以期能够为临床医生更好地选择和应用标准,也为进一步制修订具有科学性、实用性和可操作性的证候标准提供思路、方法和建议。

(3)临床调查:证候标准是指导临床实践的规范性文件,应符合临床实际。如证候术语和代码标准,应该涵盖临床常见的证候名称,为病案首页的填写和信息化平台建设,提供支撑,因此,这类标准在发布前和发布后均应广泛调查临床应用情况,明确其适用性和应用性。笔者前期回顾性调查了 800 例高血压住院患者的基本信息,比较、统计和分析指南推荐证候与临床实际的一致性,从而分析高血压病中医诊疗指南证候推荐部分的临床使用情况,评价其临床适用性。

（4）大数据分析：随着云时代的来临，大数据也吸引了越来越多的关注。中医临床科研信息化系统的发展，为中医药研究提供了海量的临床数据，通过对大数据进行深入挖掘，在众多个体化病案中，寻找共性的标准，具有可行性。因此，其在标准的测试和验证中的作用，也逐渐显现。如上海中医药大学团队在修订中医病证分类与代码及中医临床诊疗术语系列标准的过程中，进行了发布前的测试工作，评价标准的适用性。其应用中国中医科学院数据中心、上海中医药大学曙光医院的临床研究数据，进行了深入的探索和分析，明确《代码》收录的中医证候名能否满足临床辨证论治的需要。

（王　忠　王丽颖）

第四章

证候生物学的现代研究

第一节　证候生物学研究的发展现状

　　辨证论治是中医学认识、治疗疾病的基本指导原则,是中医学的核心特点之一。通过综合分析望、闻、问、切四诊法所收集的病理生理外在特征,辨清疾病的原因、性质、部位,以及邪正之间的关系,概括为某一种证候。依据辨证的结果,确定相应的治疗方法。证候是对疾病发生发展过程中某一阶段机体病理生理变化本质的概括,是中医学认识疾病和辨证论治的主要依据。中医学认为,有诸内,必形诸外,证候体现了疾病病理生理改变的内在实质与规律,是中医学研究的最基本的内容之一。中医证候生物学基础,证候本质研究的重要途径之一就是采用不断涌现的多种现代医学生物学及相关领域的技术手段,结合现代医学生物学的理论阐明和量化中医学证候理论的科学内涵,并尽可能对其进行客观、科学的表述。通过证候生物学基础的研究,对中医证候进行深入认知及合理阐述,有助于完善中医学理论实质的科学认识。

　　从研究手段上看,证候生物学基础的研究主要基于现代医学及生物学的技术手段,在实施方案的设计中大量采用了现代科学的研究思路及实验设计。从研究结论上看,证候生物学基础的研究结果不断丰富着中医学理论的科学内涵。因此,证候生物学基础的研究具有鲜明的中西医结合临床基础研究的特征。随着现代医学生物学研究手段的不断进展、更新,证候生物学基础的研究将在多个层面继续拓展,新的中医证候科学内涵的认识将持续充实和完善。因此,证候生物学基础的研究是一个动态发展、不断更新、与时俱进的研究领域。

一、证候生物学基础研究现状

　　由于主客观条件的局限性,历代医家对证候多采用描述性语言进行阐述,由于证候的高度复杂多维特质,在描述性语言呈现的证候具有不可直接测量、缺乏客观标准、物质基础尚不明确等特点。因此,运用现代科学技术使中医证候研究客观化是中医药发展的必经之路。

(一)病证结合动物模型

　　建立病证结合的动物模型,从中提取共同客观指标是证候生物学基础研究的主要研究手段,也是将中医证候研究具象化、客观化、微观化的手段之一。抑郁症常见的证候是肝郁脾虚证,有研究者以抑郁症肝郁脾虚证为题进行生物学基础研究。从大鼠宏观表征、行为学和微观理化指标两个维度对慢性不可预知温和应激大鼠进行抑郁症疾病模型和中医证候属性的判别,发现抑郁症肝郁脾虚证稳定的证候时间窗为应激6~8周后。研究得出肝郁脾虚证与中枢 5-HT 的持续降低及外周血液和小肠组织中 5-HT 的持续升高相关,为临床抑郁症肝郁脾虚证的客观化诊断提供参考依据。甄别柴疏四君子汤治疗肝郁、脾虚及肝郁脾虚 3 类证型甲状腺功能变化孰优时,通过慢性束缚进行肝郁证型造模,过度疲劳、饮食失节进行脾虚证型造模,慢性束缚 + 过度疲劳 + 饮食失节造肝郁脾虚证大鼠。研究表明,三种证候均存在一定程度的甲状腺功能降低及下丘脑 – 垂体 – 甲状腺调节功能异常,柴疏四君子汤对 3 个证候模型的甲状腺功能及其轴调节具有一定的改善作用,但以对肝郁脾虚证的作用最优,为认识中医证的内涵及方证相关经验的合理性提供了一定实验证据。采用大黄灌胃、负荷游泳及隔日禁食的综合造模方法复制脾虚模型,并应用核磁共振代谢组学技术结合多元统计分析方法研究脾虚证模型大鼠脾脏中内源性代谢产物的变化规律,代谢谱图鉴定了脾脏中与脾虚证相关的 5 种生物标志物异常,乳酸、牛磺酸、次黄嘌呤的含量升高,谷氨酸、鲨肌醇的含量降低。杜中平采用利血平方法制作的脾虚证类风湿关节炎动物模型,该病证结合模型能够部分反映脾虚证类风湿关节炎病人的发病特点,如精神萎靡,眯眼,被毛枯疏无光泽,弓背蜷缩,踝关节红肿,倦怠、懒动,喜聚堆,饮食减少,体重下降,稀便等与临床脾虚证相似的症状。此外,脾虚证大鼠小肠黏膜功能受损:绒毛排列紊乱,数量减少,长短、宽窄不一,被覆上皮可见有多量杯状细胞,肠腔内可见多量剥脱、退变、坏死的绒毛碎片;抗Ⅱ型胶原抗体明显升高,且白细胞介素 –6、白细胞介素 –10 及干扰素 –γ 水平明显升高。为类风湿关节炎脾虚证病证结合动物模型提供一个有益的参考。

(二)数据挖掘

数据挖掘方法因其能考虑到指标之间的关联性而成为探讨证候生物学基础的新技术,有比较成熟的方法学评价体系。中医证候具有“内实外虚、动态时空、多维界面”的特征。面对这样错综复杂的定量与定性结合、主观与客观结合、确定与模糊结合、线性与非线性结合的海量中医数据,针对具体挖掘目标,综合运用多种方法,以发挥各自的技术优势。如用聚类分析和关联规则等无指导的学习方法做探索性分析,并求助于有指导的学习方法如贝叶斯网络法、支持向量基方法等求得结果;粗糙集理论、人工神经网络、支持向量机等适用于复杂的、不确定性的、非线性的数据。唐启盛调查共纳入广泛性焦虑症的症状 61 项,运用贝叶斯网络技术建立 61 项症状的关系模型,提取了 9 个证候要素和 5 个证候靶位;运用聚类分析提取了 8 个证候类型。将两种方法重合的结果进行筛选,并结合专家经验和中医理论,确定广泛性焦虑症的 6 个证候类型,分别为肝郁化火、肾虚肝旺、痰热扰心、心脾两虚、肝郁脾虚、心肾不交,并制订了《广泛性焦虑症的中医证候诊断标准(草案)》。文玉敏借助频数统计、关系网络模型、聚类分析、GRI 关联规则算法等数据挖掘分析临床研究文献 243 篇。通过频数分析筛选出常用药物 29 味,结合对糖尿病肾病分期及证候要素聚类分析结果发现,自虚及实和虚证益甚两条证候演变规律线;关联规则研究则得出经验方药物配伍规律 25 条、分期与用药规律 7 条、证候要素与用药规律 38 条。吴宏进采用贝叶斯网络算法、K 最近邻算法、支持向量机算法 3 种常用数据挖掘分类算法对围绝经期综合征四诊信息数据进行分析。结果分别得出在相同训练、测试样本数据下 3 种算法建立围绝经期综合征中医证候模型所需时间、分类准确性、覆盖率及 margin 曲线,分析了训练样本数量对 3 种算法的影响,并发现在围绝经期综合征证候分类效果方面,贝叶斯网络算法优于其他 2 种方法。

现阶段证候研究常用组学方法,并利用生物信息学技术构建证候、分子网络、药物之间的相互联系,以阐明病证之间的生物分子异同,为疾病的中医证候再分类提供数据支持。病证结合的动物模型突破了单一的造模方式,是证候视角下的疾病再分类的客观化体现。结合代谢组学技术,采用多样本整合分析可以全面了解体内代谢的相互关系,为临床证候机制研究提供充分的数据验证和理论依据。运用数据挖掘技术可以将高维性、高阶性和非线性的复杂中医数据作出高质量的处理。相信随着科技发展,中医证候研究还将有全新的进展。

二、证候生物学临床研究现状

证候诊断及疗效评价的客观化与标准化研究对实现中医药现代化至关重要。以现代科学研究方法施用于中医证候生物学临床研究,是中医药现代化发展阶段的自我要求以及必经之路。

(一)临床证候数据挖掘

Zhou JX 纳入 2 029 例冠心病心绞痛患者的证候数据库,利用统计学方法进行数据处理,研究证候要素及其组合规律,得出气虚、阴虚、痰浊、血瘀构成了冠心病心绞痛病机的 4 个主要环节。其中气虚血瘀是最基本的病机,实性证候要素与虚性证候要素之间的组合是最重要的组合规律,气虚血瘀是最主要的组合形式,具有一定的规律性。既往的研究中常引入多元统计方法,可规避单一统计方法的局限性,使中医辨证研究逐步趋于客观、标准化。如心火与脾虚在特异性皮炎的发病过程中占首要地位,从证候要素脾虚、心火出发,运用聚类分析、因子分析等对症状群筛选的基础上,分别建立相应的 Logistic 回归方程,并用 ROC 曲线图检验符合度,最终得出脾虚的客观化诊断指标为:面色萎黄、神疲懒言、疲倦乏力、脘闷、食后腹胀、口淡不渴、大便干,得出心火的客观化诊断指标为:口干口渴、心烦易怒、瘙痒、睡眠障碍、口舌生疮。从而为特应性皮炎中医辨证规范化研究提供了方法学参考与经验。李梢等对 1 004 例慢性乙肝患者进行证候学调查和实验室检测,包括 88 项症状、舌脉象、20 项体征和 14 项实验室指标。然后选取典型证候的临床数据,以 Logistic 回归、决策树和贝叶斯网络 3 种方法构建能够有效区分不同证候的诊断模型。结果提示中医独特的舌诊在慢性乙肝辨证中具有重要意义。巩膜黄染、口苦和舌有齿痕等症状在不同诊断模型中对于肝胆湿热证、肝郁脾虚证两证的鉴别诊断均具有较好作用,这与中医学辨证经验较为一致,并且建立了一种能够有效判别慢性乙肝患者肝胆湿热证、肝郁脾虚证的决策树诊断模型。

(二)组学技术

1. 代谢组学、蛋白组学研究　微观、辨证、深入的证候研究得力于代谢组学、基因组学和蛋白质组学的应用。依于组学技术,将代谢物、基因、蛋白作为研究对象,结合临床辨证分型,寻找与证候相关的特征性物质,使得疾病的辨证分型具有客观性、准确性及可重复性,整体地由物质基础评价证候的实质,合理阐释中医理论中的同病异治、异病同治,为疾病的再分类提供依据。赵慧辉等对冠心病心绞痛血瘀证进行了蛋白质组学研究,结果初步发现 Haptoglobin βchain、DBP、HBB、HBA、Transthyretin、ApoA-I、ApoA-IV 在心绞痛血瘀证患者和正常人血浆中存在差异表达,结果提示冠心病不稳定性心绞痛血瘀证特征表现为炎症反应、代谢紊乱。郑海生等通过对心力衰竭肾阳虚证患者进行代谢组学研究发现,以 GC/MS 为技术特点的代谢组学研究方法能将肾阳虚证组、非肾阳虚证组和正常组 3 者区分,同时还发现慢性心力衰竭患者与正常人存在柠檬酸、丙氨酸、3- 甲基戊烯二酸、丙胺、组胺 5 种差异性代谢物质,认为代谢组学是研究中医学证本质的有效方法。蒋海强采用高效液相色谱 – 飞行时间质谱技术,利用 SIMCA–P 软件进行主成分分析及偏最小二乘判别分析,寻找并鉴定高血压病肝阳上亢证患者尿液代谢物谱内差异代谢物,做出相关代谢途径的可能解释。与正常组比较,患者组机体相关代谢发生显著变化。经偏最小二乘判别分析确定与高血压病肝阳上亢证有关的代谢物,通过查询 KEGG 数据库共确定了 15 个化合物的结构及代谢途径,主要包括氨基酸、游离脂肪酸、神经鞘氨醇等。

2. 基于组学的疾病动态研究　认识疾病的证候发生、发展规律有助于认识疾病、把握整体病机,从而优化诊疗方案。证候是疾病的内在实质,疾病前期证候是疾病内在的发病土壤。基于组学的疾病前期证候的前瞻性队列研究和回顾性队列研究,可观察到证候动态自然演变过程,从而研究疾病与证候之间的从化作用,通过微观辨证分析为个体化诊疗奠定基础。

陈威妮采用气相色谱 – 质谱联用方法进行代谢组学检测,应用主成分分析法和偏最小二乘判别分析法进行分析,寻找糖尿病前期、2 型糖尿病与健康对照组之间,气阴两虚证与无症状组之间差异性代谢产物,得到特定疾病和中医证候状态下内源性代谢标记物。糖尿病前期组与健康对照组比较,上调的代谢产物有 6 个: 2- 羟基丁酸、尿素、葡萄糖、棕榈酸、半乳糖、硬脂酸;下调的代谢产物 1 个: 甘氨酸。2 型糖尿病组与健康对照组比较,上调的代谢产物有 14 个: 2- 羟基丁酸、3- 羟基丁酸、尿素、丙三醇、苯丙氨酸、鸟氨酸、葡萄糖、酪氨酸、棕榈酸、半乳糖、unknown(rt39.7)、亚油酸、油酸、硬脂酸;下调的代谢产物有 2 个: 甘氨酸、赤藓糖。基于 miRNA 研究中医证候,可以采用病证结合模式,将西医辨病与中医辨证相结合。在不同的时空条件下,miRNA 及其调控网络的紊乱是有差异的,导致不同的靶基因产生异常的蛋白质,最终在宏观的层次上可能表现为不同的症状和体征,即不同的证候。与基因芯片相比,采用 miRNA 研究冠心病中医证候,其相关性可能更高。慢性乙肝的发病规律多由实证转虚实夹杂终致虚证。选用 miRNA 微阵列分析、靶基因预测和网络构建阐明实证、虚实夹杂证、虚证乙肝患者的分子基础。发现慢性乙肝不同证候阶段 miRNA 表达呈现聚类,而虚证相较实证人群肿瘤发生的风险更大。

3. 基因组学研究　Chen 将慢性乙肝辨证属肝胆湿热证、肝郁脾虚证和肝肾阴虚证患者血清中的 miRNA 进行分析,3 种中医证型患者血清中的 miRNA 表达谱明显不同,之后采用 Pathway 和 Go 功能分析研究表明慢性乙肝的 3 种证型分子机理也不相同,血清中部分 miRNA 可能是由实证转化为虚证过程中的重要介质。利用基因芯片技术探寻阴虚火旺型口腔扁平苔藓 miRNAs 表达特征,分析实验获得其差异表达 miRNAs 的靶基因。基因芯片技术可用于口腔扁平苔藓中医证候研究,has–miR–8a 上调和 has–miR–99b 下调可能是阴虚火旺型口腔扁平苔藓的标志 miRNA,并且 has–miR–18a 可能通过调控 81 个靶基因,以及has–miR–99b 可能通过调控 11 个靶基因对 OLP 的发生发展进行调控。

（三）菌群研究

宏基因组学是以环境样品中的微生物群体基因组为研究对象,以功能基因筛选和测序分析为研究手段,以微生物多样性、种群结构、进化关系、功能活性、相互协作关系及与环境之间的关系为研究目的的新的微生物研究方法。丁维俊收集肾阳虚患者和正常人的唾液标本,以唾液菌群选择性培养基培养;计数培养皿表面的菌落形成单位数,比较肾阳虚患者与正常人唾液菌群重要菌种的检出率与构成比。正常组的优势菌种如链球菌、葡萄球菌、消化链球菌、不产黑色素普氏菌等在两个肾阳虚家系唾液菌群中显著下降,表明机体抵抗外源性微生物感染的能力下降。肾阳虚证产黑色素的革兰阴性无芽孢厌氧杆菌、CO_2 噬纤维菌检出率较正常组显著增高。细菌检出量的变化与检出率类似,其细菌构成比的失调程度,与不同家系患者证候严重程度呈正相关。邵铁娟用454高通量测序方法对6例健康人群及6例脾虚湿困型痛风患者的粪便肠道菌群进行深度测序后发现,脾虚湿困型痛风患者肠道菌群结构特征存在明显特征,厚壁菌门、变形菌门所占比例较正常人明显上升,而拟杆菌门、梭形杆菌在痛风患者中则大幅下降。采用核磁共振技术对脾虚湿困型缓解期痛风患者粪便上清代谢轮廓进行分析表明,痛风患者粪便中由双歧杆菌、乳酸杆菌等益生菌代谢产生的丁酸、丙酸等短链脂肪含量显著降低,提示脾虚湿困型痛风患者体内存在产丁酸、丙酸的益生菌群减少的现象,与菌群结果相符。

证候要素及组合规律的研究体系有利于对中医证候的深入剖析,并建立规范化的诊疗体系。建立大样本的疾病证候要素数据库更有利于发掘疾病证候规律。以统计学为基础的证候研究赖于重复性好、易于操作的中医辨证分型系统,建立证候要素,为证候的诊断和规范化研究提供更多的客观资料和依据,扩大样本量并对基础疾病细化是其发展趋势。组学技术试图通过对中医病证引起的生物标记物的发现,建立证候的识别模式,寻找中医证的生物学本质,提升辨证准确性和诊疗水平。中医证候研究具备相当的难度与复杂性。相较于单一片面的现代医学生理病理数据引入阐述中医证候,系统生物学研究所具有的多层次、多靶点的研究特点及其整体性、动态性、时空性和复杂性与中医证候有较多相似之处,为中医证的本质及中药复方研究创造了较为有利的条件,有可能借此而揭示中医证候及中药复方的科学内涵。

第二节　证候生物学研究的典型范例

医学生物学领域不断推陈出新的研究手段为证候的科学内涵及生物学基础的研究提供了便利的条件。证候生物学基础每一个阶段的研究都引入了当时生命科学、医学及相关学科领域最前沿的研究理念和进展,充分应用了最先进的技术手段,取现代科学技术之长,直接切入高水平的研究起点,产生了一系列原创性的研究成果。血瘀证、肾虚证以及类风湿关节炎相关证候生物学基础的研究部分地诠释了现代医学生物学研究手段和学术观点的进展对中医证候生物学内涵研究的推动作用,以下就其各自主要的研究结论做一个简要的总结。

一、血瘀证证候生物学研究

中医学认为,凡离经之血不能及时排出和消散,停留于体内,或因气虚、气滞、寒热、痰饮等病因所致体内血行不畅,壅遏于经脉之内,及瘀积于脏腑组织器官的,均称为瘀血。瘀血是中医学中一个重要的概念,它既是致病因素,又是一种病理产物。由于瘀血内阻而引起的病变,即为血瘀证。许多疾病临床表现都存在不同程度的血瘀证证候基础。自20世纪60年代以来,现代活血化瘀研究团队通过一系列深入的临床与基础实验研究,结合医学生物学发展,为阐明血瘀证的生物学基础提供一系列科学的依据。

（一）血瘀证血液和血管变化

中医学关于血瘀证的认识，涉及多方面内容，如"血行失度""血脉不通"，可有"内结为血瘀""污秽之血为血瘀""离经之血为血瘀"和"久病入络为血瘀"等不同类型。血瘀证作为许多临床疾病的共同证候表现，活血化瘀治法具有一定疗效，为使血瘀证诊断标准规范化和客观化，无论在宏观整体还是在微观病理生理改变的诊断方面皆有法可依，有标准可据，使活血化瘀方药作用机制、疗效得到充分验证；陈可冀团队在古典血瘀证诊断及日本血瘀证诊断标准的基础上，经过多年研究，不仅建立了血瘀证诊断标准与冠心病血瘀证诊断标准，并衍生出多项关于血瘀证证候血液流变学和血管变化方面的成果。

1. 血瘀证与血小板结构和功能　鉴于经中医辨证的冠心病患者多有血瘀证候的特点，陈可冀团队于 1984—1990 年间，对冠心病血瘀证候患者血小板的结构和部分特异性物质进行观察和测定，以验证血瘀证与患者体内血小板激活和释放反应增强的内在联系。β-TG 作为体内血小板释放反应增强的标志，过去常被用于研究血栓栓塞性疾病，而陈可冀团队的研究表明，β-TG 水平增高，可作为观察血瘀证的一项较好的客观指标，有助于探寻血瘀证的本质，抑制血小板释放反应也可作为研究活血化瘀药物的机理之一。随后，为进一步阐述冠心病血瘀证及血瘀证与血小板的关系，在电镜下对冠心病血瘀证患者的血小板作超微结构和功能的多项指标研究。随着血瘀程度加重，出现激活的血小板比例增高，易于变形聚集，形成伪足，糖原增多，糖萼增厚，对 ADP 敏感，吞噬能力下降，血小板细胞膜与细胞内膜间的相互转变及异常运动明显增剧，腺苷酸环化酶活性降低，对钙的反应增强，丙二醛含量增加等异常表现。患者血小板易于激活聚集，是"内结为瘀"的形态基础，异常形态则构成"污秽之血"。研究血小板形态学方面的变化与血瘀证之间的关系，为冠心病的防治提供了新的思路，也为各种血瘀证候疾病的异病同治提供了可靠的理论基础。

2. 血瘀证与血管内皮细胞　众多研究显示，血瘀证的形成与血液流变异常和血管内皮细胞的损伤等病理变化密切相关，陈可冀团队通过结扎犬冠状动脉，使血管处于持续、严重缺血缺氧状态，引起血管内皮细胞损伤刺激血小板活化聚集黏附于血管，血液呈现高凝、高黏状态，形成"血瘀证"模型，同时测得血浆内皮素（ET）浓度增高，提示 ET 的过量释放与致瘀有一定联系，可作为血瘀证的一个客观试验指标。随着对冠心病发病的研究逐渐增多，ET 的异构体之一，ET-1 成为新的研究切入点。作为迄今所知作用最强的血管收缩因子，通过测定 ET-1 的生物学前体 Big ET-1，其水平升高提示冠心病血瘀证可能与 Big ET-1 相关。两项研究结果都证明了 ET 可能是构成冠心病血瘀证的病理基础，血瘀证产生的主要机制之一可能是血管内皮细胞舒缩功能障碍，促血管平滑肌细胞增殖，血小板的黏附聚集增强，形成微小血栓。

3. 血瘀证与动脉粥样硬化有关危险因素　在对血瘀证理论研究的基础上，陈可冀团队病证结合，将血瘀证作为冠心病中医病因病机的重要方面，长期以来致力于活血化瘀方药治疗冠心病的临床与实验研究。血府逐瘀丸是清代王清任创立的活血化瘀名方血府逐瘀汤的丸剂，为验证此中药复方的疗效，利于临床应用推广，团队观察心脑动脉粥样硬化患者血瘀征象和与动脉粥样硬化密切有关的血脂指标，发现血府逐瘀丸能明显改善患者血瘀证候，血浆胆固醇（TC）、氧化低密度脂蛋白水平明显下降。随着对动脉粥样硬化发生机制的研究深入，超敏 C 反应蛋白（hs-CRP）成为敏感而可靠的炎症标志物，可作为中医"毒"微观指标之一,被认为可能会变成预防和治疗动脉粥样硬化及其并发症的潜在靶点,继而研究人员通过活血解毒中药新清宁片对冠心病血瘀证患者进行干预,测得血瘀证计分、血清 hs-CRP 浓度及血清 TC 浓度和血清 ApoB/ApoA 显著降低,血清 HDL-C 浓度升高。一系列结果从侧面提示脂质代谢异常和炎症反应等动脉粥样硬化相关危险因素参与血瘀证的形成,发展了血瘀证理论,揭示了血瘀证的科学内涵。

4. 血瘀证与冠脉检查 20 世纪 80 年代以来,冠心病的治疗进入了冠状动脉介入治疗的时代,但介入术后再狭窄成为影响疗效的最主要难题。在运用活血化瘀方药治疗冠心病得到初步成效后,陈可冀团队十几年间与北京安贞医院、北京同仁医院、中日友好医院及广东省中医院等合作,首创以活血化瘀方药防治介入后冠脉再狭窄,对完善血瘀证的诊断标准起到了重要作用。从经典的血府逐瘀汤,到简化后的精制血府胶囊,再到仅由活血化瘀代表药物川芎、赤芍组成的芎芍胶囊,在证实其临床疗效不断提高的同时,通过 Logistic 回归分析发现血瘀证的轻重程度是冠脉介入术治疗后再狭窄发生与否的重要影响因素。之后为了解冠心病冠状动脉造影所反映的冠脉病变程度与中医辨证分型之间的关系,进一步发现血瘀证贯穿于冠心病发生、发展的全过程,而冠状动脉血管病变的支数越多、狭窄程度越重,血瘀证证候积分越高,血瘀程度越重,提示冠脉狭窄程度可作为血瘀证诊断的参考指标之一。

(二)血瘀证的组学研究

近 50 年来,血瘀证研究在血流动力学、血小板结构与功能、血管内皮细胞损伤等方面取得了显著进展,研究人员也逐渐认识到其中存在的问题,如有关血瘀证的生物学检测指标缺乏特异性,或以单一客观指标的变化代替血瘀证的全部内涵。因此,21 世纪以来,随着分子生物学技术发展,陈可冀与他的团队试图从组学角度探寻血瘀证的实质和血瘀证与疾病、方药间的关系。

1. 血瘀证与基因组学 在证实了冠心病、血瘀证、血小板功能三者之间存在密切联系后,陈可冀团队又试图探索血小板活化因子作为血瘀证的客观辨证指标的可能性,冠心病血瘀证与某些相关基因的差异性表达是否存在内在联系,以及血瘀证与其他疾病是否存在共同的病理基础。通过三方面的研究,揭示冠心病血瘀证与基因组学之间的内在生物联系,为从基因水平探讨冠心病血瘀证本质提供科学依据。首先,选取血小板膜糖蛋白 GPⅢa、GPⅡb、GPⅠb 的 HPA-1(PLA1/PLA2)、HPA-3(Baka/Bakb)、HPA-2(Ko^b/Ko^a)基因多态性为研究切入点,观察各基因型在北京及河北地区汉族人中的分布状况,结果显示 GPⅢa 的 HPA-1、GPⅠb 的 HPA-2 多态位点不是汉族人冠心病血瘀证的危险因素。GPⅡb 的 HPA-3 多态性与年龄 >45 岁的人群发生冠心病相关,但此基因多态性不是冠心病血瘀证的独立危险因素。第二,陈可冀团队研究血小板活化因子 GPⅠb、GPⅡb-Ⅲa、GMP-140 在冠心病血瘀证、非血瘀证及健康人中的表达情况,分析各相关因子与冠心病血瘀证的相关性,发现 GPⅡb-Ⅲa 和 GMP-140 是冠心病和冠心病血瘀证的发生发展过程中起到重要作用的血小板活化分子,可作为血瘀证微观辨证的客观指标,而血瘀证与非血瘀证患者的 GPⅠb 活性改变无显著差异,不能作为冠心病血瘀证的敏感指标。第三,陈可冀团队应用高通量寡核苷酸基因芯片技术,构建血瘀证差异基因表达谱,共筛选出 48 个血瘀证相关差异基因,其中上调基因 26 个,下调基因 22 个。通路显著性研究发现血瘀证相关有意义的差异基因通路共

10个,其中涉及炎症和免疫反应的有5个。此项研究为建立血瘀证基因诊断奠定了基础,并从核酸水平揭示了血瘀证与炎症免疫反应的相关性,为血瘀证证候实质研究发展提供了支持。

2. 血瘀证与蛋白组学 蛋白质是机体各种生物功能的最终体现者,蛋白质组学是证候实质研究的另一个切入点。陈可冀团队通过以药测证的方法,分析赤芍对热毒血瘀证大鼠血清蛋白质组变化的影响,结果有13个蛋白点点容量值出现显著变化,表明进一步研究这些蛋白点的变化及相互作用,可能认识机体对热毒血瘀证的分子病理反应。予赤芍给药后,其中的 xPr1、xPr2、xPr3、xPr4、xPr9、xPr16 蛋白点发生明显变化,可能是评价赤芍治疗热毒血瘀证疗效的分子基础,而其他活血化瘀药物或中药复方能否纠正热毒血瘀证所有蛋白点也值得深入研究。血小板作为冠心病血瘀证发生发展中重要的病理环节,经过对血小板功能蛋白在冠心病血瘀证、非血瘀证中的差异性表达,共发现10个差异蛋白点,表明血小板功能蛋白在冠心病血瘀证和非血瘀证中可能有不同的活化调控机制,影响证候发展。后续研究中,通过对冠心病血瘀证血小板差异功能蛋白筛选鉴定,结果表明 CD41 和 Actin 是冠心病血瘀证的标志蛋白,KRT10 等血小板骨架蛋白或类似物可能在血小板活化过程中扮演抗构型变化的作用,可能与冠心病血瘀证有关,在分子水平揭示了血瘀证的实质。冠心病血瘀证血小板活化过程中,细胞骨架蛋白含量也会出现不同程度的变化,陈可冀团队应用酶联免疫吸附法(ELISA)和蛋白免疫印迹法(WB),对冠心病血瘀证血小板差异蛋白 Gelsolin 进行临床鉴定,印证了前期关于 Gelsolin 可能参与冠心病血瘀证形成过程的结论。又进一步推测细胞骨架蛋白含量的变化是由于 Gelsolin 和其靶蛋白 F-actin 的异常变化,引起血小板 Ca^{2+} 内流增加,导致血小板变形能力增强而参与冠心病血瘀证的形成,故血小板 Gelsolin 可能是冠心病血瘀证的特异性分子靶标之一。

近50年的血瘀证证候生物学研究以完善和量化血瘀证诊断标准,明确活血化瘀药物作用为目标,基于中医学认识,紧密结合医学生物前沿,在血液和血管变化、组学研究方面取得了一系列研究进展和成果。不仅发展了血瘀证理论,揭示了血瘀证的科学内涵,同时为其他证候生物学的研究提供部分思路和技术参考。

二、肾虚证证候生物学研究

中医学"肾"的概念是中医学基础理论的基本概念之一,其功能涉及面广泛。肾为先天之本,内藏真阴、真阳,肾中精气为人体生长发育之根,脏腑功能活动之本。"命门学说"的提出更强调了肾作为全身各脏器功能的调节中心的重要性,肾阳温煦全身脏器之阳,肾阴滋养全身脏器之阴。肾的研究开始于20世纪50年代,基于中医学肾的本质,研究工作者们持续开展了系统深入的肾虚证、肾阳虚证生物学基础的临床与基础实验研究,旨在结合医学生物学的进展,从不同的层面、不同角度,探讨和理解肾虚证的生物学基础。

(一)肾虚证证候生物学的临床实验研究

1. 基于异病同治探索肾阳虚证的物质基础 我国早在20世纪50年代末,开展多学科大协作,对中医的"命门之火"肾阳进行一系列研究。1959年,上海第一医学院各临床中医研究小组总结1957年以来按辨证论治原则治疗的多种疾病,发现在现代医学中全然不同的六种疾病,当发展至肾虚阶段时,都可采用补肾调整阴阳的方法提高疗效。鉴于异病同治必定有共同的物质基础,以上海第一医学院华山医院沈自尹团队为主的研究人员于 1960 年成立了"脏象专题研究小组",自此开始了近 60 年的"肾"本质研究,旨在探讨肾虚证的生物学基础。

在邀请上海市名老中医制定肾虚证辨证标准的基础上,沈自尹研究团队基于近代医学神经体液系统整体调节作用的进展,推测作为人体内各脏器的调节中心,中医学中肾的功能可能涉及神经体液系统的改变,开展了对肾虚证患者神经体液多项生理生化指标的测定。结果表明纳入研究的患者中,无论所患何种疾病,符合肾阳虚证的患者其 24 小时尿 17- 羟皮质类固醇含量普遍低于正常值,具有一定的规律性。古人描述命门为"十四椎两肾之间有两窍,为水火所以出",尿 -17 羟皮质类固醇水平反映肾上腺皮质的功能,提示肾上腺皮质功能改变与肾阳虚证的相关性。为了证明这一发现的可靠性,于 1960—1972 年间,不断重复比较肾阳虚证患者与正常人对照人群尿 17- 羟皮质类固醇的水平,结果提示了很好的可重复性。此外,尿 17- 羟皮质类固醇水平的改变与肾阳虚证的相关性也得到全国七个省市以及日本高雄医院等研究单位的重复验证,首次为中医证候具有相应物质基础的科学假说提供了可靠的临床研究证据。

2. 肾阳虚证下丘脑 - 垂体 - 肾上腺功能紊乱 然而并非所有的肾阳虚证患者的尿 17- 羟皮质类固醇水平低下,连续 5 天测定中,尿 17- 羟皮质类固醇水平低下见于 85% 的受试者,因此提出尿 17- 羟皮质类固醇可能并非肾阳虚证特异性标志物。这一认识为研究肾阳虚证的生物学基础提供了进一步的突破口。尿 17- 羟皮质类固醇是肾上腺皮质功能的代谢产物,而肾上腺皮质功能受到垂体的调控,下丘脑又是调节垂体功能的上游结构。因此沈自尹团队的研究方向从下往上追溯,首先于 60 年代采取了当时能够反映下丘脑 - 垂体 - 肾上腺皮质这 3 个层次的最先进的指标,即血 11 羟昼夜节律测定、甲吡酮试验以及 ACTH 二日静脉滴注试验,对正常组、肾阴虚证组、肾阳虚证组患者这些生化指标的水平进行了比较研究,结果提示肾阳虚证患者存在下丘脑 - 垂体 - 肾上腺皮质轴上不同环节(层次)的不同程度的功能紊乱,虽然这些功能紊乱未能达到疾病诊断的标准,但该证散见于多种疾病中,属于一种隐潜性的变化。这一系列的研究使肾阳虚证的研究达到具有客观评判标准的水平,在当时处于国际领先水平。同时,为"证"是有物质基础的假说提供了进一步的实验依据,进一步体现了中医学证候生物学研究的思路及方案可以具备科学研究可定量与定性的条件。

3. 肾阳虚证下丘脑或更高中枢功能的异常 1972 年起,沈自尹团队又开展了对补肾阳调肾阴药物干预的临床观察,结果表明温补肾阳的药物可改善慢性支气管炎患者的预后,推测与其调节免疫功能有关。此外,滋阴泻火的药物可部分对抗激素对垂体 - 肾上腺轴的抑制,且动物实验研究中也证实了滋阴泻火的药物对垂体 - 肾上腺轴的保护效应。70 年代末,沈自尹团队进一步增加了甲状腺轴与性腺轴功能的研究,并设立了同病异证组进行对比研究,以避免疾病对相关生化指标的影响,同时将肾阳虚证患者与 65 岁以上的老年人进行比较,结果表明肾阳虚证患者垂体 - 肾上腺轴、垂体 - 性腺两个轴在不同环节也存在不同程度的隐潜性变化,由此可得出肾阳虚证病理位置在下丘脑或更高的中枢。另外,研究发现老年人组垂体 - 肾上腺轴、垂体 - 性腺两个轴功能异常值与成年人肾阳虚组异常值相比较无明显差异,提示肾阳虚证是未老先衰,而衰老可能是生理性肾虚,认为研究肾虚证证候本质时,也可将老年人群作为研究对象。

（二）肾虚证证候生物学的基础实验研究

1. 肾阳虚证下丘脑促肾上腺皮质激素释放因子基因表达异常　上世纪 80 年代，沈自尹团队临床观察到补肾药物"寿而康"可增强老年人垂体－肾上腺皮质储备功能，基于此观察，进一步在老年大鼠的下丘脑、垂体、各靶腺、免疫细胞等各层次进行研究，比较补肾（寿而康汤）、健脾（四君子汤）模型对照组的神经递质、下丘脑释放激素、垂体促激素、各靶腺激素以及淋巴细胞糖皮质激素受体治疗前后的变化。实验研究结果表明补肾药物对各个环节均有明显的调整作用，明显提高了糖皮质激素受体的水平，提示补肾药物可对神经内分泌免疫网络有整体的综合调节效应。下丘脑中促肾上腺皮质激素释放因子主持调节下丘脑－垂体－肾上腺皮质轴的功能，可提高肾上腺皮质激素抑制免疫，也可直接刺激细胞免疫，同时又接受淋巴系统细胞因子的调节，因此促肾上腺皮质激素释放因子在神经内分泌免疫网络中扮演重要的角色。而中医学一向着重基于证效关系来判别辨证正确性，即以方测证。因此这一系列研究为肾虚证的神经内分泌免疫网络基础提供了进一步的实验证据。之后的研究进一步采用皮质酮 14 天连续注射构建肾阳虚模型大鼠，探讨补肾药对下丘脑内高度特异性的促肾上腺皮质激素释放因子基因表达的影响，在以健脾的四君子汤和活血的桃红四物汤作为对照的基础上，发现只有补肾右归饮可有效提高促肾上腺皮质激素释放因子基因表达水平。这一研究结果与之前一系列研究的证据一起力证了肾阳虚证的调定位点在下丘脑，此外提示，肾虚证患者下丘脑可能存在基因调控的异常。

2. 肾阳虚证的神经内分泌免疫调控网络基础　神经内分泌免疫网络的概念强调了神经、内分泌、免疫三大系统虽然各司其职，但其功能上相互调节、相互制约，在整体水平维持机体功能的稳定，是机体稳态调节和整合的复杂调控网络系统。神经内分泌免疫网络概念的提出，部分地体现了现代医学已认识到机体存在整体网络式调控的模式，为中医学证的研究提供了新的切入点。沈自尹团队在皮质酮大鼠模型的基础上，观察补肾方药的调节神经内分泌免疫系统的效应。研究结果表明补肾方药可能显著纠正皮质酮大鼠下丘脑单胺类递质含量的紊乱以及下丘脑－垂体－肾上腺－胸腺轴形态与细胞免疫功能的异常。提示了肾阳虚证与神经内分泌免疫网络具有内在的联系，成为肾阳虚证定位研究的中药佐证。

21 世纪的到来，基因科学使得肾阳虚本质研究进一步深入。沈自尹团队采用全基因组表达谱芯片和以药测证的方法，以自然衰老大鼠作为肾虚证模型，比较老年大鼠和青年大鼠在基因表达层面的异同，研究结果表明老年大鼠下丘脑－垂体－肾上腺－胸腺轴各层次生长、发育、衰老相关基因和相关信号通路分子的基因表达异常，在分子水平揭示了老年大鼠下丘脑－垂体－肾上腺－胸腺轴衰退表型。三种药物干预中，具有温补肾阳药功效的淫羊藿中的有效成分淫羊藿总黄酮干预体现出最为显著的对老年大鼠下丘脑－垂体－肾上腺－胸腺轴相关基因表达水平的调控作用。在此基础上，继续采用淫羊藿总黄酮以药测证，针对老年大鼠和皮质酮造模的肾阳虚证大鼠模型，取下丘脑－垂体－肾上腺－胸腺轴各组织，包括下丘脑、垂体、肾上腺、淋巴细胞，采用大鼠全基因组表达谱芯片，重复分析基因表达谱。结果显示，与青年大鼠相比较，两组肾虚证模型下丘脑－垂体－肾上腺－胸腺轴上众多神经递质受体、生长激素类与性激素类基因表达显著下调，两组肾虚证模型大鼠下调模式呈高度一致。有所不同的是，淫羊藿总黄酮在皮质酮大鼠中显著上调热休克蛋白和细胞色素 P450以及促甲状腺激素的表达，因此可以初步推测，老年大鼠与皮质酮大鼠虽均具有肾虚证候的本质,但与生理性肾虚证有所不同的肾阳虚证的主要物质基础可能涉及甲状腺激素促能量代谢的氧化磷酸化过程。

这一系列的研究从脏腑辨证入手,借力于中医学理论所强调的证效关系来判别辨证的正确性,即"以药测证"的研究手段和方法,基于神经内分泌免疫调控的网络及不同环节的靶位点的紊乱,推测肾阳虚证的核心病理形成环节在下丘脑,并为肾阳虚证涵盖神经内分泌免疫网络提供了实验证据。

3. 肾阳虚证分子调控网络变化　21世纪初,系统生物学的理念在国内学界受到了广泛的关注。中医药学的内在特征之一就包括了系统生命科学认识体系的特质。证候的研究与系统生物学相结合,也再次将中医学基础理论的研究推向科学发展的前沿。基于此,沈自尹团队采用4、10、18、24不同月龄段的大鼠,取与中医"肾"生物学基础相关的组织,包括下丘脑、垂体、肾上腺、淋巴细胞、骨、肝、肾等,进行三个层次的检测。首先采用全基因组表达谱芯片,发现上述所有组织中肾虚相关基因随着年龄增长而表达水平降低,24月龄为最低,经淫羊藿总黄酮干预后其表达水平可显著升高。进一步采用数学神经网络BP算法,发现淫羊藿总黄酮干预将24月龄组织年轻化至8.1~13.1月龄的水平,逆转肾虚证相关基因的表达。采用超几何分布计算发现肾虚过程中组织间基因表达关联随着增龄而减弱,淫羊藿总黄酮的干预重建关联,向10月龄靠近。第二层次是针对NF-κb信号通路的研究。采用NF-κb信号通路专用基因芯片,结果表明各月龄组淋巴细胞NF-κb信号通路随增龄而下降,淫羊藿总黄酮干预后上升。神经网络算法结果提示淫羊藿总黄酮干预使该通路基因表达水平从24月龄逆转至10.5月龄水平。第三层次是代谢组学研究。采集上述大鼠血清样本,采用液相色谱和质谱检测,经主成分分析及多元统计确定了17个标志物,其中12个标志物具有共同特征,即随增龄而下降,淫羊藿总黄酮干预可升高其水平。且神经网络运算显示淫羊藿总黄酮可将24月龄12个代谢物水平逆转至18月龄。

综上所述,可见证由若干重要分子网络组成,是一个具有特征性的分子调控网络谱。由此提出新概念,即证是一种有机综合的功能态,由一个调控中心及其所属众多分子网络所构成,作为对外界反应与自我调节的基础。

4. 肾虚证的衰老相关细胞分子生物学改变　沈自尹团队在前期提出衰老为生理性"肾虚"的基础上,采用体外细胞衰老模型、经典的线虫、果蝇衰老模型以及衰老小鼠模型进行进一步研究,旨在从生理性肾虚的角度更深入地阐明肾虚证的细胞与分子生物学基础。细胞学实验研究结果表明,淫羊藿总黄酮可显著提高体外培养的人胚肺成纤维二倍体细胞的传代次数,同时显著延缓端粒长度的缩短。线虫的寿命的研究结果也提示淫羊藿总黄酮显著延长线虫的寿命及急性热应激环境中的生存率,改善线虫衰老相关运动能力的衰退及肌肉细胞的流失。对节足类果腹果蝇的实验研究结果表明,淫羊藿总黄酮可显著延长果蝇的平均寿命及最高寿命。全基因组表达谱芯片的结果表明淫羊藿总黄酮上调果蝇自由基清除酶基因,促进神经递质基因、细胞周期基因、免疫相关基因、抗凋亡基因等的表达水平,下调蛋白降解酶基因的表达。采用衰老小鼠模型的实验研究结果表明,淫羊藿总黄酮及淫羊藿苷延长小鼠平均寿命和最大寿命,提高衰老小鼠神经肌肉协调能力,增强学习记忆能力,提高骨密度,提高小鼠多器官抗氧化的能力,减轻氧化应激导致的DNA损伤。

这一系列研究充分运用以药测证的研究手段,研究结果支持肾虚证的衰老相关细胞与分子生物学基础。

（三）肾藏精的干细胞相关细胞生物学基础

基因组学后,干细胞又掀起了医学生物学领域的一场新的技术革命。《内经》中记录"肾者主蛰,封藏之本,精之处也",干细胞具有沉默、自我更新功能与多能分化等特征,与肾藏精的功能在概念上具有一定的相通之处。沈自尹团队通过三方面的研究,揭示了肾藏精与干细胞功能之间的内在生物学联系。首先,沈自尹团队检测了1、3、5、7月龄小鼠脑部海马神经干细胞,结果表明神经干细胞数量随增龄而减少,提示干细胞是肾所藏之精的主要细胞学基础。第二,沈自尹团队采用以药测证的研究方法,观察淫羊藿总黄酮对肾上腺皮质干细胞增殖再生的作用。肾上腺皮质干细胞在外侧增殖、并向内侧迁移和分化从而形成肾上腺皮质各个功能层,肾上腺皮质干细胞的迁移调节了肾上腺皮质各功能层细胞的数量和功能。研究结果表明淫羊藿总黄酮能够促进肾上腺皮质外侧区域细胞的增殖及增殖干细胞向内侧的迁移,提示淫羊藿总黄酮激活并增强了内源性肾上腺皮质干细胞的数量和功能。第三,沈自尹团队采用淫羊藿总黄酮中的单体淫羊藿苷,对其激活老年大鼠沉默干细胞的效应进行了研究。大脑海马齿状回颗粒下层的神经干细胞存在沉默与活跃(增殖)并存的两种状态。研究结果表明,淫羊藿苷可显著激活大脑海马齿状回颗粒下层的沉默神经干细胞,为干细胞是肾藏精主要细胞学基础提供了新的证据。

近60年的肾虚证证候生物学的研究在中医学肾的科学内涵、肾阳虚证的生物学基础、衰老与生理性肾虚、肾藏精等方面,基于中医学整体观,跟进医学生物学前沿,产生和形成了一系列原创性的研究成果。不仅以科学的语言诠释和丰富了中医学理论肾本质及肾虚证的认识,同时为其他证候生物学基础的研究提供了值得借鉴的参考。

三、类风湿关节炎中医证候分类的生物学基础研究

类风湿关节炎(RA)是一种以慢性炎症、渐进性关节损伤和免疫障碍为特征的常见免疫疾病。中医通过辨证论治治疗RA有较好的临床优势,但由于其证候分类标准不统一,至今尚未形成全面可靠的中医证候分类诊疗规范。中医药治疗RA疗效不能被确定的根本原因也正是因为在研究过程中未能体现中医证候分类角度的疾病诊断和证候分类的结合研究。通过RA的中医证候分类,对RA的进一步诊断和个体化治疗有指导意义。证候则是辨证论治的核心,也是中医学理论的精髓。中医学证候分类的依据是中医四诊信息,包括症状、体征、舌脉象等,其复杂性决定了简单还原论方法难以阐明其科学内涵。当利用一种特定治疗方法来治疗特定疾病(如RA)时,其中医证候分类标准必须来自临床研究本身,而不能单纯依靠传统经验的中医证候分类。利用现有数据分析方法能对中医证候信息进行分类,也能分析中医证候信息与生物医学指标、临床疗效的相关。如查青林利用决策树模型分析方法探索RA证候疾病信息与疗效的关系,结果显示:中药治疗组中晨僵、舌淡红、关节压痛程度、夜尿多4项观测指标不同组合患者的中药治疗疗效有差异;西药组中舌苔白、C反应蛋白、白细胞数量和晨僵4项观测指标不同组合患者的中药治疗疗效有差异;同时,决策树分类的结果在随机选取的验证集中也得到了验证。因子分析同样选取临床数据,通过提取出公因子为临床辨证提供参考依据。神经网络分析模型分析处理RA证病信息资料,提示RA证病信息能够帮助预测疗效,与疗效存在一定的相关关系。新兴的系统生物学如基因组学、蛋白组学和代谢组学从整合角度出发,在展示生命一般过程的同时也注重个体差

异,更切合证候研究的需要,从而完整阐释证候本质。故系统生物学适合证候研究,也能更好地将 RA 进行分类。

(一)基因组学与 RA 证候分类研究

RA 的中医证候分类研究通常着重于 3 型:寒证、热证与虚证。寒、热证候是中医"八纲"辨证中具有代表性的两纲,寒、热也是现代医学、生物学重视的两个属性概念。相关研究表明,热证与 MAPK 通路,Wnt 通路以及胰岛素信号通路密切相关;嘌呤代谢与寒证、热证都有关;丙氨酸、天冬氨酸盐以及酪氨酸代谢、组氨酸代谢、赖氨酸水平减退与 RA 热证相关。而 RA 虚证通常与蛋白转运过程、遍在蛋白化、Toll 样受体所激活的 NF-κB 相关,该受体与基因转运和凋亡相关。采用全基因组序列基因芯片进行检测对比研究健康人、中医寒证和热证 RA 患者的基因组学信息差异,RA 患者与正常人基因表达存在的差异主要涉及免疫应答、信号传导途径;寒热证 RA 患者之间的基因表达也存在差异,寒证与 Toll 样受体信号通路有关,而钙离子信号通路、细胞黏附分子、PPAR 信号通路以及脂肪酸代谢途径与热证相关联。早期 RA 患者寒热证候之间 CRP 有显著性差异,寒证的 CRP 低于热证,提示 CRP 可以作为 RA 寒热证候分类的微观指标之一。

基因表达谱可为 RA 的证候分类提供依据。既往研究表明,RA 病变关节的免疫应答和炎症与 CD4[+]T 细胞有密切关系。研究证实渗透至滑膜的炎症细胞,例如 CD4[+]T 细胞在病变关节处十分活跃。活化的 CD4[+]T 细胞可以促进 IL-17 的生成、加重免疫反应,其他细胞因子如 IL-2、IL-4 与 IL-10 的分泌亦与 CD4[+]T 相关,这些细胞因子或上调、或下调 RA 病程中的免疫反应。利用基因芯片检测和分析技术以探索类风湿因子阴性和阳性 RA 寒热证候患者 CD4[+]T 细胞基因表达差异点。发现类风湿因子阴性和阳性类风湿关节炎患者之间有 55 条基因表达存在显著性差异,主要涉及免疫应答和信号传导;类风湿因子阳性 RA 寒热证候患者之间有 71 条基因异常表达,主要涉及功能代谢和免疫应答;类风湿因子阴性 RA 寒热证候患者之间有 70 条基因异常表达,没有与上述类风湿因子阴性和阳性患者之间 55 条基因重复,与类风湿因子阳性寒热证候之间的 71 条基因只有 2 条基因重复,主要涉及功能代谢。RA 患者类风湿因子阴性和阳性之间的基因表达谱差异与寒热证候之间的基因表达存在差异,表现为不同的倾向性。RA 活动期和稳定期患者有 6 条基因表达存在显著性差异,主要涉及免疫应答稳定期 RA 寒热证候患者之间有 48 条基因异常表达,只有 1 条与上述63 条基因重复,主要涉及功能代谢活动期 RA 寒热证候患者之间有 59 条基因异常表达没有与上述稳定期与活动期比较的 63 条和稳定期寒热证候之间的 48 条基因重复,主要涉及功能代谢。

(二)代谢组学与 RA 证候分类研究

血浆代谢组学在内源性生化小分子新陈代谢的层面为 RA 证候分类提供依据。汪江山采用基于超高效液相色谱 - 时间飞行质谱的血浆代谢组学方法,运用多维数据分析来研究类 RA 的疾病分型。得出结果主成分分析法能够区分对照组和 RA 疾病组。进一步采用正交滤噪并结合偏最小二乘判别分析可明显区分类风湿关节炎的不同病程(稳定期与活动期)以及中医特定证候(寒证与热证)等疾病亚型。

（三）蛋白组学与 RA 证候分类研究

蛋白组学研究常用于疾病分类诊断研究,但用于 RA 证候分类研究报道较少。孙志岭应用蛋白质组学技术,比较 RA 湿热痹阻证、肝肾阴虚证患者血清差异蛋白及对比图谱,找出 14 个湿热痹阻证共同的差异蛋白点,应用质谱进行鉴定和 SwissProt 数据库检索,得到 9 个湿热痹阻证差异蛋白,涉及细胞周期调控蛋白、分泌多肽、泛素蛋白酶体系统蛋白、膜蛋白质类、运输蛋白等。其差异性蛋白为进一步研究湿热痹阻证实质提供了依据。同样运用蛋白组学技术对比 RA 寒湿痹阻证、湿热痹阻证患者与正常对照组差异蛋白质点,得出 4.1 蛋白、DLC-1 蛋白等与细胞增殖和细胞分化相关蛋白具有潜在的作为类风湿关节炎寒湿痹阻证诊断、预后标志物或治疗靶点的效用。

将疾病进行证候分类,开展基于疾病证候分类的中医临床评价研究是中医临床研究的重要途径和方法。证候分类与疾病分类二者作为健康状态的分类方法,既关联又互补,对临床具有现实的指导作用。因此,以 RA 为基础开展的疾病中医证候分类研究,是中医临床疗效评价研究的重要内容。基因组学、代谢组学和蛋白质组学将对于完善 RA 分类、发现 RA 证候分类的现代生物学基础产生深远的影响。中医证候分类的方法和理论将作为现代生物医学的主要内容,随科技进步而逐渐完善。

四、总结与展望

不论是基于证候的肾虚证、肾阳虚证的证候生物学基础的研究,还是基于疾病的类风湿关节炎寒热证候的生物学基础的研究,研究工作者们从临床观察出发,发现现象,提出科学假说,紧密结合不同时期生物化学、细胞生物学、分子生物学、系统生物学等研究领域的理念和技术手段,设计临床或基础实验研究方案,收集分析数据,得出结论,如此反复,提出相应的理论。上述研究在过程中充分应用和体现了演绎推理的科学研究的思路和方法,此外,亦一致提示证候生物学基础的研究应该是一个密切跟进科学技术新进展的不断深入、不断拓展的动态的过程。新的科学研究理念和手段的应用必将进一步充实和完善已有的认识。证候生物学基础的研究也凸显了多学科交叉的特点。研究者们有机地整合了中医学、中药学、西医学、细胞分子生物学、生物物理学、生物信息学、数学等多学科的研究手段和方法,形成了独特的研究课题及研究体系,已经产生并将继续产生更多原创性的研究成果。

中医学理论博大精深,在疾病认知和防治方面具有丰富的科学内涵。中医学理论的基本特质之一包含了整体观,中医学证候生物学的研究也应以生命体是一个整体,各组织、细胞结构和功能在生理病理改变过程中存在多层次相互协调、制约、平衡的思想为指导,采用体现疾病动态变化、网络式调控等特点的研究思路和技术手段,更好地揭示证候的生物学基础及科学内涵,为中医学证候理论指导临床疾病防治提供更具有参考意义的科学依据。

（陈瑜 姜淼）

第五章

证候动物模型

证候动物模型即在动物体上复制的中医证候。这里的动物包括整体动物,动物的某一部分:器官、组织、细胞。证候包括中医的其他状态性病象:症,病(如胃脘痛,乳癖等),以及中西医结合的证病统一体。广义的证候动物模型即中医动物模型,还包括中医生理模型(如脏腑生理病理的时相相关)、中医病因模型、经穴动物模型、少数民族传统医学模型等。中兽医学则是以动物为对象的中医学。

现代中医动物(模型)实验的发展首先开始于中药药理研究。在针灸经络上的运用则是现代中西医结合动物实验的继起者。当代中医证候动物模型研究开始于1960年,邝安堃发现过量使用肾上腺皮质激素的小白鼠表现为阳虚征象:体重下降、萎靡、耐寒力低。1963年又发现用助阳药物(附子、肉桂、淡苁蓉、淫羊藿)能治疗这种状态。1977年后证候动物模型研究有较快的发展。

第一节　证候动物模型的建立

一、肾脏证候动物模型

1960年,易宁育从复方中药治疗结果区分出实验性肾上腺再生型高血压和肾血管型高血压分属阳虚证和阴虚证。1963年邝安堃发现过用肾上腺皮质激素小鼠有肾虚表现,用助阳药可以纠正。1977年上海中医学院正常人体教研组重新用肾上腺皮质激素复制肾阳虚模型,并建立用甲状腺素和利血平所致肾阴虚模型。1979年曹济民建立肾阳虚、肾阴虚型S180肉瘤模型。同年陈锐群建立地塞米松应用肾上腺皮质功能反馈抑制肾阳虚模型。1981年刘福春建立羟基脲抑制DNA合成肾阳虚模型。同年沃兴德建立肾上腺切除肾阳虚模型。1982年夏宗勤建立甲巯咪唑所致甲状腺功能减退肾阳虚模型。1983年任宏义报道甲状腺切除肾阳虚模型。

造模方法有:①下丘脑损伤肾虚证模型(谷氨酸单钠法;金硫葡萄糖法;汞硫葡萄糖法);②肾上腺皮质功能改变肾虚证模型(肾上腺皮质激素应用及停药法;肾上腺切除法;氨基导眠能法;促肾上腺皮质激素应用法);③甲状腺功能改变肾虚证模型(甲状腺激素应用法;甲状腺切除法;硫脲类药物法);④性腺功能改变肾虚证模型(腺嘌呤应用法;雌性动物雄性激素应用法;雄性动物雌性激素应用法;房事不节加劳倦过度法;去势法);⑤DNA合成抑制肾虚证模型(羟基脲应用法);⑥衰老肾虚证模型(老龄法;O_3促衰老法;遗传性衰老加速法);⑦肾脏功能损害肾虚证模型(腺嘌呤应用法;卡那霉素应用法;肾切除法;肾病

法）；⑧恐伤肾肾虚证模型（惊吓法）；⑨膀胱排尿无力肾虚证模型（酚妥拉明应用法）；⑩胎儿发育迟缓肾虚证模型（饥饿法）；⑪骨髓造血功能障碍肾虚证模型（环磷酰胺法；^{60}Co照射法；马利兰法）；⑫钙缺乏性肾虚证模型；⑬外伤及肾虚证模型；⑭锁阳应用法肾虚证模型；⑮缺铁性肾虚证模型；⑯肾虚骨质疏松证模型（卵巢或睾丸切除法）；⑰证病结合肾虚证模型（皮质激素法肾阳虚S180肉瘤模型；甲状腺素加利血平法肾阴虚S180肉瘤模型；肾血管狭窄法肾阴虚高血压模型；肾上腺皮质再生法肾阳虚高血压模型；遗传性高血压肾阴阳两虚高血压模型；高盐饮食法阴虚阳亢高血压模型；甲状腺素法阴虚型记忆获得性障碍模型；甲状腺素法阴虚型记忆巩固性障碍模型；甲基硫氧嘧啶法肾虚型慢性萎缩性胃炎模型；甲状腺素加利血平法阴虚型慢性萎缩性胃炎模型）；等等。

肾上腺皮质激素应用及停药法肾虚证模型要注意肾阴虚证与肾阳虚证属性的判别，一般从用药时间长短、用药与停药等因素进行考虑。下丘脑损伤、肾上腺皮质功能改变、甲状腺功能改变等造模方法易见动物死亡。各模型应注意适当延长造模期，并使其自然恢复期延长。与（肾）阳虚证比较，（肾）阴虚证模型复制的难度较大。主要是因为阴虚证的病理具有不典型性，从而影响其确认，进而影响模型规范的提出。解决这一问题的关键，在于正确理解阴虚证病理的不典型性。

具体模型如：徐晶晶等探索建立D-半乳糖（D-Gal）致肾虚多尿动物模型。课题组在前期研究中发现，经过一段时间的D-Gal皮下注射，大鼠会出现明显的多尿症状，包括总尿量增多和排尿次数增加2方面的表现。其他研究者也曾提出D-Gal致大鼠亚急性衰老模型既有类似中医提及的肾虚证的表现，又出现多尿症状，是一种较好的病症结合动物模型。本研究进一步考察了不同剂量D-Gal对该种动物模型尿量的影响。孙理军等探讨了惊恐致肾虚质大鼠免疫相关因子（血清IL-6、IL-10、IFN-γ、TNF-α）含量的变化及补肾药的干预作用。孙瑜嫣等探讨了惊恐致肾虚质孕鼠所产雄性子鼠（再进行持续1个月的恐吓）的血清IL-2含量、T细胞亚群的变化及桂附地黄丸的干预作用。

二、脾脏证候动物模型

1977年，北京中医学院建立限量饮食脾气虚模型。1979年北京师范大学生物系消化生理科研组、北京中医研究所病理生理研究室创立大黄苦寒泻下脾虚模型；1980年南京医学院中西医结合研究组建立番泻叶、玄明粉（芒硝）泻下脾虚证模型，并与大黄模型做了比较；同年刘嘉湘建立大黄脾虚型S180肉瘤模型。1981胡隐恒报道大黄芒硝（玄明粉）合剂所致脾虚模型。同年胡彩钦建立利血平化动物脾虚模型。1982年倪乃乐建立CCl$_4$损伤脾虚模型。1983年于尔辛建立大黄芒硝合剂脾虚型腹水型肝癌模型。同年黄柄山建立饮食失节脾虚模型。1984年危北海引述有新斯的明脾虚模型、蓖麻油泻下脾虚模型、元胡粉泻下脾虚模型。

造模方法有：①苦寒或（苦寒）泻下脾虚证模型（苦寒药物法、大黄法、番泻叶法、玄明粉法、大黄加玄明粉法、大承气汤法）；②限量营养脾虚证模型；③副交感神经功能亢进脾虚证模型（利血平法；新斯的明法；利血平加放线菌素D法）；④饮食失节脾虚证模型（甘蓝加猪脂法）；⑤耗气破气法脾虚证模型（青皮法；厚朴三物汤法）；⑥味过于酸脾虚证模型（食醋法）；⑦溃疡性结肠炎脾虚证模型（人结肠黏膜免疫法；胎鼠结肠埋殖法；猪结肠黏膜蛋白注射法；番泻叶加冰醋酸灌肠法）；⑧胆汁氢氧化钠溶液应用脾虚证模型；⑨环磷酰胺应用脾虚证模型;⑩熟地应用法食滞脾虚证模型;⑪气候法伤湿致脾虚证模型;⑫秋水仙碱应用脾虚证模型;⑬复合因素脾虚证模型(苦寒泻下加饥饱失常法;苦寒泻下加劳倦过度法;小承气汤加限量营养法;劳倦过度加饮食失节法;劳倦过度加饥饱失常法;耗气破气加饥饱失常法;劳倦过度加饮食失节加苦寒泻下法;劳倦过度加饮食失节加甲状腺和自主神经功能改变法;劳倦过度加寒冷加噪音干扰加限量营养法;苦寒泻下加劳倦过度加饮食失节法;苦寒泻下加饮食失节加劳倦过度法;限量营养加酒精加醋加大黄法);⑭证病结合脾虚证模型(大黄加芒硝法脾阳虚腹水型肝癌模型;大黄加芒硝法脾阳虚实体型肝癌模型;大黄法脾阳虚S180肉瘤模型;大黄法脾阳虚肝损伤模型;耗气破气加饥饱失常法脾气虚创伤愈合模型;耗气破气加饥饱失常法脾气虚胃溃疡模型;耗气破气加饥饱失常法脾气虚慢性萎缩性胃炎模型;劳倦过度加饥饱失常法脾气虚慢性萎缩性胃炎模型;饥饱失常法脾气虚慢性萎缩性胃炎模型;劳倦过度加饥饱失常法脾气虚胃黏膜损伤模型;苦寒泻下法脾虚证胃黏膜幽门螺杆菌感染模型);等等。

应注意脾虚证与肾虚证、肺虚证,脾气虚证与脾阳虚证的鉴别和联系。各复合造模方法应阐明其中各因素的作用。特别需要的是建立难以自然恢复的"精气夺则虚"的脾虚证模型。脾虚证模型主要有苦寒泻下、耗气破气、限量营养、劳倦过度、利血平五个造模要素。

具体模型如:施旭光等建立了脾气虚证4种造模方法并进行比较,筛取最接近中医证候的有效的脾气虚证造模方法。方法是选用SD大鼠,分别采用酒醋硝黄饲料法、酒硝黄灌胃法、大黄灌胃法和利血平法复制脾气虚证模型,造模成功后,比较各模型组与正常对照组大鼠的体质量、脾指数、胸腺指数以及血清肌酸激酶(CK)与淀粉酶(Ams)活性之间的差异。结果,与正常对照组比较,喂饲酒醋硝黄饲料组大鼠的体质量、脾指数、胸腺指数、血清肌酸激酶与淀粉酶活性均显著降低,其他3组各项指标均有不同程度降低。由此得出酒醋硝黄饲料法为本研究4种造模方法中最理想、有效、接近中医脾气虚证候的大鼠模型的造模方法。韩晓伟等建立脾虚小鼠肠道白念珠菌感染模型,并探讨其局部黏膜免疫机制。将60只小鼠随机分为空白组、空白+白念组、脾虚模型组、脾虚+白念组。脾虚模型采用饮食不节加劳倦过度方法造模14天。然后对空白+白念组及脾虚+白念组经口感染白念珠菌。染菌后的第14天,处死小鼠检测各指标。结果发现,与空白组比较,其余三组小鼠小肠黏膜组织中sIgA蛋白表达水平显著降低,而IL-10表达水平明显上调。与空白+白念组比较,脾虚模型组sIgA表达明显上调,脾虚+白念组表达水平明显下调,而IL-10表达水平明显下调。与脾虚模型组比较,脾虚+白念组小肠黏膜组织中sIgA蛋白表达水平显著降低,IL-10蛋白表达水平显著升高。说明脾虚状态的机体肠道黏膜免疫功能降低;小鼠发生感染后,机体的抗感染能力减弱。脾虚小鼠感染白念珠菌后,感染程度加深,其小肠黏膜局部免疫功能受损较为严重,从而造成感染进行性加重。

三、肝脏证候动物模型

1971年日本有地滋建立局部药物及针刺应用胸胁苦满模型。1979年湖南医学院用艾叶注射建立肝郁证模型。同年湖南医学院第一附属医院建立 CCl_4 急性、慢性损伤肝郁脾虚模型。1983年韩康玲建立 CCl_4 损伤加甲状腺素、利血平应用肝肾阴虚模型。1991年李凤文等报告用激怒方法建立肝郁气滞血瘀急性模型。同年杨云用模具法建立情志改变肝郁证模型。同年陈小野建立激怒加肾上腺素慢性肝郁证动物模型以及肝郁型胃溃疡、肝郁型慢性萎缩性胃炎模型。1992年潘从清建立电击刺激法犬肝郁脾虚模型。同年吴轰建立同种小鼠特异性肝脂蛋白免疫损伤法肝郁血虚型慢性活动性肝炎模型,和人特异性肝脂蛋白免疫损伤法肝胆湿热型慢性活动性肝炎模型。

造模方法有:①艾叶注射法肝郁证模型;②埋针法胸胁苦满模型;③四氯化碳法肝郁脾虚、胸胁苦满模型;④急性激怒法肝郁气滞血瘀模型(夹尾法,模具法);⑤慢性激怒肝郁证模型(夹尾加肾上腺素法);⑥慢性激怒肝郁型胃溃疡模型;⑦CCl₄损伤加甲状腺素、利血平应用肝肾阴虚模型;⑧电击刺激法肝郁脾虚模型;⑨束缚法肝郁证模型;⑩大肠杆菌内毒素注射法肝火证模型;⑪电刺激"怒吼中枢"法怒伤肝模型;⑫破坏膈区法怒伤肝模型;⑬证病结合肝脏证候模型(慢性激怒肝郁型胃溃疡模型;同种小鼠特异性肝脂蛋白免疫损伤法肝郁血虚型慢性活动性肝炎模型;人特异性肝脂蛋白免疫损伤法肝胆湿热型慢性活动性肝炎模型);等等。

造模上要注意肝脏损害与肝郁证之联系与区别,加强模型在行为学方面的研究。

具体模型如:李聪等通过建立肝郁—脾虚—肝郁脾虚证模型,用来观察大鼠胰腺内、外分泌变化。分别采用慢性束缚应激法、过度疲劳 + 饮食失节法、慢性束缚 + 过度疲劳 + 饮食失节法复制肝郁、脾虚和肝郁脾虚证大鼠模型,测定各模型大鼠十二指肠中的胰蛋白酶、胰脂肪酶、胰淀粉酶和血中胰岛素、胰高血糖素、生长抑素及血糖水平。结果,与正常组比较,肝郁模型组大鼠小肠液中胰脂肪酶和胰淀粉酶均显著升高,脾虚模型组和肝郁脾虚模型组胰脂肪酶和胰淀粉酶均显著降低,3个模型组的胰蛋白酶均显著降低;肝郁模型组大鼠血糖显著升高,胰高血糖素和生长抑素呈降低趋势,脾虚模型组和肝郁脾虚模型组大鼠的血糖和胰高血糖素均显著降低,生长抑素显著升高,3个模型组的胰岛素均显著增高。所以说,肝郁、脾虚、肝郁脾虚三证模型大鼠均存在胰脏功能的异常,但同中有异。肝郁脾虚证大鼠的胰腺内、外分泌功能状态与脾虚证模型基本相同。

情志模型是证候动物模型中比较关键而又有较大难度的模型。20世纪90年代以来,国内若干课题组(如陈家旭、金光亮、严灿、张六通、乔明琦、图娅等)通过不懈的努力,取得了较大进展。如岳利峰(陈家旭)等通过以下三方面对慢性束缚应激大鼠模型的证候属性进行评价:①大鼠宏观表征、食量、体重、粪便变化及反映小肠吸收功能的尿 D- 木糖排泄率检测;②利用 Noldus 公司的行为学设备对大鼠旷场实验进行分析,了解大鼠的焦虑、抑郁程度,验证模型是否成功;③以方测证:逍遥散的调节作用。结果发现模型组大鼠由初次束缚时反抗不安,逐步转变为神态倦怠、烦躁、毛发枯黄散乱无光泽、大便稀溏等;模型组大鼠体重增长缓慢;尿 D- 木糖排泄率逐渐降低;第7天开始穿格数、站立次数、修饰次数均有下降趋势,第21天达到最低点。而逍遥散有显著的治疗调节作用。认为慢性束缚方法能模拟郁怒日久、木郁乘土、肝郁脾虚的病理演变过程,确证该方法造成大鼠肝郁脾虚证模型。

四、肺脏证候动物模型

1976年山西中医研究所内科呼吸组建立甲状腺功能低下或肾上腺皮质功能低下 SO₂熏法肺虚寒证模型,及甲状腺功能亢进加 SO₂熏法肺阴证模型。1981年天津市和平医院病理科建立刨花烟熏法肺气虚证模型,及氢化可的松、利血平和甲状腺素应用加刨花烟熏法肺阴阳两虚证模型。1988年王元勋建立油酸应用实验性休克肺肺气虚证模型。1989年王元勋建立烟熏法肺气虚证模型。1990年孔繁智建立 SO₂熏法慢性支气管炎肺气虚证模型。

1994年陈克进建立气候法风寒犯肺证模型。同年陈振发建立人工气候加冰水法"形寒寒饮则伤肺"证候模型。同年徐锡鸿建立风寒加 SO_2 熏法肺气虚证模型。同年区永欣建立麻黄汤发汗加风寒刺激卫气虚模型、高温发汗加风寒刺激卫气虚模型、急性风寒刺激卫气虚模型。

造模方法有：①慢性支气管炎性肺虚（痰阻）证模型（锯末、刨花、香烟烟熏法，SO_2 熏法，氨水刺激法，刨花、锯末、烟叶、雄黄混合熏法）；②急性呼吸窘迫综合征性肺虚证模型（油酸法）；③内分泌功能改变加慢性支气管炎性肺虚证模型（SO_2 加无载体 ^{131}I 法；SO_2 加泼尼松法；SO_2 加甲状腺粉和利血平法；烟熏加氢化可的松、利血平和甲状腺素法）；④禀赋不足或／加后天失调法肺脾两虚易感模型；⑤气候因素加慢性支气管炎改变肺虚证模型（风寒加 SO_2 熏法）；⑥风寒犯肺证模型（气候法）；⑦"形寒寒饮则伤肺"证候模型（人工气候加冰水法）；⑧卫气虚证模型（麻黄汤发汗加风寒刺激法；高温发汗加风寒刺激法；急性风寒刺激法）；⑨风寒犯肺模型（气候法）；⑩肺阳虚证模型（刨花烟熏加寒冷法）；⑪哮喘"痰瘀伏肺"模型（寒冷，致敏，寒冷加致敏，寒冷加致敏加诱发法）。

造模上应注意全身性气虚指征的观察，及其与脾虚证的区别与联系。以慢性支气管炎法建立肺虚证模型应有足够造模时间以使炎证转为慢性。

具体模型如：针对动物模型的影像学诊断研究鲜见文献报道的情况，李泽庚等探讨肺气虚证模型大鼠的影像学变化。采用慢性阻塞性肺疾病（COPD）模型的造模方法建立肺气虚证大鼠模型。用两次气管内注入脂多糖（LPS）及熏香烟4周的复合刺激法造模，4周后各组摄片，并观察一般状况、呼吸频率、质量改变情况及病理形态变化。结果显示，影像学和病理形态学结果均表明肺气虚证大鼠有明显的肺气肿表现。肺气虚证大鼠影像学表现为：①两侧膈肌下降（约位于第8前肋，第11后肋间隙）。②肋间隙增宽，肋骨略抬高。③肋膈角变钝。④肺野透亮度增加。⑤大鼠的膈顶活动度不大。呈肺气肿样改变，与相关文献报道基本相符。病理形态结果显示，模型组大鼠的气管、支气管有明显的慢性支气管炎特征，肺组织显示局限性肺泡型肺气肿和小叶中央型肺气肿，电镜下可见支气管上皮纤毛明显受损，Ⅱ型肺泡上皮增生及肺泡巨噬细胞活化。以上病理改变均符合肺气虚证、慢性阻塞性肺疾病及肺气肿的特点。

五、寒热证动物模型

1979年北京中医研究所用热性中药喂饲动物建立阴虚模型。1982年梁月华用寒凉药、温热药建立寒证、热证动物模型，并在以后对造型方药作不断简化、改进。1986年李凤文建立温度控制体外培养肝细胞寒证、热证模型。1991年张伟荣报道以体表温度为标准筛选自然寒体和热体动物。同年北京医科大学基础医学院建立补气法实热证动物模型。1994年匡调元建立热体加五三粉法内燥模型。寒体加蜂蜜猪油法内湿模型。1995年何晓晖建立辛温燥热食物法幼鼠虚热证模型、先天性阴虚模型。等等。

造模方法有：①寒性和热性方药法寒证、热证模型；②温度控制肝细胞培养法寒证、热证模型；③自然体质法寒证、热证模型；④补气法热证模型；⑤气候法寒证、热证模型；⑥辛温燥热食物法热证、先天性阴虚模型；⑦热体加五三粉法内燥模型；寒体加蜂蜜猪油法内湿模型；等等。

造模上应注意虚寒证模型、虚热证模型与阳虚证模型、阴虚证模型的联系，以及实热证模型与虚热证模型的鉴别。宋辉等实验发现以石膏∶知母按 3∶4 比例 100% 煎剂灌喂大鼠，4ml/d 每只，连续 3 周，停药后虚寒状态可持续 7 日以上。

具体模型如：在前期多次尝试的基础上，宋捷民等探索建立寒热并见证动物模型。方法是先以丙硫氧嘧啶和寒凉中药石膏、知母、番泻叶长时间灌胃，加上冰柜中冷冻的复合造模法，造模 4 周制作虚寒证模型。在此基础上，第 29 天皮下注射干酵母混悬液致大鼠发热，在注射干酵母后 0~96 小时取样观察相关指标。结果造成约 40 小时的"寒热并见证"动物模型，大鼠出现了中医寒热错杂的临床表现。不同证候模型间的比较，有助于更全面地了解模型的生物学特性。李文强等比较胃实寒证（知母造模 2 天）与胃虚寒证（生石膏、龙胆草、黄柏、知母造模 14 天）大鼠模型造模结束后第 1、3、5、7 天的血清 NO、β-EP 改变。结果发现，胃实寒证模型大鼠造模后第 1、3 天疼痛程度比胃虚寒证大鼠剧烈，且有较快恢复正常的趋势，胃虚寒证大鼠疼痛不明显。胃实寒证大鼠在造模后第 1、3 天血清 NO 值较空白组显著性升高，造模后第 1 天 NO 值较胃虚寒组显著性升高；而胃虚寒组与空白组差异不明显。胃实寒证大鼠在造模后第 1、3 天血清 β-EP 值较空白组及胃虚寒组均显著性降低，胃虚寒组与空白组差异不明显。随着时间的推移，胃实寒证大鼠的 NO 值与 β-EP 值呈逐渐恢复正常的趋势。

六、血虚证动物模型

1977 年上海中医研究所建立失血加限量营养血虚证模型。1981 年贾长恩、叶百宽建立乙酰基苯肼溶血性贫血血虚证模型。1985 年王奎建立马利兰骨髓损伤血虚证模型。1987 年黄广平建立失血性贫血血虚证模型。1988 年迟永春建立 X 线照射骨髓损伤血虚证模型。1990 年雷历建立苯中毒再生障碍性贫血血虚证模型。同年高洪波建立环磷酰胺、丝裂霉素 C 骨髓损伤血虚证模型。

造模方法有：①溶血性贫血血虚证模型（乙酰基苯肼法）；②失血性贫血血虚证模型；③失血性贫血加营养不良血虚证模型；④再生障碍性贫血血虚证模型（马利兰法、苯中毒法、环磷酰胺法、放射线损伤法、丝裂霉素法）；等等。

观察指标除血象外，应着重于机体各脏器失于濡养之表现及历时性改变。

具体模型如：袁久荣等为四物汤的配伍机制研究筛选合适的血虚动物模型。用乙酰苯肼（APH）+^{60}Co 照射及乙酰苯肼 + 环磷酰胺（CPA）两种方法造成血虚小鼠动物模型，观察动物的红细胞计数、血红蛋白含量、血细胞比容、白细胞及血小板等血常规指标的变化情况，比较不同剂量的四物汤全方对两种模型补血作用的影响。结果发现，两种造模均可以造成红细胞、白细胞的减少，但是乙酰苯肼 + 环磷酰胺的作用更为明显。两种模型的血小板降低都不明显。给予四物汤治疗后，各用药组红细胞、白细胞均有不同程度的升高，以环磷酰胺造模的四物汤中剂量组变化最为显著。说明用乙酰苯肼 + 环磷酰胺造成的血虚小鼠动物模型，给予中剂量四物汤治疗最适于四物汤补血作用机制的研究。

七、血瘀证动物模型

1974 年山西医学院建立家兔腹腔内自身血凝块血瘀模型。陈振中报道同年建立的血瘀模型有高胆固醇饲养法造成的家兔动脉粥样硬化；垂体后叶素静注造成冠状动脉痉挛；去甲肾上腺素静注造成小动脉收缩。1975 年山西省中医研究所报道异丙肾上腺素所致心肌梗死血瘀模型。同年上海第一医学院病理生理教研室建立高分子右旋糖酐静注微循环障碍血瘀模型。同年上海中山医院用结扎狗冠脉方法制成心梗血瘀模型。同年北京中医学院建成体外血栓形成血瘀模型。同年北京西苑医院建成冰水应激诱发心肌小血管内血小板凝集血瘀模型。同年北京广安门医院以橄榄油静注致肺脂肪栓塞休克血瘀模型。陈振中报道同年建立的血瘀模型有异丙肾上腺素增加麻醉心脏负荷,戊巴比妥钠造成动物处于睡眠状态。1976年中国医学科学院分院建立黏膜滴加盐酸使微循环障碍血瘀模型。同年建立的还有SO_2吸入使气管软骨微循环改变血瘀模型。1977年陈振中报道由ADP诱发血小板聚集血瘀模型。同年山西中医研究所建立CCl_4肝硬化血瘀模型。同年山西省中医研究所首将慢性CCl_4肝损伤模型作为血瘀证模型。1979年史荫绵以肠系膜滴加盐酸肾上腺素致血管痉挛作为血瘀模型。1982年朱洪荫报道以肾移植排斥反应作为血瘀模型。1984年上海科技大学报道动物骨折愈合血瘀模型。同年日本廖忠人建立肾上腺皮质激素血瘀模型。1985年毛腾敏建立冰浴刺激加肾上腺素血瘀模型。同年李麟仙报道可以颈总动脉血栓形成、颈总动脉血小板血栓形成、脑动脉血栓形成、冠状动脉血栓形成、下腔静脉血栓形成、凝血酶加六氨基己酸致DIC、大肠杆菌内毒素致DIC、脑低压低灌流脑缺血、脑血管自身血凝块栓塞、实验性肺栓塞等作为血瘀模型。同年日本松田秀秋建立高脂血症加内毒素致DIC血瘀模型。1986年王雪圃报道心脏移植排斥反应血瘀模型。同年中国中医研究院基础理论研究所建立家兔皮管激光损伤血瘀模型;同年鲍军建立用含兔脑粉的高分子葡聚糖建立急性血瘀模型。同年李景德介绍日本创立肾上腺皮质激素(倍他米松)致血瘀模型。同年翁维良报道腹腔注射肾上腺素致微循环障碍血瘀模型。同年韩新民建立冰浴应激血瘀模型。同年张陈福报道沸水烫伤致血小板聚集活性增高血瘀模型。同年戴豪良建立低硒气虚血瘀模型。1987年聂松青报道老年动物自然血瘀模型。同年金惠铭报道胎儿羊水致DIC血瘀模型。同年王刚建立弹性酶肺气虚血瘀模型。

造模方法有:①全身性血液循环系统改变血瘀证模型(高分子右旋糖酐法;肾上腺素法;冰浴应激法;低硒饮食法;肾上腺皮质激素法;高分子右旋糖酐加兔脑粉法;肾上腺皮质激素加肾上腺素法;冰浴应激加肾上腺素法;去甲肾上腺素加牛血清白蛋白法;凝血酶法;兔脑粉浸出液法;凝血酶加六氨基己酸法;胎儿羊水法;大肠杆菌内毒素法;金黄色葡萄球菌法;实验性癫痫法;实验性湿热型肾病法;高盐饮食法;寒凝血瘀法;阳虚血瘀法;肾上腺皮质激素法加大肠杆菌内毒素法;肾上腺皮质激素加大肠杆菌内毒素加速尿法;大黄加肾上腺素法;电针疼痛法;癫痫法;电脉冲刺激法);②腹腔血凝块血瘀模型;③血栓形成血瘀证模型(体外血栓形成法;颈总动脉血栓形成法;颈总动脉血小板血栓形成法;下腔静脉血栓形成法;光化学反应法);④局部血液循环障碍血瘀证模型(黏膜盐酸滴加法;气管SO_2损伤法;肠系膜、黏膜肾上腺素、去甲肾上腺素滴加法;肠系膜超敏反应法;家兔皮管激光损伤法);⑤高脂性疾病血瘀证模型(高脂血清培养血管内皮细胞法;高脂血症法;动脉粥样硬化症法;高脂血症加内毒素应用致DIC法);⑥骨折及外伤血瘀证模型(骨折法;外伤法;正加速度惯性力损伤法);⑦心脏移植血瘀证模型;⑧衰老血瘀证模型(自然衰老法;臭氧致自由基损伤衰老法;衰老加饥饿加疲劳加寒凉法);⑨胎儿宫内发育迟缓血瘀证模型(烟熏法);⑩辐射骨髓损伤血瘀证模型;⑪心肌缺血性改变血瘀证模型(冠状动脉结扎法;异丙基肾上腺素应用法;冰水应激法;垂体后叶素应用法;高分子右旋糖酐颈静脉注射法;冠状动脉血栓形成法);⑫脑血管疾病血瘀证模型(脑血管自身血凝块栓塞法;脑动脉血栓形成法;高血压脑出血法;激光颅脑损伤法;脑内血肿法;低压低灌流法);⑬肺脏疾病血瘀证模型(肺栓塞法;弹性蛋白酶应用法;腺病毒肺炎加去甲肾上腺素法;^{60}Co照射、或博莱霉素、或可溶性免疫复合物法;实验性肺纤维化法);⑭肾脏疾病血瘀证模型(腺嘌呤法;免疫损伤法);⑮肾血管性高血压血瘀证模型(二肾一夹法);⑯肠粘连血瘀模型;⑰肝硬化血瘀证模型(CCl_4应用法;CCl_4损伤加营养不良加酒精应用法);⑱盆腔静脉系瘀血血瘀证模型(输卵管结扎法);⑲慢性肾功能衰竭血瘀证模型(肾皮质电灼法);⑳病证结合血瘀证模型(实体淋巴肉瘤法)。等等。

应比较不同方法建立的血瘀证模型的不同点,并在血液循环系统之外加强对整体性病理变化的研究。不同的造模方法形成的血瘀证模型其病理有明显差别。从中医角度看有寒凝,有(阴虚)火旺,有多食咸,有血虚,有跌仆外伤,有肝郁气滞,有气虚,有热毒,有污血,有衰老气阴两虚,有胎不长,有脾肾阳虚,等等。

具体模型如:王婷婷等运用不同方法建立两种气滞血瘀证模型,并进行比较。方法:采用声光电、夹尾、束缚、冰水浴多种刺激联合应用及2次肾上腺素注射加冰浴的方法造模。采用MOTO压力传感技术检测血液流变学相关指标,采用凝固法检测凝血四项相关指标。结果显示,与空白对照组相比,多因素刺激组大鼠血液流变学指标中全血高、中、低切黏度与血浆黏度均显著升高,肾上腺素组大鼠全血高切黏度与血浆黏度显著升高;两组大鼠凝血四项指标中纤维蛋白原含量均显著升高。由此认为,多因素刺激与肾上腺素注射法均能导致动物出现血瘀状态,肾上腺素注射法方便易行,多因素刺激组较符合中医病因病机理论。张玲等为探讨建立寒凝证动物模型的最佳温度条件,进行以下实验。方法:将50只雌性SD大鼠随机分为A、B、C、D、E 5组,每组10只,A组为对照组,B、C组为-15℃冷冻组,D、E组为-25℃冷冻组,各组均冷冻5天,每天冷冻4小时。C、E组同样冷冻后,正常喂养5天。观察大鼠体征和体重,在冷冻结束后第1天和第5天取血检测血液流变学指标。结果发现,与A组比较,B、C、D、E组大鼠体征变化评分均明显升高;与A组比较,B组和D组冷冻期内大鼠体重下降,E组冷冻结束后体重增加较少;与A组比较,B组与D组全血还原黏度高切明显升高,红细胞刚性指数有升高趋势,但未见统计学差异。由此得出,每天-25℃、4小时,连续冷冻5天,可建立寒凝证模型,结合整体体征评分及血液流变学指标评价,符合中医寒凝证候特点。

近年血瘀证模型研究的一个特点是急性模型较多,其中尤以肾上腺素+冰浴刺激模型(1985年毛腾敏建立)占明显的比例。如2016年度涉及肾上腺素+冰浴刺激模型的研究就有:李宏力等,Z-没药甾酮对急性血瘀模型大鼠凝血和血管内皮功能的改善作用及其机制研究(《中国药房》);刘建东等,赤雹果总有机酸对寒凝血瘀模型大鼠凝血时间及血液流变学的影响(《中国药房》);陈琪瑶等,延胡索醋制前后对血瘀模型大鼠血液流变学的影响(《中国医院药学杂志》);傅卫红等,中药与矿物盐微粉对急性血瘀模型大鼠血液流变性的影响(《陕西中医》);张晓燕等,复方丹参片对血瘀模型大鼠的实验研究(《广东药学院学报》);章丽等,牡丹皮、赤芍与白芍对急性血瘀模型大鼠活血功效的比较研究(《中草药》);朱凯等,牛蒡子萃取物对血瘀证动物模型血液流变学的影响(《中国老年学杂志》);王海丽等,茜草炭不同提取物对急性血瘀模型大鼠的影响比较研究(《中草药》);尹立敏等,桃仁分离物对急性寒凝血瘀模型大鼠血液流变学和血常规水平的影响(《陕西中医药大学学报》);方洋等,栀子提取物对急性血瘀模型的影响(《江西中医药》);乔玉良等,寒凝血瘀模型大鼠对血小板生物学的影响(《中医药学报》);等等。

八、温病动物模型

1983 年熊启逵建立大肠杆菌注射复制温病卫气营血证候模型。1985 年卫生部科教司报道有用 20% 啤酒酵母混悬液复制表证模型。用百日咳和大肠杆菌内毒素混合液建立温病邪陷心包模型。1986 年陈泽霖建立病毒感染湿热下注模型。1988 年侯宇轩建立人工高温暑风模型。同年郭金龙建立气候因素湿阻证模型。1988 年王宇华建立大肠杆菌内毒素温病发热模型。1989 年南京中医学院周群用兔瘟病毒建立瘟疫高热模型。同年汪先恩建立大肠杆菌内毒素两次注射温病血分证模型。1990 年曹一鸣建立大肠杆菌内毒素一次注射温病血分证模型。同年张剑勇建立肺炎双球菌气管接种法温病邪热壅肺模型。同年田金洲建立伤寒三联菌苗温病发热模型。

造模方法有:①大肠杆菌注射法温病模型(静脉或皮下注射);②大肠杆菌内毒素注射法温病模型(一次和二次注射法);③巴氏杆菌注射法温病模型;④肺炎球菌接种法温病模型(鼻腔和气管接种);⑤肺炎球菌注射加次碳酸铋温病模型;⑥兔瘟病毒注射温病模型;⑦伤寒三联菌苗、疫苗感染温病模型;⑧暑热温病模型;⑨湿热加饮食失节温病模型;⑩湿热、饮食失节加 CCl_4 应用温病模型;⑪湿热、饮食失节加鼠伤寒杆菌温病模型;⑫湿热加鼠伤寒沙门氏菌温病模型;⑬盐酸 D- 氨基半乳糖注射温病模型;⑭仙台病毒接种温病模型;⑮热病伤阴红舌证模型(大肠杆菌腹腔注射加禁水,速尿应用,或高渗葡萄糖应用法);⑯猪流行性腹泻华株病毒口服法温病模型;⑰牛血清白蛋白注射系膜增殖性肾炎温病模型;⑱大肠杆菌内毒素加速尿法温病模型;等等。

感染性休克的厥脱证模型与某些温病模型有病理联系。温病各具体证候的鉴别和证型持续时间是温病模型需进一步研究的内容。

具体模型如:徐建瑞等观察甘露消毒丹对温病湿热证模型大鼠粒细胞集落刺激因子(G-CSF)、一氧化氮(NO)含量影响的研究,初步探讨甘露消毒丹对温病湿热证的治疗机制。采用吴仕九之法(高糖高脂饲料饲养 + 高温高湿环境 + 大肠杆菌静脉注射法)复制温病湿热证动物模型,再给予甘露消毒丹治疗,测定各组间量化指标,并比较组间差异。结果显示,与正常组相比,模型组大鼠体内 G-CSF 水平显著升高,NO 水平显著降低,而经治疗后,治疗组大鼠各项指标均降至正常,与正常组无显著性差异。说明甘露消毒丹能显著降低温病湿热证模型大鼠机体内 G-CSF 的含量和升高体内 NO 的含量,使其恢复至正常水平。

九、痹证动物模型

1986 年王绪辉建立气候因素肢体痹证模型。1988 年吕爱平建立气候因素与免疫因素结合痹证模型。1990 年王绪辉建立具有自身 IgG 抗体的类风湿关节炎痹证模型。1994—1995 年吕爱平建立免疫损伤加氨基导眠能法、免疫损伤加性腺功能异常法、免疫损伤加低钙法肾虚痹证模型。关节软骨机械损伤法痹证模型。1996 年肖长虹建立人工气候加胶原诱导加葡萄球菌肠毒素 B 外涂类风湿关节炎风寒湿痹与风湿热痹模型。同年金祝秋建立弗氏完全佐剂加人工气候法痹证模型。

造模方法有:①风寒湿损伤法痹证模型;②免疫损伤加气候因素痹证模型;③类风湿关节炎性痹证模型;④肾虚痹证模型(免疫损伤加氨基导眠能法;免疫损伤加性腺功能异常

法；免疫损伤加低钙法）；⑤关节软骨机械损伤法痹证模型；⑥类风湿关节炎风寒湿痹与风湿热痹模型（人工气候加胶原诱导加葡萄球菌肠毒素 B 外涂）；⑦弗氏完全佐剂加人工气候法痹证模型；等等。

痹证模型制作应考虑气候及体质因素。

具体模型如：赵京涛等观察补肾健骨中药关节康治疗肾虚型骨性关节炎大鼠的前列腺素 E_2（PGE_2）及雌二醇（E_2）水平的变化，探讨其作用机制。用 Wistar 雌性大鼠 40 只，采取切断左侧膝关节内侧副韧带、前后交叉韧带和内侧半月板 + 切除卵巢去势法（造模时间 6 周）建立骨关节炎肾虚大鼠模型，随机分为中药治疗组、布洛芬（芬必得）治疗组、模型对照组，同时设立正常对照组，分别在用药后 2 周、8 周各组随机处死大鼠，检测关节滑膜 PGE_2 和 E_2 含量。结果发现，中药组和芬必得组关节滑膜 PGE_2 含量较模型组明显降低，在第 8 周时，中药组和芬必得组 PGE_2 含量降低并接近正常，且两组之间无显著差异。中药大鼠血浆 E_2 水平显著高于模型组及芬必得组。说明补肾健骨中药关节康能降低肾虚型骨性关节炎大鼠关节滑膜中 PGE_2 的含量，从而缓解关节痛，抑制炎症的发生和发展。还能纠正去势大鼠体内 E_2 水平较低的状况，提高 E_2 含量，改善机体的肾虚状态。

十、其他证候动物模型

其他研究较多的证候动物模型类别还有：心脏证候动物模型、气虚证动物模型、伤寒动物模型、痰证动物模型、湿（热）证动物模型、阴证阳证动物模型、痹证动物模型、里实证（便秘）动物模型、疳证动物模型、厥脱证动物模型、冠心病证候动物模型、心衰证候动物模型、糖尿病证候动物模型、肠易激综合征证候动物模型、功能性消化不良证候动物模型、溃疡性结肠炎证候动物模型、中风证候动物模型、血管性痴呆证候动物模型、老年性痴呆证候动物模型、细胞证候模型、四氯化碳所致证候动物模型、病因动物模型、舌象脉象动物模型、脏腑生理病理时相相关动物模型、脏腑相关动物模型、经穴动物模型、少数民族传统医学动物模型，等等。

（一）湿（热）证动物模型

如：李华锋等鉴于目前用内毒素 + 高脂饮食方法建立的湿热证动物模型，均以兔为实验对象，而没有使用大鼠，而大鼠在炎症因子的信号传导通路及因子的活化表达上与人更为接近。比较用内毒素和 / 或肥甘饮食的方法建立大鼠湿热模型的结果。结果发现正常大鼠 IL-2、NF-κB 均为低表达。内毒素组、肥甘饮食组大鼠 IL-2、NF-κB 表达与正常大鼠无明显差别，而内毒素 + 肥甘饮食组大鼠 IL-2、NF-κB 表达较正常大鼠明显升高。NF-κB 在炎症和免疫反应中起枢纽作用，而 IL-2 是 NF-κB 的下游炎症因子。说明内毒素 + 肥甘饮食方法对建立大鼠湿热模型效果明显，其造模机制可能为在高血脂的基础上启动了非特异性的炎症反应。

（二）其他证候动物模型

如：周欣等基于遗传（先天禀赋）参与决定疾病证候的原理，研究小鼠品系差异对抑郁症证候的影响。使用皮质酮皮下重复注射 3 周及慢性温和不可预知应激 3 周两种方式，在雄性 Balb/c 和 129/S1 两种近交系小鼠上进行抑郁症造模。对模型动物进行糖水偏好实验、悬尾实验、强迫游泳实验、新奇环境摄食抑制实验、旷场试验等行为学检测，以及对小鼠证候表型特征：皮毛状态、掌纹血色度、抓力和负重游泳实验进行检测。结果发现，Balb/c 小鼠在两种模型中分别表现出阈下抑郁样行为和抑郁样行为，但是在抓力及掌纹血色表型上都显示气虚样证候。129/S1 小鼠在两种模型下都表现出抑郁样行为，从行为绝望分析表现为气郁样证候。两个品系在两种模型下皮毛评分都增加，提示此表型与气虚与气郁都有关系。说明本研究显示的抑郁症证候呈现品系依赖性，且一定程度上独立于造模方法。精瘀是生殖之精瘀阻在生殖器或精道，临床上以酸性磷酸酶（ACP）、雌激素升高为标志。刘然等通过对 8 周龄 SD 雄性大鼠慢性束缚的方法建立肝郁精瘀动物模型，检测其血清 ACP、E_2、α-Glu（α- 糖苷酶）改变，探讨肝气郁结与精液瘀阻之间的相关性及内在机制。结果发现肝郁精瘀组与对照组比较 ACP、E_2 浓度升高，α-Glu 浓度下降，柴胡疏肝散汤剂治疗组介于两者之间。说明肝气郁结可通过对 ACP、E_2、α-Glu 的变化而影响生殖之精的正常排泄，致精液瘀阻。情志刺激—肝气郁结—精液瘀阻三者之间具有相关性。不同地区的病证，可能有不同的特点。王昕宇等通过人工气候箱寒燥条件结合喂养高脂饲料并腹腔注射维生素 D_3，建立新疆地区冠心病秽浊痰阻证大鼠模型。观察宏观症征、组织病理和血清指标等的改变。结果发现宏观症征、体质量、血清总胆固醇、低密度脂蛋白胆固醇、极低密度脂蛋白胆固醇、IL-6、TNF-α、动脉血管壁和肝脏组织病理等指标有相应改变。说明造模方法具有一定可行性。该课题组以往对新疆医科大学附属中医医院心血管专科就诊的 2 215 例冠心病患者做辨证分型及相关分析，发现秽浊痰阻气虚血瘀证是新疆地区胸痹的主要证型。诱发因素包括年龄、脂质代谢异常、高血压、肥胖、饮食、寒冷、干旱少雨、沙尘风暴、沙尘花粉等。人工气候箱模拟了新疆地区的环境，寒燥条件易伤脾胃，使水谷运化失常、久化痰浊、浊气不降、清气不升，导致大鼠出现嗜睡懒动、反应迟缓、活动能力差、大便黏滞不成形等一系列表现。燥邪侵扰，痰湿凝结于血脉，导致大鼠舌质暗红或暗紫、苔腻。模型大鼠基本表现出新疆冠心病秽浊痰阻证的辨证要点。西北燥证是由多个单元证候构成的复合证候，其主证为肺卫孔窍皮肤燥证，兼证尚有肝肾精血不足证、肺心脾风火燥证、心肾阴虚证、脾胃阴虚证、脾胃蕴湿证等。主证为西北燥证必备的标志性证候，又为各兼证存在的前提。周铭心课题组开展西北燥证研究 20 余年，已完成该证临床研究和流行病学研究工作，在此基础上，王玲、周铭心等在实验室中模拟西北燥证外感燥、火、风、寒等综合病因，以研制西北燥证主证动物模型。方法是以西北燥证病因和证候研究结果为依据，参照从西北燥证典型好发地区和田实际气候所拟定的燥火风寒气化构成比：①拟定温度、湿度、光照、风吹、沙尘等 5 项人工气候指标；②改装人工气候箱，使能调控较低相对湿度；③在人工气候箱中加设吹风功能；④为保证更接近实际，特收集和田地区桑园浮土和农村民居房顶等处的上层尘土，充作沙尘原料；⑤为 5 项人工气候指标分级量化赋值并加以组合以体现燥火风寒气化属性；⑥拟定一个气化周期的状态公式，拟定人工气候指标因素时空安排计划。据此进行预实验和阶段试验，取得预期结果。史红、周铭心等采用计量方法，为西北燥证主证动物模型选择合宜微观指标。方法是根据西北燥证临床和流行病学研究结果，寻觅选择微观实验指标的方向；学习既往中医动物实验文献，在选择方向引导下分析相关指标，加以初步筛选，得出一定数量的备选指标；再以入选指数大小对备选指标进行加权计量取舍，从而选定适量指标。认为本文方法亦可成为其他中医复杂性病证研究选择实验指标之借鉴。

（三）病因动物模型

如：张六通从事中医病因学动物实验研究已数十年。宋玉、张六通等观察形寒与寒饮对小鼠呼吸道黏膜免疫分子的影响。将 40 只昆明小鼠随机分为常温对照组、形寒组、寒饮组、形寒寒饮组 4 组，于造模后第 18 天检测相关指标。结果发现形寒组、寒饮组与形寒寒饮组气道液 TNF-α 和 IgG 表达值与常温对照组比较均明显升高，形寒寒饮组升高最明显。形寒组、寒饮组与形寒寒饮组气道液中 SIgA 的浓度与常温对照组比较均明显下降，形寒寒饮组降低最明显。倪圣、张六通等研究外燥对远交系昆明种和近交系 Babl/c 两种品系小鼠气道、肺与皮肤组织影响的共性特征。两品系小鼠各 114 只，随机平均分为常温常湿组、温燥组、凉燥组。人工气候箱造模后第 6 天、第 12 天观察相关指标。结果发现造模第 12 天是研究外燥伤肺的"最佳时期"，气道病理可作为外燥伤肺的特异性指标，皮肤病理为辅助性指标，肺呼吸膜增厚与Ⅱ型肺泡细胞之 OMB（嗜锇性板层小体）与线粒体结构异常是特异性超微结构病理指标。

（四）舌象动物模型

如：杨星君等依据"温病重舌"原理，探讨了温病气营传变影响舌象变化的分子机制。用耳缘静脉注射内毒素方法复制雄性新西兰大耳白兔气营传变模型，白虎汤和清营汤治疗作为验证，HF 染色及免疫组化染色观察舌黏膜厚度与热休克蛋白（HSP70）表达变化。结果发现，与空白组相比，气分证组舌黏膜增厚，但差异没有统计学意义，营分证组舌黏膜显著增厚。白虎汤和清营汤治疗可以抑制舌黏膜增厚，特别是清营汤变化显著。舌黏膜厚度与 HSP70 表达成正相关。说明 HSP70 是反映温病气营传变舌象变化的重要分子。尹明等用高脂高糖饮食（蜂蜜 + 油脂 + 白酒）+ 湿热环境 + 关节腔注射尿酸钠的复合方法，建立痛风性关节炎湿热蕴结证大鼠模型，也重点观察了模型的肉眼舌象和舌组织病理。

（五）脏腑生理病理时相相关动物模型

如：吴菁等观察春秋两季大鼠海马、额叶中 5- 羟色胺（5-HT）含量的变化，探讨"肝应春"的调控机制。选用雄性 SD 大鼠分别在春分、秋分前 7 天购入，在自然环境下喂养至春分、秋分后 21 天，取脑检测海马、额叶中的 5-HT 含量。结果发现春季组海马中 5-HT 含量与秋季组比较有显著性差异，春季组海马中 5-HT 含量低于秋季组。春季组额叶中 5-HT 含量与秋季组比较无显著差异。韩俊阁等选取对季节、光照变化敏感的金黄地鼠，分别于夏至、冬至日取出金黄地鼠血浆及下丘脑、垂体、肾上腺组织，用 ELISA 法检测其中褪黑素（MT）、褪黑素受体（MR）、促肾上腺皮质激素释放激素（CRH）、促肾上腺皮质激素（ACTH）、皮质醇（CORT）含量。结果发现，在血浆、下丘脑、肾上腺组织中，MT 含量呈现冬高夏低的改变；在下丘脑、肾上腺组织中，MR 含量冬高夏低，CRH/CORT 无论在血浆还是下丘脑 / 肾上腺组织中的含量均冬高夏低；ACTH 在血浆中冬高夏低；在垂体组织中，其 MT、MR 及 ACTH 的含量呈现明显夏高冬低的规律。说明下丘脑 - 垂体 - 肾上腺轴（HPA 轴）的功能冬季显著高于夏季，这从生物学角度阐明了"肾通于冬气"的可能机制。

（六）少数民族传统医学动物模型

如：维吾尔医学的异常黑胆质证动物模型研究已有长足进展，特别是新疆医科大学哈木拉提·吾甫尔的课题组有较多工作。维医体液论认为，组成体液的胆液质（Sapra）、黏液质（Belghem）、血液质（kan）、黑胆质（savda）4种体液质的数量和质量相互依赖、相互制约、相互补充，形成以某一种体液质为主的体液型，并使体液处于相对稳定的动态平衡状态，为体内各系统、器官、组织及细胞发挥正常生理功能提供有利的、稳定的内环境，保持生命活动的正常进行。但精神状态（过度的焦虑、愤怒、恐慌、忧虑等）、不良的生活环境、饮食习惯和微生物等内外因素的长期作用可使体液质的质和量发生异常变化，产生异常体液，从而诱发疾病的发生。阿衣古丽·玉努斯等在建立异常黑胆质证大鼠模型的基础上，运用代谢组学研究技术，对异常黑胆质证及正常大鼠血清进行代谢组学研究，分析两组大鼠血清差异代谢组分。结果发现异常黑胆质证大鼠存在糖、脂肪、蛋白质及磷酸肌酸代谢紊乱。

第二节　证候动物模型建立的评价

一、证候动物模型建立的经验

如何建立与临床证候符合度高的动物模型？经验主要有以下几点：

（1）不预设模型的证候，而是造模后进行辨证确定。

（2）模型辨证标准规范化，比如建立量表。

（3）对一种模型进行全病程、分时段的辨证，全面地衡量该模型不同病理发展阶段的证候。

（4）治疗反证要多角度对照。

（5）结合实验前的动物体质进行证候造模。比如在购买来的同一动物群体中，选择体温低的动物进行阳虚证造模，或选择游泳耐力差的动物进行气虚证造模。

（6）虚证模型造模要尽量达到"精气夺则虚"，即造模因素去除后动物不易自然恢复。

（7）慢性证候的"慢性"固然指病程，但更主要是指病理改变上的"慢性"。

（8）证病结合模型的造模上，以病带证造模，而不是病、证分别造模，以增强证病结合的有机性。

二、证候动物模型研究随时代而发展

现代社会，特别是近年来焦虑抑郁、营养过剩等因素突出，湿热也是如此，广州中医药大学徐志伟教授认为，随着气候变暖加剧，岭南医学（重湿热）将有更广泛的适用地域。这些在证候动物模型上都有明显的反映。

焦虑抑郁方面，刘杨研究高血压肝火亢盛证模型的生物学基础。用雄性京都种 Wistar 和自发性高血压大鼠（SHR）各20只，分别设为 Wistar 组和 SHR 组。结果发现，2组大鼠收缩压均会随着周龄增加而增加，SHR 大鼠在各周龄均明显高于 Wistar 大鼠；SHR 大鼠随着周龄增加，其易激怒评分逐渐增加，旋转耐受时间逐渐减少，而 Wistar 大鼠这2个指标变化不明显；随着周龄的增加，2组大鼠 5-HT 逐渐减小，NE 逐渐增加，SHR 变化幅度明显大

于 Wistar。说明 SHR 大鼠在 14~18 周龄为肝火亢盛证的稳定期,和大鼠血液和脑内 NE 的含量有很大关系。在此基础上,薛晓兴等进一步探讨高血压肝火亢盛证的生物学机制。用 14 周龄 SHR 大鼠筛选出肝火亢盛证 SHR,分为模型组、三草降压汤(益母草、芍药、炙甘草、夏枯草、龙胆草)组、四逆散组和硝苯地平组,正常血压大鼠(WKY)为正常组。结果发现,与正常组相比,模型组 14~20 周龄血压值和易激惹程度升高,旋转耐受时间减少,血清 5-HT、血管紧张素 II(ANGII)、NE 升高。与模型组相比,三草降压汤组和硝苯地平组收缩压降低,四逆散组收缩压降低不稳定;三草降压汤组肝火亢盛证症状有较明显的改善,四逆散组改善不明显;三草降压汤组血清 5-HT、ANGII、NE 降低。赵振武等模拟郁怒日久、木郁化火的病理演变过程,建立肝郁化火证大鼠模型。Wistar 雄性大鼠随机分为对照组、模型组和丹栀逍遥散组。两个实验组单笼饲养且接受不确定性空瓶饮水刺激作为情绪应激源,持续 2 周,空瓶刺激同时给予药物干预。结果发现,应激 14 天时模型组较正常组进入开放臂次数比例和开放臂停留时间比例明显降低,模型组处于易激惹的状态,表现出频繁的攻击、探究、修饰行为;体质量增长减慢,饮水量同步增多;爪色 r 值更高。而丹栀逍遥散对上述各项指标有显著调节作用。

营养过剩方面,朱美林等观察脾虚状态对高脂血症大鼠肝脏胆固醇代谢的影响。SD 大鼠分为空白对照组、高脂血症组、脾虚高脂血症组。高脂血症组予高脂饲料喂饲,脾虚高脂血症组采用劳倦过度 + 饮食不节结合高脂饲料喂饲,造模 30 天。结果发现,与空白对照组比较,高脂血症组及脾虚高脂血症组血清胆固醇(TC)、LDL-C 显著升高,HDL-C、淀粉酶(AMY)显著降低,肝细胞大量脂质沉积,线粒体嵴减少,粗面内质网明显扩张,肝脏 3- 羟基 -3- 甲基戊二酸单酰辅酶 A 还原酶(HMGCR)、肝脂酶(HL)、胆固醇 7α- 羟化酶(CYP7A1)mRNA 表达显著降低。与高脂血症组相比,脾虚高脂血症大鼠血清 TC、LDL-C 水平显著升高,HDL-C、AMY 及尿 D- 木糖排泄率显著降低,肝脏 HL、CYP7A1 mRNA 表达显著降低。马莹莹等采用含高胆固醇的脂肪乳剂诱导,观察对大鼠血清尿酸的影响,并与高嘌呤饲料比较,以期得到更加稳定、持续的高尿酸血症模型。SD 雄性大鼠分为正常对照组、高嘌呤饲料(HPD)组、脂肪乳剂(LE)组。HPD 组给予高嘌呤饲料喂养,LE 组灌胃给予脂肪乳剂,连续 6 周。结果发现,与高嘌呤饲料比较,脂肪乳剂致大鼠高尿酸血症与"饮食不节,过食膏粱厚味"所致代谢性疾病的发病特点更吻合,且成型早、持续久、模型更稳定。在停止造模后第 2 周,HPD 组血清 UA 恢复正常,LE 组大鼠血清 UA 水平仍明显升高。还有荀丽英等用灌喂高脂乳 + 冠脉左前降支结扎法建立胸痹痰浊壅塞证大鼠模型、徐晓娟等用来曲唑加高脂乳剂制作 SD 雌性大鼠肾虚痰湿证肥胖多囊卵巢综合征(PCOS)模型等。

湿(热)方面,王菁等通过人工控制湿度,观察干燥、外湿环境对大鼠空肠、回肠和结肠的大肠杆菌、乳酸杆菌和双歧杆菌菌群的影响,以为湿邪致病阐明机制。将 SD 雄性大鼠随机分为常湿组、高湿组、低湿组,造模 21 天后,取空肠、回肠和结肠,分别进行菌群平板计数。结果发现,高湿组大鼠的空肠和结肠中大肠杆菌菌落值明显升高;低湿组大鼠空肠乳酸杆菌明显增多;低湿组空肠、回肠和结肠的双歧杆菌均非常明显的增多;高湿组结肠双歧杆菌的菌落值较为明显的升高。说明外湿对机体肠道内环境有明显的影响,改变了肠道菌群结构,从而导致疾病的产生。刘芳芳等探讨外湿环境对正常及脾阳虚大鼠脾细胞增殖能力的影响,研究内外合邪发病机制。SD 大鼠随机分为对照组、外湿组、脾阳虚组(番泻叶 + 利血平 + 游泳法)、脾阳虚加湿组。结果发现,外湿组、脾阳虚组、脾阳虚加湿组脾淋巴细胞增殖能力均显著低于对照组。脾阳虚加湿组脾淋巴细胞增殖能力较脾阳虚组显著下降。说明外湿环境因素相对于脾阳虚因素对机体免疫抑制作用更强,并且外湿因素与脾阳虚因素有协同致免疫功能下降的作用。卢立伟等认为由于生活环境、饮食习惯等因素的变化,湿热证哮喘逐渐增多,但目前尚未有湿热证哮喘动物模型的建立。他们采用湿热环境 + 高脂饲料饮食 + 大肠杆菌灌胃 + 哮喘激发(造模期 22 天)方法建立湿热证哮喘雄性 SD 大鼠模型。结果发现,与空白组相比,常温环境下,模型组大鼠体质量增长较快。进入湿热环境后,模型组大鼠体质量增长缓慢,肛温显著升高,饮食量、饮水量减少。与空白组相比,模型组大鼠 IL-4、IL-5、IL-6 显著升高,IL-2、IFN-γ 显著降低。还有徐秋颖等用高温高湿环境 + 高糖高脂饲料 + 白酒 + 慢性轻度不可预见性应激法建立脾胃湿热证肠易激综合征(IBS)大鼠模型、郑春素等探讨辛开苦降法对鼠伤寒沙门氏菌灌胃 + 高脂高糖饮食 + 高温高湿环境法建立的脾胃湿热证大鼠模型胃黏膜上皮细胞 p53、Bcl-2 蛋白的影响等。

三、证候动物模型研究促进了中医和中西医结合的发展

证候动物模型研究促进了中医病理形态学的发展。在 1995 年前脾虚证模型研究中,研究报告约 45% 的篇幅是病理学内容。施玉华从 1975 年开始应用 9 种肾虚证等动物模型对中医药理论进行形态学研究。模型有氢考模型、甲减成体模型、甲减幼体模型、垂体功能低下模型、LRH-A 模型、腺嘌呤模型、老年模型、类痴呆模型、体质模型。研究的理论有肾藏精、肾主骨生髓、脑为髓海、肾主生长发育、肾主生殖、肾主水液以及温肾、助阳、益精药、右归丸、龟龄集、补骨脂等的作用原理。研究有关器官有下丘脑 – 垂体 – 甲状腺 / 肾上腺 / 性腺、肝、长骨、肾、免疫系统(淋巴细胞、腹膜细胞及浆细胞)以及肥大细胞等。

又如,陈小野借助多批证候动物模型研究,揭示了虚证(气虚和阳虚)舌象的病理规律。即虚证大鼠舌象有如下表现:与正常大鼠比较,活体舌象见舌色淡,苔少,舌质嫩。组织病理见:舌黏膜固有层乳头减少;网状钉突变平;基底层细胞排列疏松,核小、染色淡;棘细胞层细胞核小,胞体膨大,胞核和胞浆染色淡,核膜及胞膜较明显;有时这种棘细胞空泡变性典型如岛状;颗粒层细胞嗜碱性颗粒减少;角质层略为疏松;丝状乳头和菌状乳头较少;角质层明显增厚,从基底到颗粒层略为增厚,角质层与其的比值升高。陈小野认为正常大鼠舌从舌尖到舌体后部有逐渐而明显的组织学改变,而虚证模型的上述病理变化属一种趋于“舌体后部”的变化模式。产生这一变化的原因可能在于营养状况的改变,而致黏膜上皮层的增殖和角化过程出现异常。

(陈小野)

第六章

证候临床研究的设计方法

第一节　证候临床研究设计概述

一、证候临床研究设计目的和临床研究分类

中医临床工作者在日常的临床实践过程中,会遇到大量有关证候的诊断、影响因素、治疗效果等方面的问题,这就需要凝练出科学问题、提出研究假设、科学设计研究方案、适时开展研究实践。由此可见,探索这类未知问题需要通过开展高质量的研究才能得以解决,而科学的研究设计、正确的研究实施、科学的研究评价是开展高质量研究的基本原则。一个完备科学且可行的证候临床研究设计方案可以使该证候临床研究实施的过程符合研究设计者所预估的推进路线,并且获得可靠的最终结果和结论。

对于不同的证候临床研究,往往需要采用不同的研究设计方法。根据研究者是否主动对研究对象施加干预,通常可以分为观察性研究和实验性(试验性)研究。观察性研究是指研究者不对研究对象施加干预,只是"被动"地观察和记录研究对象的客观情况,可以分为描述性研究和分析性研究。中医证候描述性研究主要是对中医证候在人群、时间、地区分布等进行描述,常见的有横断面研究。中医证候分析性研究主要是开发证候诊断量表以及探索中医证候发生发展的影响因素,常见的有临床诊断试验、病例对照研究、队列研究、针对真实世界数据的比较效果研究。证候试验研究是指对人体进行各种治疗方法的干预性研究,一般用来证实或者揭示治疗方法对中医证候的疗效以及药物安全性,类型主要包括了单臂临床试验设计、随机对照试验设计、析因设计、成组序贯设计、适应性设计、富集设计、篮式设计、伞式设计等。

其中,随机对照临床试验常被认为是"金标准"研究。但是,由于随机对照试验在研究对象方面具有严格的纳入排除标准,且实施过程中需严格控制合并用药等,也被称为是"理想世界"的研究。而观察性研究中病例对照、队列、比较效果研究等都是基于医疗卫生数据资源,属于"真实世界"研究,外部推广性较好,但容易受到混杂偏倚的影响。"理想世界"研究与"真实世界"研究的特点比较见表6-1。

二、证候临床研究设计基本步骤

(一)证候临床研究设计的基本步骤

1. 研究者首先提出研究目标。
2. 基于研究目标,查阅和学习相关文献,初步确定研究证候所包含的症状和体征范畴。

表 6-1　"理想世界"研究与"真实世界"研究的特点比较

内容	"理想世界"研究	"真实世界"研究
目的	随机对照的效力研究（efficacy） 着重于内部有效性和安全性	真实世界的效果研究（effectiveness） 着重于外部有效性和安全性
数据来源	专门为研究收集，有针对性的测量，数据收集过程常为前瞻性	来源多样，可基于现有数据库如电子医疗记录等，也可专门为研究收集，可前瞻性或回顾性收集
研究人群	有严格的纳入排除标准	实际用药的人群，无须严格的纳入排除标准
样本量	通常较小	通常较大
设计	严格控制混杂和偏倚，常结合随机、对照、盲法等实施	为观察性研究，不可避免存在混杂和偏倚，但可实施随机抽样
干预情况	标准化治疗，强调随机分配，有明确的干预	真实性治疗，不干预，根据患者病情和意愿选择干预措施
评价时间及评价指标	通常较短，评价指标为短期中医证候疗效、疾病转归	通常较长，多为远期结局，如心血管事件、生活质量、再次入院等
局限性	结论外推性较差	存在偏倚，且样本量较大
报告规范	CONSORT	STROBE

3. 成立专家组，基于学习所查阅的文献基础上，明确研究问题、研究人群、研究证候的基本症状和体征。

4. 在正式临床研究开始前，一般需要进行预试验或基于前期研究结果，完成下列前期研究工作。

（1）确定研究证候的诊断标准：

1）对于横断面研究的定量关联性研究不需要研究证候的诊断标准，但需要研究证候的疗效评价标准。

2）对于目前尚没有文献支持研究证候的诊断标准，原则上应研制相应的证候诊断工具，并进行科学评价，如：量表的内容效度和重复信度检验，包括研究者间的一致性评价等。

（2）确定研究证候的疗效评价指标或研究证候的疗效评价标准。对于证候疗效评价需采用量表的，则需要进行内容效度和重复测量信度的分析，包括一致性评价。

（3）明确证候信息采集方法，鼓励采用四诊信息采集系统进行证候信息采集，并且建立证候采集的标准作业程序（SOP）。

5. 由专家组基于各方面的研究证候文献，前期研究工作和研究证候的疗效评价指标等研究工具，针对研究问题进行研究方案设计。

（1）对于研究证候的横断面研究，在研究方案中需要确定：

1）研究对象的入选标准。

2）采集研究证候信息和各类研究指标。

3）研究对象的随机抽样方法。对于基于医院患者为研究人群，一般采取连续抽样方法（即：对于满足入选标准的患者连续入组，不能挑选患者）。

4）基于研究问题和前期研究工作信息，确定样本量。

5）研究方案中简述数据管理计划。

6）研究方案中简述统计分析计划。

（2）对于病例对照研究，在研究方案中需要确定：

1）病例组的研究对象入排标准和对照组的研究对象入排标准。

2）确定研究因素（流行病学中称为暴露因素），其中研究因素可以是用药为暴露因素，也可以是其他研究因素。但要注意用药作为暴露因素时，研究对象的用药可能会合并用药和改变研究用药，造成信息偏倚。

3）控制偏倚措施（信息偏倚，选择性偏倚和混杂偏倚）。

4）基于研究问题和前期研究工作信息，确定样本量。

5）研究方案中简述数据管理计划。

6）研究方案中简述统计分析计划。

7）注意：病例对照研究要求采集在研究证候出现前的研究因素信息，否则会出现逻辑颠倒，对结果和结论的诠释出现错误。对于研究对象在很早以前已经存在研究证候的情况，采用病例对照研究需要回忆很早以前的研究证候，这是很困难的事情而且容易产生回忆性偏移，故这类证候研究采用病例对照研究是不太合适的。

（3）对于中医证候的诊断试验，在研究方案中需要确定：

1）确定研究证候的公认标准。

2）确定研究对象的受检人群范围。

3）病例组（被判定符合研究证候公认标准的受检者）的判定方法和流程。

4）对照组（被判定不符合研究证候公认标准的受检者）的判定方法和流程。

5）确定组成研究证候的症状和体征等指标。

6）确定证候诊断指标的统计分析方法及其判定阳性（判定符合研究证候）或阴性（不符合研究证候）的规则。

7）统计建模样本的灵敏度和特异度和评估非建模样本的灵敏度和特异度及其95%置信区间（外推灵敏度和特异度）。

（4）对于队列研究，在研究方案中需要确定：

1）主要证候评价指标一般分为定量和定性的。定量主要评价指标一般为证候评分改善的程度；定性主要评价指标通常可以分为两种结局情况：①入组的研究对象具有研究证候，通过随访考察研究对象的研究证候消失的时间或研究证候转变为其他证候的时间；②入组的研究对象没有研究证候，通过随访考察研究对象出现研究证候的时间（这种情况往往是多个研究证候对应多种可能的结局，往往考察不同高危人群或同一高危人群接受不同预防药物治疗可能出现的结局，研究设计和统计分析都比较复杂）。上述两种结局情况需采用不同的统计分析方法，两种结局对入选标准的要求完全不同。并且在研究方案中制定随访计划。

2）确定研究因素（在流行病学中称为暴露因素），暴露因素可以是用药情况，也可以是其他研究因素。但要注意如果用药作为暴露因素时，研究对象的用药可能会合并用药或改变研究用药，造成信息偏倚。

3）基于研究问题和前期研究工作信息，确定样本量。

4）研究方案中简述数据管理计划。

5）研究方案中简述统计分析计划。

（5）对于随机对照临床试验和析因设计（至少有一个因素为干预因素），在研究方案中需要确定：

1）入排标准。

2）不同分组所采用的治疗措施（包括用药剂量、疗程）。

3）随机分组方法（如果析因设计中的某个因素是非干预因素，则分层随机分组）。

4）评价指标：①主要评价指标：主要证候疗效评价指标；②关键次要评价指标：主要证候疗效指标与疾病疗效的关联性指标；③其他次要评价指标：评价两组疾病疗效的差异以及其他有效性评价指标；④安全性评价指标。

5）制定随访计划。

6）制定研究所禁止使用的合并用药，且收集所有合并用药情况，包括合并用药原因、合并用药名、剂量、用药时间等。

7）采集有效性和安全性评价指标（包括不良事件）。

8）基于研究问题和前期研究工作信息，确定样本量。

9）研究方案中简述数据管理计划。

10）定义数据集。

11）研究方案中简述统计分析计划。

（6）对于单臂临床试验，在研究方案中需要确定：

1）入排标准。

2）确定采用的治疗措施（包括用药剂量、疗程）。

3）评价指标：①主要疗效评价指标：主要证候疗效评价指标；②关键次要疗效评价指标：主要证候疗效指标与疾病疗效指标的关联性指标；③次要评价指标：评价两组疾病疗效的差异以及其他有效性评价指标；④安全性评价指标。

4）基于前期的研究工作和研究问题，制定主要评价指标的目标值。

5）制定随访计划。

6）制定研究所禁止使用的合并用药，且收集所有合并用药情况，包括合并用药原因、合并用药名、剂量、用药时间等。

7）采集有效性和安全性评价指标（包括不良事件）。

8）基于研究问题和前期研究工作信息及其目标值，确定样本量。

9）研究方案中简述数据管理计划。

10）定义数据集。

11）研究方案中简述统计分析计划。

（7）对于篮式设计的临床试验，针对多种疾病而同一治疗靶点研究人群，探索或验证用该治疗靶点的研究药物在对应具有该治疗靶点的不同疾病人群中的疗效和安全性。

篮式设计临床研究的研究假设：对于多个肿瘤种且同一个生物标志物均为阳性（或均

为阴性）的患者,而该生物标志物均为阳性（或均为阴性）情况下对应有同一个靶向抗肿瘤药物。篮式设计临床研究的目的是要证实:该靶向抗肿瘤药物对于这些瘤种患者都是有效的,且其疗效与这些不同肿瘤瘤种没有明显关联性。篮式设计一般要求:①主要评估指标是相同的;②虽然不同病种的疗程可以不同,但不同病灶的两组的主要评估指标的差异一般要求非异质的（heterogeneity）,反之结果的可信度下降和对结论往往有争议;③入选标准中的同一生物标志物均呈阳性（或均呈阴性）,针对不同疾病而其他入选标准可以不同但相互不冲突（广义而言,可以制定相同的入选标准,即:由于入选标准不冲突,把不同疾病的入选标准全列上,要求满足所有入选标准中的几条入选标准就可以入组）。篮式研究设计最大的优势是同一研究药物,针对不同适应证,在满足一定的条件下,可以把多个适应证的样本合起来进行统计分析,节省样本量,加快药物研发速度。对于探索性研究比较适合;在符合法规的要求前提下,对于确认性研究同样适合。

在中医证候研究中,篮式设计临床研究可以适用于以证统病的研究。即:①同类且相同性质的研究证候（视为生物标志物）,对应伴有同类且相同性质证候的多个适应证疾病;②同样的主要证候疗效标准;③对于伴随相同性质的研究证候所对应多个适应证疾病,入选标准中的研究证候为同类证候且相同性质要求除外,其他入选标准可以根据不同疾病情况设置,只是不能相互冲突;④同一个证候研究药物,原则上要求剂型相同,不同疾病尽可能剂量相同;如果预试验结果表明:这样就可以评估同一个主要证候评价指标评估多个适应证的主要有效性指标是非异质的,则对于探索性研究可以把多个适应证的样本合起来进行统计分析,并且探索证候疗效与疾病疗效的关联性,可以加快研发速度;但对于注册上市的Ⅲ期临床试验,需要综合考虑法规、证候疗效的异质性、疾病疗效的异质性和证候疗效与疾病疗效的关联性问题,科学合理处理以证统病的关系。

对于篮式设计的临床研究,以探索性研究为例,在研究方案中需要考虑确定:

1）确定以证统病的研究证候和多个疾病。

2）各个疾病的入排标准,且符合研究证候的诊断。

3）每个疾病所采用的治疗措施（相同的试验药和对照药,不同疾病可以用药剂量不一定相同,疗程也可以有所不同）。

4）按每个疾病分层随机分组方法。

5）评价指标:①主要评价指标:主要证候疗效评价指标;②关键次要评价指标:主要证候疗效指标与疾病疗效的关联性指标;③其他次要评价指标:评价两组疾病疗效的差异以及其他有效性评价指标;④安全性评价指标。

6）制定随访计划。

7）制定研究所禁止使用的合并用药,且收集所有合并用药情况,包括合并用药原因、合并用药名、剂量、用药时间等。

8）采集有效性和安全性评价指标（包括不良事件）。

9）基于研究问题和前期研究工作信息,确定样本量。

10）研究方案中简述数据管理计划。

11）定义数据集。

12）研究方案中简述统计分析计划:①每个疾病的证候疗效,疾病疗效;②评估主要证候疗效指标的组间差异（试验药与对照药的疗效差异）在各个疾病之间的异质性（要求异

质性检验的 $P>0.10$，$I^2<50\%$），满足非异质的情况下，考虑把各个疾病的样本合起来，进行证候疗效的综合统计分析；③评估主要疾病疗效指标的组间差异（试验药与对照药的疗效差异）在各个疾病之间的异质性（要求异质性检验的 $P>0.10$，$I^2<50\%$），满足非异质的情况下，考虑把各个疾病的样本合起来，进行疾病疗效的综合统计分析；④评估证候疗效与疾病疗效之间的关联性。

（8）对于伞式设计的临床研究，这是针对同一疾病但具有不同的治疗靶点（或不同中医征候），评价不同靶点针对不同的针对性治疗方法的疗效。因此伞式研究实际上是在同一个疾病中按不同治疗靶点对象进行分类，不同治疗靶点的分类对象分别对应于不同的针对性治疗，评价按针对不同靶点的针对性治疗所得到该疾病的整体疗效情况，故该研究设计实际上是评估不同特征人群所对应的治疗策略评价，属于精准治疗范畴。

6. 伦理与知情同意：

（1）观察性研究的伦理：由于观察性研究对研究对象不进行干预，故本质上仅需要要求承诺隐私保护和获益情况，没有任何医疗风险告知内容。按现场收集相关信息和回顾性收集相关信息分别如下处理：

1）对于现场采集研究对象的研究证候信息和各类研究指标，需要制定知情同意书，在入选标准中需要签署知情同意书。

2）对于通过病案系统或 HIS 系统采集研究对象的研究证候信息和各类研究指标，则需要向医院伦理委员会写书面承诺书：①采取脱敏措施：在研究数据库中隐藏研究对象的个人信息，用统一编制的研究对象编号唯一对应和取代研究对象的姓名等个人信息；②规定且仅限于 1~2 个研究者保存研究对象编号对应研究对象姓名等个人信息的隐私保护文件，并且承诺和签署保密协议。

（2）对于干预性研究，需要制定知情同意书，告知医疗相关的风险与获益情况，告知受试者的权利与义务。

（3）基于所需采集研究证候信息和各类研究指标，设计病例报告表（case report form，CRF）。

第二节　观察性临床研究设计

一、观察性研究中的基本概念

观察性研究是指根据研究目的，选取合适的研究对象，在不对研究对象做任何干预的情况下，收集研究目的所需的数据，通过统计分析后得到研究所需的结果和结论。最常见的观察性研究为横断面研究、队列研究、病例对照研究、比较效果研究、临床诊断试验和案例报告研究等。

（一）指标

1. 患病率　这是一个时点的患病观察指标，刻画了调查人群中患该疾病的人数占调查人数的比例。一般采用社区横断面调查，随机抽样或整群抽样，获得患病人数和调查人数，按照下列公式计算患病率。

$$某疾病的患病率 = \frac{在调查对象中患某疾病的人数}{调查对象的人数}$$

其中患病是指调查时刻正患该疾病,与何时发病无关;如果某对象以前一直患病,但在调查时已经痊愈了,该对象不属于患病对象。

2. 发病密度 这是一个时期的发病速率观察指标,刻画了在单位时间内的平均新发病人数。一般需要从队列研究获得数据,按照下列公式计算发病密度。

$$某病发病密度 = \frac{在随访期间新发病的人数}{各个随访对象的随访时间之和}$$

例:某个队列研究,在某社区入组基线调查了 1 万个 45 岁以上的居民,共发现有 800 名居民患糖尿病。然后随访 1 年时,共发现有 600 名新诊断为糖尿病的患者,但有 400 人失访,据此可以估计患病率和发病密度如下:

$$糖尿病患病率 = \frac{800}{10\,000} = 8\%$$

发病密度计算的依据:当随访对象诊断为糖尿病,则该对象就停止随访。假定 600 名新诊断糖尿病患者的诊断时间在 1 年中是均匀分布的,故随访时间可以取中位数,因此 600 名新诊断糖尿病患者的随访时间(人年)为 600×0.5=300 人年,同理失访的对象随访时间也取中位数,故 400 名失访对象的随访时间(人年)为 400×0.5=200 人年,总共随访时间(人年)=10 000−800−600−400+600×0.5+400×0.5=8 700 人年,故:

$$糖尿病发病密度 = \frac{600}{10\,000-800-600\times0.5-400\times0.5} = \frac{600}{8\,700} = 0.068\,97(人/年)$$

3. 比例 这是某个时点事物内部各组成部分所占的比重。常用百分数表示,计算公式为:

$$比例 = \frac{事物内部某一组成部分的观察单位数}{事物内部各组成部分的观察单位总数} \times 100\%$$

由上式可知,分子中的观察单位数必须是分母中观察单位数的一部分,因此构成比的数值介于 0 与 1 之间,且患病率就是比例的一种特殊情况。

4. 累积发病率 这是在定群研究中,基线未患病的随访对象在随访过程中无失访且无死亡情况下在随访过程中新发病人数占基线未患病人数的比例。计算公式如下:

$$累积发病率 = \frac{新发病人数}{基线未患病的总人数(假定随访过程中没有失访和死亡)}$$

在实际情况下,一般总是存在失访和死亡,只是很少而已,往往用统计方法进行校正。

5. 比 这是两个有关的指标 A、B 之比,比又称相对比。公式计算如下:

$$比 = \frac{A}{B}$$

指标 A 和指标 B 可以性质相同,如新生儿的性别比;也可以性质不同,如变异系数(CV)、人口密度(人口数与土地面积之比)等。A、B 两个指标可以是绝对数、相对数或平均数等,A、B 的比值应该有其专业意义,任意求两个指标之比值往往没有意义。

设 P 是一个率,P 与 1−P 之比称为 Odds,亦称为优势,计算公式如下:

$$Odds = \frac{P}{1-P}$$

Odds 与 *P* 是一一对应的,即:*P* 也可以用 *Odds* 表示。

$$P = \frac{Odds}{1+Odds}$$

6. 比数比(OR,优势比)　这是两种不同暴露情况的 Odds 指标之比或病例组和对照组的 Odds 指标之比,计算公式如下:

$$OR = \frac{Odds_E}{Odds_{NE}} = \frac{P_E/(1-P_E)}{P_{NE}/(1-P_{NE})}$$

由于 Odds 与 P 是一一对应的,因此 OR 与两个率 P 之间的关系如下:

$$OR = \begin{cases} >1 & Odds_E > Odds_{NE} & \Leftrightarrow & P_E > P_{NE} \\ 1 & Odds_E = Odds_{NE} & \Leftrightarrow & P_E = P_{NE} \\ <1 & Odds_E < Odds_{NE} & \Leftrightarrow & P_E < P_{NE} \end{cases}$$

OR 可以用于队列研究中,也可以用于病例对照研究中,由于两种研究分组不同,因此数据表现形式不同。

在队列研究中,研究对象分为暴露组和非暴露组。举例:某队列研究分为吸烟组(暴露组)和非吸烟组(非暴露组),最终随访数据表现见表 6-2。

表 6-2　队列研究数据结果

	暴露组(E)	非病例组(NE)
新发病人数	a	b
未发病人数	c	d
合计(基线人数)	a+c	b+d

暴露组的累积发病率 $P_E = \dfrac{a}{a+c}$,非暴露组的累积发病率 $P_{NE} = \dfrac{b}{b+d}$

暴露组的 $Odds_E = \dfrac{P_E}{1-P_E} = \dfrac{a/(a+c)}{1-a/(a+c)} = \dfrac{a}{c}$

非暴露组的 $Odds_{NE} = \dfrac{P_{NE}}{1-P_{NE}} = \dfrac{b/(b+d)}{1-b/(b+d)} = \dfrac{b}{d}$

$$OR = \frac{Odds_E}{Odds_{NE}} = \frac{a/c}{b/d} = \frac{ad}{bc}$$

在病例对照研究中,研究对象分为病例组和对照组。举例:某病例对照研究的研究目的为吸烟与肺癌发病的关联性研究,故该研究的研究对象分为肺癌组(病例组)和正常人组(对照组),所收集的数据表现见表 6-3。

表 6-3　病例对照研究数据结果

	吸烟人数(暴露)	不吸烟人数(未暴露)	合计人数
病例组(D)	a	b	a+b
对照组(ND)	c	d	c+d

病例组的吸烟比例 $P_D = \dfrac{a}{a+d}$，对照组的吸烟比例 $P_{ND} = \dfrac{c}{c+d}$

$$病例组的\ Odds_D = \frac{P_D}{1-P_D} = \frac{a/(a+b)}{1-a/(a+b)} = \frac{a}{b}$$

$$对照组的\ Odds_{ND} = \frac{P_{ND}}{1-P_{ND}} = \frac{c/(c+d)}{1-c/(c+d)} = \frac{c}{d}$$

$$OR = \frac{Odds_D}{Odds_{ND}} = \frac{a/b}{c/d} = \frac{ad}{bc}$$

由此可见，虽然队列研究和病例对照研究的分组不同，但 OR 最终的计算表达式相同。

7. 相对危险度（RR）　这是两种不同暴露情况的发生率之比。一般用于队列研究或干预性研究，在队列研究中，通常用于发病密度之比。计算公式如下：

$$RR = \frac{P_E}{P_{NE}}$$

P_E 和 P_{NE} 分别为暴露组和未暴露组的发生率或发病密度。特别当累积发病率 P_E 和 P_{NE} 很低的情况下，则 $1-P_E \approx 1$ 且 $1-P_{NE} \approx 1$，因此 OR 近似与累积发病率的相对危险度有如下关系：

$$OR = \frac{P_E/(1-P_E)}{P_{NE}/(1-P_{NE})} \approx \frac{P_E}{P_{NE}}$$

（二）偏倚

在观察性研究中，往往发生偏倚。通常有三种偏倚：选择性偏倚，信息偏倚（亦称为测量偏倚）和混杂偏倚。为了介绍这三种偏倚，首先简述一下病例对照设计。病例对照研究是回顾性观察性研究，用于评估不同的医学结局与结局发生前观察对象的暴露因素的关联性。该研究设计是基于研究问题定义医学结局事件（如发病、死亡等事件），并且按医学结局事件是否发生的结果将研究对象分为结局事件发生的一组（称为病例组）和结局事件未发生的一组（称为对照组），回顾性地收集一些研究因素（亦称为暴露因素）的数据。

选择性偏倚是指一部分入组对象不属于研究问题所针对的组别。例如，在病例对照研究中，假如基于研究问题，对照组应该选择正常人，但研究者从医院就诊人群中选择"正常人"，就有较大可能产生选择性偏倚。因为医院就诊人群中的"正常人"是疑似患者，只是目前没有检查出患病，但至少有不健康的症状表现，否则一般不会去医院就诊。故病例对照研究的对照组对象如果定义为正常人，则应该选体检正常的对象。

信息偏倚（测量偏倚）是指在收集的数据不够准确或不精确。例如：在测量血压时，患者往往运动后直接测量血压会有较大偏倚，另外血压本身波动性较大，所以科学研究中的测量血压要求被测者静坐 5 分钟后，然后在坐姿情况下连续测量三次血压，取其平均值作为本次血压测量值。在病例对照研究中，需要回顾发病前的情况，往往产生回忆性偏倚。在中医证候研究中，要关注证候的评估的准确性（定性评估）和精确性（半定量等级评估）。

混杂偏倚是指在研究对象中，由于某个或某些非研究因素同时与研究因素和结局变量均关联，导致研究因素与结局变量的关联性评估值发生偏倚。如果在研究人群中，某个非研究因素与研究因素与结局变量均有关联性，则该非研究因素是混杂因素，但在采集样本时可以通过控制混杂因素在组间的平衡,使该混杂因素在所采集的样本中避免或减少混杂偏倚。

在观察性研究中,混杂因素往往是普遍存在的,需要在研究设计和统计分析中控制混杂偏倚。

例:评估高脂血症与性别的关联性,随机抽取 900 人,见表 6-4。

表 6-4　高脂血症与性别的关联性

	高脂血症	血脂正常	合计
女性(%)	280(46.67)	320(53.33)	600
男性(%)	85(28.33)	215(71.67)	300

$$OR=\frac{280 \times 215}{85 \times 320}=2.213 \text{ 卡方}=27.88, P \text{ 值} <0.001$$

基于上述统计分析,发现女性高脂血症比例高于男性,差异有统计学差异。

考虑到年龄越高,血脂更容易高,并且年龄越大,女性的比例也增高,因此按年龄 <55 岁和≥ 55 岁分 2 个层,结果见表 6-5、表 6-6。

表 6-5　年龄 <55 岁人群的高脂血症与性别的关联性

年龄 <55 岁	高脂血症	血脂正常	合计
女性(%)	20(10.00)	180(90.00)	200
男性(%)	20(10.00)	180(90.00)	200

$$OR=\frac{20 \times 180}{20 \times 180}=1.000 \text{ 卡方}=0.00, P \text{ 值}=1.000$$

表 6-6　年龄≥ 55 岁人群的高脂血症与性别的关联性

年龄≥ 55 岁	高脂血症	血脂正常	合计
女性(%)	260(65.00)	140(35.00)	400
男性(%)	65(65.00)	35(35.00)	100

$$OR=\frac{260 \times 35}{65 \times 140}=1.000 \text{ 卡方}=0.00, P \text{ 值}=1.000$$

基于上述两个层的统计分析结果发现每个层的男性高脂血症比例与女性高脂血症比例相同,OR 均为 1,性别与高脂血症的比例无关联性,P 值均为 1,差异无统计学意义。由此可见未分层的结果是年龄的混杂偏倚所造成的,本例充分展现了年龄是一个混杂因素,并且可以通过适当的统计分析控制混杂效应。

(三)临床观察性研究的特点

观察性研究可以在社区进行,也可以在医院里进行,但两者的研究目的和研究对象往往有很大的不同。社区的横断面研究经常是以估计某个疾病的患病率为主要目的,而医院里的横断面研究往往是研究不同临床指标之间的相关性,不同疾病阶段的临床指标的表现,不同疾病之间的关联性等。绝大多数的社区的队列研究往往是疾病的发病率,但临床队列研究往往是疾病的预后,不同药物暴露对疾病预后的关联性,基线或前期的不同临床指标表现与疾病进展的关联性,前期某些临床检测指标取值与后期临床检测指标取值的关联性,某类药物的长期暴露对患者的安全性影响等。社区回顾性研究往往为病例对照研究,其研究目的是观察发病与发病前暴露因素的关联性;临床的病例对照研究往往是观察预后与治疗过程中所服用药物或其他临床治疗的关联性,不良反应与药物使用或药物剂量之间的关联性等。

对于中医证候的药物疗效的病例对照研究,需要回顾在治疗过程中的证候情况,由于回顾以前的证候往往有较大的回忆性偏倚,故病例对照设计不是很适合中医证候的药物疗效研究。

(四)小结

患病率是一个时点的指标,仅与调查时是否患病有关,与何时发病无关。发病密度和累计发病率是一个时期的指标,发病密度是反映单位时间内的新发病人数,累计发病率是反映一个时期的新发病人在研究人群的比例。

相对危险度(RR)和比数比(OR)是关联性指标。RR有比较好的直观意义,通常在队列研究中广泛使用,OR通常在病例对照研究中使用。

观察性研究中的研究对象的用药和生活均应不受研究的影响,在研究药物的观察性研究中,只有研究对象已经用研究药或已经计划用研究药(已开研究药的处方),才能符合研究药物的观察性研究的定义。大多数情况下,研究药物的观察性研究适用于评价研究药的安全性作为主要研究目的;由于在观察性研究中,研究对象有权合并用药或改用其他的药物,故对研究药的有效性评价产生较大的问题,因此观察性研究很难以有效性作为主要研究目标。

二、中医证候临床诊断试验

临床诊断试验的研究目的一般是基于目前的诊断方法或措施不太理想的情况下,试图通过临床诊断试验证实用某种新的诊断方法诊断某个疾病比当前公认的诊断方法诊断该疾病更具有某些优点(如操作简单、更快地得到诊断结果、无创诊断等)。

临床诊断试验在需要诊断该疾病的检查人群(亦称为受检人群)中进行研究,以目前公认的诊断方法(称为金标准诊断或近似金标准)为依据把受检对象分为病例组和对照组,病例组是基于金标准诊断结论为患该疾病的对象;对照组是基于排除了患该疾病的其他受检对象,这些对象应该是疑似患其他疾病的患者。用目前研究的新诊断方法对这些研究对象进行诊断,如果新诊断方法判断为患该疾病,则称为阳性患者,反之称为阴性患者。临床诊断试验有效性的最重要也是最基本的考核指标是灵敏度和特异度。

$$灵敏度 = \frac{病例组中阳性的人数}{病例组的人数}, 特异度 = \frac{对照组中阴性的人数}{对照组的人数}$$

在中医客观化诊断研究和临床试验前期的诊断工具制作中经常会用到中医证候诊断试验,但中医证候诊断往往没有公认的诊断,通常采用多个高年资医师共同诊断达成一致性诊断意见作为金标准,以下将举例介绍中医证候诊断试验。

案例研究：

在外科手术后均会连续使用 3 天抗生素以防创口感染，但还是会有一部分手术患者出现创口感染，表现为局部肿痛，甚至创口有坏死组织残留，往往需要清创，并且外用抗生素和服用抗生素都往往疗效不佳。如果创口进一步恶化可能导致切口疝。在这些术后创口感染的患者中，相当一部分患者前期表现为热毒证后期转化为局部气虚血瘀证，中医证候表现为创口局部肿痛，脓腐不易脱尽，难于愈合，常伴有全身症状，如神疲乏力、少气懒言、面色不华、头晕、纳少、腹胀、大便困难但不干燥或大便溏薄等。对于这种创口感染，西医往往没有很好的治疗措施，但许多中医医院根据辨证结果对证用药，获得很好的疗效，常称为中医优势病种。因此需要建立术后感染患者的局部气虚血瘀证诊断工具。主要设计内容如下：

（一）研究对象

定义术后创口感染患者且创口有坏死组织残留为受检人群。

病例组（Y=1）：在满足受检人群定义的患者中，经 2 名高年资中医医生确认为局部气虚血瘀证的研究对象。

对照组（Y=2）：在满足受检人群定义的患者中，经 2 名高年资中医医生确认排除局部气虚血瘀证的研究对象。

（二）证候诊断模型所需的相关指标

用于建立证候为局部气虚血瘀证诊断工具的相关指标：白细胞计数，C 反应蛋白（CRP），创口感染持续时间（天数），创口附近表皮温热（是／否），神疲乏力（是／否），少气懒言（是／否），面色不华（是／否），头晕（是／否），纳少（是／否），腹胀（是／否），大便困难但不干燥或大便溏薄（是／否）。

（三）样本量估计

主要考虑样本所估计的灵敏度和特异度的误差，通常用灵敏度和特异度的各自 95% 可信区间宽度的一半作为容许误差，亦称为估计精度。

假如：预计诊断试验的灵敏度为 90%，容许误差 W=5%，则病例组所需样本量为

$$N_{SE} = \frac{1.96^2 SE(1-SE)}{w^2} = \frac{1.96^2 \times 0.9 \times 0.1}{0.05^2} = 139 \text{ 例}$$

假如：预计诊断试验的特异度为 85%，容许误差 W=5%，则对照组所需样本量为

$$N_{SP} = \frac{1.96^2 SP(1-SP)}{w^2} = \frac{1.96^2 \times 0.85 \times 0.15}{0.045^2} = 196 \text{ 例}$$

（四）建立中医证候诊断工具的模型和主要统计分析内容

借助分类树模型直接建立判别阳性或阴性规则。为了较直观地诠释应用分类树模型进行诊断试验分析，以下用一个模拟临床诊断试验的数据，应用分类树模型进行诊断试验分析得到下列分类树结果：

第 1 步分类：得知病例组 220 人（55.00%），对照组 180 人（45.00%）；

第 2 步分类：由变量 X3 把研究对象分为 X3=1 共 120 人，X3=2 共 280 人；

其中 X3=1 部分:病例组 36 人(30.00%),对照组 84 人(70.00%);X3=2 部分:病例组 184 人(65.71%),对照组 96 人(34.29%);由于该结果不足以判断,需要进一步分类;

第 3 步分类:由 X5 把 X3=1 的这部分研究对象分为 X5=1 共 32 人,X5=2 共 88 人;

其中 X3=1 且 X5=1 部分:病例组 30 人(93.75%),对照组 2 人(6.25%),故可以判定:如果 X3=1 且 X5=1 的对象可以判为阳性;

X3=1 且 X5=2 部分:病例组 6 人(6.82%),对照组 82 人(93.18%),故可以判定:如果 X3=1 且 X5=2 的对象可以判为阴性;

第 4 步分类:由 X4 把 X3=2 的这部分研究对象分为 X4=1 共 146 人,X4=2 共 134 人;

其中 X3=2 且 X4=1 部分:病例组 140 人(95.39%),对照组 6 人(4.11%),故可以判定:如果 X3=2 且 X4=1 的对象可以判为阳性;

X3=2 且 X4=2 部分:病例组 44 人(32.84%),对照组 90 人(67.16%),由于该结果不足以判断,需要进一步分类;

第 5 步分类:由 X5 把 X3=2 且 X4=2 的这部分研究对象分为 X5=1 共 90 人,X5=2 共 44 人;

其中 X3=2 且 X4=2 且 X5=1 部分:病例组 5 人(5.56%),对照组 85 人(94.44%),故可以判定:如果 X3=2 且 X4=2 且 X5=1 的对象可以判为阴性;

X3=2 且 X4=2 且 X5=2 部分:病例组 39 人(88.64%),对照组 5 人(11.36%),由于该结果不足以判断,需要进一步分类;

第 6 步分类:由 X6 把 X3=2 且 X4=2 且 X5=2 的这部分研究对象分为 X6=1 共 40 人,X6=2 共 4 人;

其中 X3=2 且 X4=2 且 X5=2 且 X6=1 部分:病例组 38 人(95.00%),对照组 2 人(5.00%),故可以判定:如果 X3=2 且 X4=2 且 X5=2 且 X6=1 的对象可以判为阳性;

X3=2 且 X4=2 且 X5=2 且 X6=2 部分:病例组 1 人(25.00%),对照组 3 人(75.00%),故可以判定:如果 X3=2 且 X4=2 且 X5=2 且 X6=2 的对象可以判为阴性。

基于上述分类数的诠释,可以得到判断准则,见表 6-7。

表 6-7 分类数的判断结果汇总

X3	X4	X5	X6	判断	病例组人数	对照组人数
1		1		阳性	30	2
1		2		阴性	6	82
2	1			阳性	140	6
2	2	1		阴性	5	85
2	2	2	1	阳性	38	2
2	2	2	2	阴性	1	3
合计					220	180

$$灵敏度\ SE = \frac{病例组对象判为阳性的人数}{病例组人数} = \frac{208}{220} = 94.55\%$$

灵敏度的 95% 可信区间：$SE \pm 1.96 \sqrt{\dfrac{SE\,(1-SE)}{N_{SE}}}$，其中 N_{SE} 为病例组的样本量。

$$特异度\ SP = \frac{对照组对象判为阴性的人数}{对照组人数} = \frac{170}{180} = 94.44\%$$

特异度的 95% 可信区间：$SP \pm 1.96 \sqrt{\dfrac{SP\,(1-SP)}{N_{SP}}}$，其中 N_{SP} 为病例组的样本量。

（五）中医证候的临床诊断试验设计应注意的问题

1. 在临床诊断试验中，病例组的入选标准在理论上需要符合诊断的金标准，但中医证候没有诊断金标准，故采用多个高年资医生共同进行判断。理论上而言，参与高年资医生的人数越多越准确，实际上人数太多在临床操作上很难实现，本例中用两个高年资医生共同进行判断已经属于最低要求。

2. 对照组不能采用健康人，因为在临床实践中，健康人一般不需要进行证候诊断，所以应临床需要进行诊断的人群（称为受检人群）中排除符合研究证候的对象进入对照组。如果对照组采用健康人，导致判断阳性的标准降低，由此建立的诊断规则往往会造成临床诊断试验的结果的特异度虚高，但在临床实践的特异度特别低。

3. 如果作为中医证候的客观化诊断研究，需要另行采集一部分病例组的病例和对照组的病例（称为外部样本）进行验证；如果作为临床试验的前期证候诊断工具，一般无需验证，只需在入选标准中控制证候典型和控制证候程度严重一些，足以避免假阳性病例入组。

4. 虽然用其他回归分析方法也可以建立证候诊断工具并且相对比较简单，但用分类树方法建立的证候诊断工具往往比较容易体现主证和次证的关系，也容易符合临床判断的步骤。

5. 采用分类树方法建立证候诊断工具时，严格而言，需要用 Bootstrap 重抽样技术估计灵敏度和特异度的 95% 可信区间。

6. 采用分类树方法建立证候诊断工具时往往在建模样本中的灵敏度和特异度均较高，但在外部样本验证时往往会出现灵敏度和特异度的下降相对较大，并且与建模样本量有关，所以采用分类树方法建立证候诊断工具时需要保守估计样本量。

（六）小结和讨论

临床诊断试验有两个技术要点：①正确入组病例组对象和对照组对象，特别对照组的对象原则不应该是健康人，而是疑似该疾病的患者但排除了患该疾病的对象；②选择合适的建立临床诊断试验工具的方法。

对于中医证候的临床诊断试验的关键是需要研究的诊断证候需要明确定义和定位，准确地采集与证候相关的证指标。对于长期的存在并且变化不大的某些证候，应考虑主要采集长期稳定与证候相关的指标，某些短期变异很大（一过性）的某些证指标可能与该证候没有关联性并且可能会造成干扰，故慎重采集这些变异较大的证指标。

由于中医证候的诊断存在较大的不确定性，中医客观化诊断的研究结果和结论往往与从事该研究的几个专家的经验有关，故中医客观化诊断的研究结果和结论在中医界推广存在困难，但中医客观化诊断技术和产品对于西医界推广使用将有助于西医医生正确使用中成药有较大帮助和价值。

三、横断面研究设计

横断面研究（cross-sectional study）是对某时某地某人群的疾病或健康状况等情况进行调查的一种描述性流行病学研究方法。对于中医证候研究，一般是对某疾病患者应用普查或抽样调查等方法收集特定时间内该人群中各证候分布情况、分型特点、证候与疾病的关系等信息，并开展证候量化研究，以及证候研究相关量表的研发。

例 6.1　某研究调查高血压病患者的中医证候分布情况。为分析高血压病患者中医证候分布规律，研究者于 2008 年 8 月到 2008 年 12 月进行了横断面调查，应用整群抽样的方法，选取了东城区 10 个社区服务站诊断为高血压病的患者，制定了调查问卷，共调查 1 508 例，发现高血压病的中医证候分布中痰瘀互结证最多，虚证以肾阴阳失调证为主。该项横断面研究设计包括：研究目的、调查人群、调查方法、调查表制定、调查实施和分析计划等。

（一）研究目的

明确研究目的是横断面研究的核心和关键，调查研究的目的是用尽可能少的人力、物力、财力和时间，获得符合专业和统计学要求的调查资料，得到可靠的结果和结论。中医证候的横断面调查一般有两类，一是了解疾病中医证候特征，以及证候在人群间、时间、地区间的分布；二是分析影响证候的有关因素。例 6.1 的研究目的就是通过调查了解高血压病的中医证候特征。

（二）调查方法

根据研究目的，进一步确定采用普查或抽样调查方法。

1. 普查　普查（census）是为了解某种疾病的患病情况而专门组织的一次性的全面调查，即对一定的调查范围内所有人员进行调查。普查能够全面描述和了解疾病的分布和特征，普查的缺点在于调查工作费时费力，难免造成遗漏和偏倚。

2. 抽样调查　抽样调查（sampling study）指仅调查研究人群中一部分有代表性的观察单位组成样本，根据样本结果估计总体人群的患病率或某些特征的分布情况。样本的代表性是指抽取的样本人群在人口统计学特征等方面与目标人群一致。要抽取一个有代表性的样本，需要遵循随机化的原则。下面介绍几种随机抽样的方法。

单纯随机抽样（simple random sampling），也称简单随机抽样，是指从总体中以完全随机的方法抽取部分观察单位。常用的做法是先将调查总体每个单位统一编号，再用随机的方法从中抽取一部分观察单位组成样本。总体中每个观察单位都有同等的机会被抽到样本中。

系统抽样（systemic sampling），又称机械抽样或等距抽样，是按照一定顺序，机械地每隔若干观察单位抽取一个观察单位的抽样方法。其优点是简单易行，缺点是当抽样对象的某种特征在总体中的分布呈现有序或周期性趋势时，如果抽样的间隔恰好是其周期或周期的倍数，则可能使样本产生明显的偏性。

分层抽样（stratified sampling），是实际工作中最常用的抽样方法之一，是指在抽样之前，先将总体按对研究指标影响较大的一定特征分成若干层,然后在每层内分别进行抽样。其优点是在样本量相同的情况下,它比其他抽样方法的抽样误差都小。而且便于对不同层采用不同的抽样方法,并可对不同层独立进行分析,可做层间比较分析。

整群抽样(cluster sampling),是将总体按某种与研究目的无关的特征(如班级、医院等)分成若干群,以群为单位,从中随机抽取部分群,作为观察单位组成样本。其优点是抽样方法简单,易于组织、实施,然而该抽样方法造成的抽样误差较大。例 6.1 中的研究采用整群抽样,从东城区所有社区卫生服务站中抽取 10 个服务站在 2008 年 8 月到 12 月诊断为高血压的患者组成样本。

多阶段抽样(multistage sampling),是根据实际情况灵活地组合运用随机抽样方法,将整个抽样过程分为若干阶段,分阶段逐一抽样。当总体较大,分布范围广,观察单位很多,很难通过一次抽样产生完整的样本时,应当采用多阶段抽样方法。

(三)调查人群

根据研究目的确定调查的人群,调查人群应注意同质性,需要制定科学严格的纳入排除标准。例 6.1 中,所有高血压病患者的诊断需满足 2005 年《中国高血压防治指南》以及 2002 年卫生部《新药(中药)临床研究指导原则》及中华中医药学会心病分会颁布的《高血压病中医诊疗方案》。排除继发性高血压病患者,合并严重原发性疾病、精神病患者,以及孕妇及哺乳期妇女。

同时,横断面研究中的普查方法不需要估算样本量,抽样调查则需要考虑样本量问题。样本量越少,抽样误差越大,用于推断总体的精确度和准确度越差;样本量过多,会增加调查工作量、成本等。横断面研究中估计样本量需考虑的基本条件为:

1. 置信度 $1-\alpha$ 置信度 $1-\alpha$ 的值越大,置信区间估计的可靠性越好,所需的样本量也越大。通常取 $\alpha=0.05$。

2. 总体标准差 σ 或总体率 π 总体标准差 σ 或总体率 π 的值越大,所需样本量越大。可以通过预调查或以往资料等进行估计。

3. 允许误差 δ 允许误差是对研究结果要求的精确度,即研究者希望样本统计量(均数或样本率)与相应总体参数(总体均数或总体率)最大之差控制在多大范围内。允许误差越大,所需样本量越小。

用上面的三个条件可进行样本量估算,它表示用调查所得的样本统计量估计总体参数时,二者之差不超过 δ 的概率为 $1-\alpha$。

例 6.1 中高血压病中医证候可以分为痰瘀互结、阴阳失调、瘀血阻络等证。根据文献资料可知,高血压病证候中痰瘀互结证比例最高,约占 60%。因此,本例中样本量估算时,按痰瘀互结证发生比例 $\pi=0.6$、$\alpha=0.05$,允许误差(δ)为 0.015,采用 PASS 11 中 Confidence Interval for One Proportion 模块,计算获得需要 4 162 例,考虑不应答等因素,样本量定为 5 000 人左右。

(四)调查表的制定

横断面研究一般采用直接测量或者问卷调查。直接测量是由研究者直接检查、测量的数据,例如患者基本特征、疾病症状等。问卷调查是采用调查表,询问调查对象,让其回答疾病基本情况和相关因素,问卷调查的形式可以为信访调查、电话调查、面谈调查等。不管是采用直接测量还是问卷调查进行数据收集,都要制定数据调查表。对于问卷调查来说,应该设计更加严密、易于理解的问卷调查表。调查表设计的主要步骤如下:

1. 确定研究目的 根据研究目的明确调查的目的,并根据研究目的设立各专业人员组成的工作组负责制定调查问卷。

2. 制定调查表的框架和内容 制定调查表的框架和内容是调查表设计的核心部分,在文献回顾的基础上,由工作组讨论提出研究变量。研究变量可分为人口学资料、疾病指标以及相关因素变量。围绕这些变量编制合适的问题,将问题按一定的原则组合成问卷初稿,并要充分考虑提出的问题语言是否准确,备选答案是否全面,问题的排列顺序是否合适等。

3. 预调查 问卷初稿完成后,请相关领域的专家,对问卷内容进行审核,结合他们的专业和工作经验提出修改意见,进一步完善问卷。在正式调查前,根据确定的研究对象,选择小样本人群进行预调查,以便及时发现问卷中的问题,进一步修改完善问卷,同时对问卷的信度和效度进行初步评价。根据预调查中发现的问题,对调查表进行修改完善,然后定稿。

4. 信度和效度评价 针对新研制的证候量表信度和效度评价是必不可少的环节。信度(reliability)评价指评价量表的精密度、稳定性和一致性,即测量过程中随机误差造成变异的程度大小。常用的信度指标有克朗巴赫 α 系数、重测信度、分半信度等。效度(validity)评价指评价量表的准确度和有效性,即测量值与真实值之间的偏差大小。由于真实情况很难得知,因此效度评价较为困难,需要与外部标准比较,即测量内容和领域是不是符合设计者初衷。常用的效度指标为内容效度和结构效度。

例 6.1 中,研究者总结了《中医诊断学》《中医症状鉴别诊断学》等书中描述的高血压病的症状,并在结合既往高血压病证候学研究的资料基础上制定了调查问卷,并对其进行了临床小范围预调查,最终形成问卷终稿,调查问卷包括体检和问卷两部分。

(五)调查实施

高质量的调查组织计划是调查得以顺利实施并提高调查质量的重要保证。在设计中应根据已有知识,分析在每个环节产生误差或偏倚的可能性,充分估计可能出现的各种问题,制定详细的质量控制对策与措施。组织计划包括组织领导、宣传动员、调查员的挑选和培训、时间进度、地域划分、分工协调、经费预算、调查表准备、器材的准备、资料汇总要求等,设计中需对这些做周密的计划安排。调查质量控制应贯穿于调查设计、调查实施、数据分析与总结的各个环节。

例 6.1 中,根据纳入排除标准严格筛选合格病例,调查人员指导被调查者阅读填写说明,填写知情同意书。调查员收回问卷并进行检查,尽量避免问卷漏填。调查员严格按照培训内容测量患者的血压、心率、身高、体重等项目。在自然光线下观察面色和舌苔,填写诊断依据和证候诊断。核查员进行数据审核。

(六)统计分析

调查收集到的原始资料比较杂乱,需要对其进行处理,包括资料的整理与分析。通过资料整理,使其系统化、条理化、标准化,便于进一步分析。通过数据分析,发现研究疾病或健康状况等的分布特征,获得研究结果与结论。

例 6.1 中,采用 Epidata 软件作为数据录入软件。数据录入采用不同人员双录形式。计量资料采用均数、标准差等指标进行统计描述,分类资料采用率、构成比等指标进行统计描述。研究发现高血压病的中医证类分布情况:痰瘀互结证最多占 59.68%,虚证以肾阴阳失调证为主占 36.07%。

四、病例 – 对照研究设计

病例 – 对照研究(Case-control study)是一种"由果推因"的回顾性观察性研究,主要应用于探索疾病的危险因素和发病原因。病例 – 对照的基本原理为以现在确诊的患有某特定疾病的病人作为病例,以不患有该病但具有可比性的个体作为对照,通过询问、实验室检查或复查病史,搜集既往各种可能的危险因素的暴露方式,测量并比较病例组与对照组中各因素的暴露比例,经统计学检验,若两组差别有统计学意义,则可认为因素与疾病之间存在着统计学上的关联。

例 6.2 腰椎间盘突出症(lumbar disc herniation,LDH)与中医体质相关性的病例对照研究中,阳虚质与 LDH 之间的关系如表 6–8 所示。

表 6–8 阳虚质与腰椎间盘突出症之间的关系

暴露情况	病例对照情况		合计
	有 LDH	无 LDH	
阳虚质	a	b	a+b
无阳虚质	c	d	c+d
合计	a+c	b+d	a+b+c+d

研究结果以"2×2"表格表示,其中行代表暴露情况,列代表病例和对照情况。采用四格表 χ^2 检验,如果有统计学意义,可认为阳虚质与 LDH 有关联。病例 – 对照研究中,表示疾病与暴露联系强度的指标为比值比(odds ratio,OR),OR=ad/bc,是指病例组中暴露与非暴露人数的比值和对照组中暴露与非暴露人数的比值的比。

病例 – 对照研究的特点是资料容易获取,工作量小、研究周期短,出结果快;但信息的获取通过回顾获得,有的暴露信息可能不准确、不可靠,对照的选择容易产生偏倚。病例对照研究设计要点主要包括研究对象选择、暴露因素测量、样本量估计、统计分析等。

(一)病例选择

1. 病例定义 病例 – 对照研究中病例一定要选择足以代表总体中该病情况的病例,病例的选择应采用统一、公认的诊断标准,尽量采用国际通用或国内统一的诊断标准,需要自订标准时,要注意考虑诊断标准的假阳性率及假阴性率,使宽严适度。

2. 病例来源 病例一般来源于医院(hospital-based)或者社区(population-based)。医院来源是指从一家或者多家医院在一定时期内的所有就诊病例中随机抽取研究病例。社区来源是指从某一地区中通过全民病例登记系统或者普查手段获得所有病例中随机抽取研究病例。医院来源的病例选择可能存在偏倚,例如入院率偏倚(Berkson 偏倚),社区来源的病例选择代表性较强,但是获取途径较为困难。

3. 病例类型 病例类型可以分为新发病例、现患病例以及死亡病例等。一般来说,新发病例对于研究的危险因素回忆得比较清晰,回忆偏倚较小。然而选择现患病例会引入病例 – 新发病例偏倚(Neyman 偏倚),所研究的因素会影响疾病的发展,尤其是急重症疾病,现患病例必然是病情较为稳定的患者,利用现患病例研究该病发病影响因素必然会造成偏倚。死亡病例的信息一般来源于亲人,这样造成的回忆偏倚会较大。

例 6.2 中,采用回顾性病例对照研究方法,选取 2013 年 11 月至 2014 年 5 月在浙江省中医院骨伤科住院及骨伤康复室就诊的 LDH 患者 150 例为病例组。入选标准:①符合 1994 年国家中医药管理局颁布的中华人民共和国中医药行业标准《中医病证诊断疗效标准》腰椎间盘突出症的诊断标准;②病程根据目的制定;③知情同意者。排除标准:①妊娠期或哺乳期的患者;②因车祸、摔伤、扭伤等急性外伤引起的 LDH 患者;③精神疾患或行为障碍不能进行自我评价者;④放弃合作及信息填写不符合要求者。

(二)对照的选择

对照的选择先决条件是未患研究疾病的人,可以是健康人群,也可以是患其他疾病类型的人群。但不能是同一系统疾病人群,因为同一系统相似疾病有相同的病因,例如类风湿关节炎和骨关节炎都与肥胖有关。病例与对照组的选择应该具有均衡性,在性别、年龄、种族等方面尽量保持一致。

按照病例与对照的匹配方式可以将病例 – 对照研究类型分为成组病例 – 对照设计和匹配病例 – 对照设计两种。成组病例 – 对照设计的病例和对照来自同一医院(或同地区)的两组人群。研究对象容易获得,但两组的某些因素在组间可能不均衡,容易造成暴露因素与疾病的关系被夸大或缩小,样本例数要求也较多。匹配病例 – 对照设计的匹配目的是尽可能使某些已知的混杂因素在对照组和病例组中一致,以控制混杂因素。一个病例配一个对照称为 1∶1 配对,一个病例配多个对照称为 1∶M 匹配,一般 M 不超过 4。匹配的目的在于以较小的样本量获得较高的检验效率;其次在于控制混杂因素。

例 6.2 中,采用成组病例 – 对照设计,对照组来自骨伤科的非 LDH 患者 150 例,入选标准同 LDH 组的第 2、3 条。排除标准:①与 LDH 的发生机制相似的骨科疾病(如颈椎病);②长期腰背不适,诊断尚不明确的患者;其余同 LDH 组的第 1、3、4 条。

(三)暴露因素测量

与其他观察性研究一样,无论是病例组还是对照组,暴露因素和结局都应当是一致的,而且要使用相同的方法测量。暴露因素和结局的信息获取主要靠调查表,病例组和对照组使用同样的调查表,询问和回答同样的问题。对于调查的变量,与研究目的有关的信息绝不可少,并且应当尽量细致和深入,对调查的每个变量都要有明确的定义,尽可能地采取国际或国内统一标准,以便交流和比较。研究变量的测量要以客观手段和证据为准绳,同时可以通过重复询问加以判定。

例 6.2 中,暴露因素测量采用调查表采集,包括一般情况和中医体质分类量表。中医体质分类量表为自评量表,由阳虚质、阴虚质、气虚质、痰湿质、血瘀质、湿热质、特禀质、气郁质、平和质 9 个亚量表构成,共 60 个条目,均采用 Likert 5 级计分。

(四)样本量估计

病例 – 对照研究中样本量的估算需考虑以下 4 个因素:①对照组的暴露率 P_0;②估计与该研究因素有关的暴露的优势比(OR);③检验水准 α,通常取 $\alpha=0.05$;④检验效能 $1-\beta$,通常取 $\beta=0.1$ 或者 0.2。

例 6.2 中,针对 9 种中医体质分别进行样本量计算,最后取其中最大的样本量为本研究样本量。以阳虚质为例,$P_0=25\%$,OR=2,$\alpha=0.05$,$\beta=0.2$,采用 PASS11 中 Tests for Two Proportions [Odds Ratios]模块,计算获得需要 152 例。

(五)统计分析

病例对照研究的统计分析主要包括描述性分析和统计推断。采用描述性分析研究对象人数及各种特征的构成:例如性别、年龄、疾病史等。采用统计推断分析暴露因素与疾病发生之间的关系,利用 χ^2(卡方)检验来检验病例组与对照组的暴露率差异有无统计学意义。当需要同时评估多个暴露因素或平衡其他因素影响时,可以采用多变量统计分析方法(如 Logistic 回归)进行分析。例 6.2 中,研究者采用多变量 Logistic 回归,发现阳虚质与血瘀质为 LDH 的危险因素,而平和质为保护因素。

五、队列研究设计

队列研究(cohort study)是将某一特定人群按是否暴露于某可疑因素或暴露程度分为不同的亚组,追踪观察两组或多组结局(如疾病)发生的情况,比较各组之间结局发生率的差异,从而判定这些因素与该结局之间有无关联及关联程度的一种观察性研究方法。队列研究是纵向研究,可以获得被观察者从无病到疾病发生、发展过程中各个阶段的疾病情况,这是其他研究所不能取代的。相对于病例对照而言,队列研究的证据等级更高。对于中医来说,队列研究可以系统地研究采用各种中医、中药治疗对病症发生、发展和转归的影响,以及在此过程中出现的证候演变过程。

例 6.3　某研究随访调查调脾护心法对冠心病介入术后的远期疗效,采用了队列设计,评估在西医常规治疗基础上应用调脾护心法对冠心病介入术后患者 5 年后再发心血管事件(包括心血管死亡、心肌梗死、不稳定型心绞痛、心衰、心率失常等入院治疗情况)以及中医证候的影响。纳入标准为:①2008 年 4 月到 2009 年 8 月全国 12 家三甲医院 640 例冠心病介入患者;②年龄 40~75 岁,符合急性冠脉综合征诊断病人(2006 年欧洲心脏病学会《稳定性心绞痛诊治指南》、2005 年美国心脏病学会《不稳定型心绞痛 / 非 ST 段抬高型心肌梗死诊疗指南》);③中医辨证为"心气不足、痰瘀痹阻",症候包括胸闷、胸痛、气短、疲乏、心悸、自汗等。

表 6-9 展示了是否使用调脾护心法与胸闷的关系,其中行代表暴露情况,列代表结局情况。队列研究中,表示暴露与结局联系强度的指标为相对危险度(relative risk,RR),RR$=\dfrac{a/(a+b)}{c/(c+d)}$,是指暴露组的结局发生危险性为非暴露组的多少倍。可以利用 χ^2 检验来检验暴露组与非暴露组的结局发生率差异有无统计学意义。

表 6-9 糖尿病肾病与胸闷的关系

暴露	结局情况		合计
	胸闷	无胸闷	
调脾护心法	a	b	a+b
无调脾护心法	c	d	c+d
合计	a+c	b+d	n

队列研究是一种"由因寻果"的观察性研究,队列研究的暴露因素在研究开始已经存在,研究者不能对研究对象进行随机分组和控制,暴露组和无暴露组的分组是自然形成的。当研究中无法对研究对象施加干预时,队列研究是一种较好的研究方法。研究者根据设计,如实记录研究对象相关资料并进行分析。

（一）研究类型

队列研究根据研究起始时间可分为前瞻性队列研究和回顾性队列研究。前瞻性队列研究是指研究开始时暴露因素已存在,但两组人群均未发生研究疾病或事件,经过一段时间随访后,比较两组间目标疾病发生率或死亡率的差异,以便确定暴露与疾病的关系。回顾性队列研究指研究开始时疾病和暴露都已发生,研究者以过去某个时间为开始点,按某个群体有暴露因素和无暴露因素分组,根据过去的记录随访,查出两组人群暴露与疾病的关系。图 6-1 展示了前瞻性和回顾性队列的暴露和结局与研究起始时间的关系。

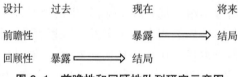

图 6-1 前瞻性和回顾性队列研究示意图

前瞻性队列研究与回顾性队列研究的主要区别在于前瞻性队列研究中研究对象进入队列的时间是现在及今后某个时间点,回顾性队列研究进入队列是在过去某个时间点。回顾性队列研究的优点是不需要长时间等待疾病的发生,因此研究的花费少,时间短,节省人力、物力,可迅速得到研究结果。但是在偏倚的控制上,前瞻性队列研究优于回顾性队列研究。

（二）研究对象选择

队列研究的对象选择受到诸多因素的影响,包括暴露的类型和人群中暴露的频率等。但是总的原则是暴露组和非暴露组在其他各种因素或人群特征方面保持一致。同时选择依从性较好、暴露和结局容易测量的人群。

暴露队列可以从以下两种人群中选择:①特别暴露人群。选择对危险因素暴露特别严重的人群作为队列研究对象,分析危险因素与疾病之间的关系。例如大学生、绝经后妇女、化工工人等。②某地区全部人群。危险因素在研究人群中有较高的人群暴露率,所研究的疾病在全部人群中又有较高的发病率或者死亡率时适合用全人群做队列研究。

非暴露队列可以从以下两种人群选择:①内对照。这是最常见的非暴露队列。在研究对象中将有暴露因素的人群归为暴露队列,剩下的归为非暴露队列。②特设对照队列。当特别人群为暴露队列时,需要从暴露队列以外具有相同人口与地理特征相似的其他人群中选择比较组。

例 6.3 中,该研究采用回顾性队列设计,随访时间点为介入术后 5 年 ±6 月,即 2013 年 3 月到 2014 年 6 月。回顾过去介入术后是否使用调脾护心法分为暴露队列和非暴露队列,暴露队列为冠心病介入术后采用调脾护心法组,属于特别暴露人群;非暴露队列为冠心病介入术后采用安慰剂组,属于特设对照队列。

(三)样本量估计

队列研究所需要的样本量一般来说远远大于病例对照研究,只要结局的发生概率一定,观察队列人数越多则一定时间内观察到的结局数越大。队列研究样本量估计条件为:

1. 一般人群中所研究疾病的发病率 p_0,率越接近 50%,所需要的观察人数越少;相反,所需要的人数越多。

2. 暴露与非暴露队列发病率差别,p_1 代表暴露队列中发病率,p_0 代表非暴露队列发病率,$d=p_1-p_0$ 代表发病率差。d 越大所需要的样本量越小。

3. 检验水准 α,通常取 $\alpha=0.05$。

4. 检验效能 $1-\beta$,通常取 $\beta=0.1$ 或者 0.2。

例 6.3 中,假设非暴露组心血管事件发生率为 25%,暴露组心血管事件发生率为 15%,$\alpha=0.05$,$\beta=0.2$,采用 PASS 11 中 Tests for Two Proportions[Difference]模块,计算获得暴露队列和非暴露队列各需要 250 例,最终一共纳入 640 例病人。

(四)统计分析

1. 描述性统计 需要描述研究对象人数及各种特征的构成:例如性别、年龄、BMI、既往用药史等。

2. 统计性推断 对于单个暴露因素,利用 χ^2 检验来检验暴露组与非暴露组的发病率差异有无统计学意义。然而队列研究数据分析中重要的一项工作为校正混杂因素的影响,校正混杂因素的方法包括回归方法、倾向性评分方法、工具变量等。当结局是生存资料时采用 COX 回归模型,评价指标为风险比(hazard ratio,HR)。

例 6.3 中,最终成功随访患者 570 例,所有心血管事件暴露组发生率为 12.81%,非暴露组发生率为 21.48%($\chi^2=7.474$,$P=0.006$);中医症候总分暴露组为 2.43±2.63,非暴露组为 4.01±2.76($Z=7.164$,$P<0.001$);两组在胸闷、疲乏、心悸、自汗等症候发生率差异有统计学意义。说明调脾护心法能减少冠心病介入术后远期心血管事件发生,并改善胸闷、疲乏、心悸、自汗等中医症候。

六、比较效果研究

比较效果研究(comparative effectiveness research,CER)作为一种临床研究的新理念受到越来越多医学研究者的关注,很多国家接受并应用 CER 的理念指导临床医学实践和卫生决策的制定。在中医证候研究中,CER 就是利用真实世界中有关证候诊断、治疗、预后的临床数据,进行不同干预方案和策略利与弊的比较,目的是根据病人、医生及其他临床决策者的需求,提供并推广证据,以便在特定的情境下选择最有效的干预方案。与传统研究不同,

CER 并不强调试验组与对照组的严格区分,被比较的干预措施都是中医临床上常用的预防或治疗措施,强调其在真实临床实践中的效果(Effectiveness)。本节将以实例介绍 CER 研究设计,并重点介绍真实世界比较效果研究中混杂偏倚的控制方法。

例 6.4 某研究评价中医药(降压宝系列)治疗高血压的远期疗效。

(一)研究组别

根据治疗时间分为强暴露组(≥36 个月)和弱暴露组(<36 个月)。

(二)研究人群

从医院病案数据库中,选取 2001—2005 年高血压病初诊并服用降压宝系列药物的病人。高血压诊断及分级标准参考《中国高血压防治指南 2010》,中医对原发性高血压的诊断和辨证分型主要参照《中医内科学》。

1. 纳入标准

(1)高血压 1、2、3 级患者,病程在 5 年以上;

(2)至少服用过一次降压宝系列中药;

(3)年龄在 35~80 岁;

(4)有电话随访数据。

2. 排除标准

(1)发生过心梗和脑卒中的病人;

(2)恶性肿瘤、严重肾功能衰竭、重度心衰、肝硬化者;

(3)妊娠或哺乳期妇女以及严重精神病患者。

最终共选取 2 380 例符合纳排标准的研究对象。

(三)观察指标

1. 评价指标 心脑血管事件发生率,包括心肌梗死、脑出血、脑梗死。

2. 基线指标 人口学观察因素、生活习惯、高血压中医证候(肝火亢盛、气虚血瘀、阴虚阳亢、痰浊壅盛、肝肾阴虚、阴阳两虚)、病程病情、伴随疾病及合并用药、心血管风险等。

(四)统计分析

以研究组别为应变量,以基线指标为自变量,建立倾向评分模型,计算出每个研究对象倾向评分,按倾向评分大小进行 1∶1 配对。计数资料采用卡方检验,计量资料采用 t 检验进行差异性检验。

(五)主要结果

调整前 A 组 1 975 例, B 组 405 例,经倾向评分法匹配成功 403 对。倾向性评分调整前,强暴露组心脑血管事件发生率低于弱暴露组(9.87% VS 17.31%, $P=0.000\ 2$)。倾向性评分调整人口学资源、中医症候等因素后,两组心脑血管事件发生率差异无统计学意义(9.42% VS 13.15%, $P>0.05$)。

从例 6.4 中可以看出,真实世界 CER 研究贴近临床诊疗实践,可以纳入大样本研究对象更好地阐释临床实践中治疗方案的真实效果。然而,真实世界 CER 研究也有其方法学不足,主要是非随机化带来的混杂偏倚等问题。目前有多种可以控制观察性研究中的混杂偏倚的统计学方法,例如回归分析、倾向性评分和工具变量等,可以为进一步提高观察性研究的质量提供支持。

1. 回归分析 回归分析是最常用的控制混杂因素的方法,基于所研究的结果变量类型可采用不同的回归模型,例如连续型资料可采用多元线性回归,分类资料可采用 Logistic 回归,生存资料可采用 Cox 比例风险模型等。需注意的是不同的回归模型对数据有不同的假设,在应用时需考虑数据是否满足相关要求。

2. 倾向性评分法 倾向性评分值的概念由 Rosenbaum 和 Rubin 在 1983 年首次提出,是指在一定协变量条件下,一个观察对象可能接受某种处理(或暴露)因素的可能性(概率)。该方法的基本思想是通过一定的模型将多个协变量的共同作用结果综合为一个倾向性评分值,采用匹配、加权、分层和回归校正的方法均衡组间协变量分布,从而达到控制混杂因素的效果。在大样本情况下,经过倾向指数调整的组间个体,除了处理因素和结果变量分布不同外,其他协变量应当均衡可比,相当于"事后随机化",从而使观察性数据达到"接近随机分配数据"的效果。例 6.4 中,采用了 Logistic 回归将组别作为因变量,纳入 60 个混杂因素计算倾向评分值,并按照倾向评分值进行 1∶1 匹配来均衡组间协变量分布。另外,在使用倾向性评分时,也需要注意各组受试者来自的人群应该具有可比性而且每一个受试者都有一定的概率被分到任意干预/暴露组。这意味着各组的倾向性评分分布必须要有一定程度的重叠,否则组间人群可比性太差。其次,在利用倾向性评分方法进行校正后,需要评估倾向性评分校正的效果。评价组间协变量均衡性的方法有标准化差异、方差比法和假设检验等。

3. 工具变量法 如果研究中的混杂是可以测量的(即是可知的),可以利用回归模型和倾向性评分等统计方法进行控制,但观察性研究中可能会存在一些难以测量或未知的混杂因素,对于这类混杂因素,可以利用工具变量进行控制。工具变量是一个外生变量,它和研究的处理变量(或暴露)相关,和一切混杂变量无关,并且和结果变量无直接关系,仅仅是通过它与处理变量(或暴露)相关以及处理变量(或暴露)和结果变量相关而产生间接关系。找到合适的工具变量后,可采用回归方法将处理变量(或暴露)分解为与混杂因素相关和不相关的两部分,利用分解出的与混杂因素不相关的部分与结果变量进行分析,从而切断处理变量(或暴露)与混杂因素的关系,获得处理变量(或暴露)的真实效应。应用工具变量方法首先要找到一个有效的工具变量,并且这个工具变量与处理变量(或暴露)强相关,否则达不到很好的控制混杂的效果。

第三节 临床试验设计

一、临床试验中的基本概念

(一)临床试验的定义

临床试验(Clinical trial)的定义并不统一。目前许多临床试验是以申报国家药品监督管理局为目的的,因此,在后面的阐述中,更多地采用 ICH 和国家食品药品监督管理局的定义。

国际协调组织（international conference on harmonization，ICH）2016 年制定的《临床试验管理规范》（guideline for good clinical practice）E6（R2）中认为临床试验和临床研究是同义词，其定义为：临床试验或临床研究是指在人类对象进行的任何旨在发现或证实一种或者多种试验用药品［an investigational product（s）］的临床、药理学和 / 或其他药效学作用；和 / 或确定一种或多种试验用药品的任何不良反应；和 / 或研究一种或多种试验用药品的吸收、分布、代谢和排泄，以确定药物的安全性和 / 或有效性的研究。

国家食品药品监督管理局 2003 年颁布的《药物临床试验质量管理规范》定义的临床试验（clinical trial）指任何在人体（病人或健康志愿者）进行药物的系统性研究，以证实或揭示试验药物的作用、不良反应及 / 或试验药物的吸收、分布、代谢和排泄，目的是确定试验药物的疗效与安全性。

临床试验就是以"人"为研究对象，通过比较和评估一种或多种干预措施，以证实或揭示试验药物的作用、不良反应及 / 或试验药物的吸收、分布、代谢和排泄，目的是确定试验药物的疗效与安全性。

本节讨论的大部分内容都和药品注册申报所需的临床试验有关，但这些内容对于其他非药品注册申报的临床试验也同样有借鉴作用。

（二）临床试验的分期

无论是化学药品，生物制剂，中药还是医疗器械，从开发到真正应用到临床需要走很长的路。以药物为例，在进入以人为对象的临床研究之前，已经进行了一系列临床前研究，包括化学合成或天然产物提纯研究，药物分析研究，药效学、药动学和毒理学研究以及药剂学等。进入临床试验阶段，一般至少要经历从 I 期到 III 期的临床试验才能在相应的药监部门注册上市，在上市后某些药物可能会做 IV 期临床试验。根据 ICH E8 和《药品注册管理办法》（局令第 28 号），将临床试验分为 I、II、III、IV 期。其中，I 期、II 期及 III 期临床试验又可以统称为上市前临床试验（Pre-marketing clinical trials）。

1. I 期临床试验 I 期临床试验是初步的临床药理学及人体安全性评价试验。观察人体对于新药的耐受程度和药代动力学，为制定给药方案提供依据。

I 期临床试验的受试对象一般为 18~45 岁的健康成年志愿者。如果试验药物为毒性较大或耐受性在患者和健康人之间存在较大差异，需选择目标适应证患者为受试对象。如抗肿瘤的化疗药物，可选择癌症患者作为受试对象。另外，如果研究药物针对特殊人群，如研究药物为治疗妇科疾病，应只选女性志愿者。

耐受性试验采用剂量递增方法，一般由有经验的临床药理研究人员和临床医生共同商讨，根据临床前研究来确定初始剂量，然后逐渐增加剂量，直至最大耐受剂量。一般来说，每个剂量组 3~6 人，最高剂量可 8~10 人。每个志愿者只能接受一个剂量的试验，不得对同一志愿者进行剂量递增，以确保志愿者的安全。

药代动力学研究一般先进行单次给药试验，然后进行多次给药试验。多次给药的药代动力学研究一般在单次给药耐受性试验结束后进行，也可以同时进行。单次给药的药代动力学研究给药途径应与 II 期临床试验及批准上市后的拟采用的给药途径一致，一般选择高、中、低三个剂量水平，一般包括拟定的 II 期临床试验的剂量，高剂量应接近或等于人体最大耐受剂量。多次给药的药代动力学研究应根据单次给药试验的结果确定每日给药次数、给药天数和药物剂量。

2. Ⅱ期临床试验 Ⅱ期临床试验为治疗作用初步评价阶段。其目的是初步评价药物对目标适应证患者的治疗作用和安全性,也包括为Ⅲ期临床试验研究设计和给药剂量方案的确定提供依据。此阶段的研究设计可以根据具体的研究目的,采用多种形式,包括随机盲法对照临床试验。

Ⅱ期试验对Ⅲ期试验的指导非常有意义,可以根据不同的目的,从不同的角度评估药物的疗效和安全性。有人将用于探索药物剂量的研究称为Ⅱa期临床试验,把用于评估药物有效性的研究称为Ⅱb期临床试验。Ⅱ期的受试对象必须是患者。由于研究目的不同,选择的患者具体情况和病情轻重亦有所不同,试验前应确定受试者的入选标准和排除标准。由于Ⅱ期临床试验不仅需探索药物的有效性,还必须了解患者服用药物的安全性问题,因此,本期研究的观察指标需包括疗效和安全性两个方面的指标。

3. Ⅲ期临床试验 Ⅲ期临床试验为治疗作用确证阶段。其目的是进一步验证药物对目标适应证患者的治疗作用和安全性,评价利益与风险关系,最终为药物注册申请的审查提供充分的依据。试验一般应为具有足够样本量的随机盲法对照试验。通过样本量的增加、调整入选标准、适当扩大特殊受试人群和选择更合适的观察指标,从而证实药物的有效性和安全性,并为药品标识和医生处方提供初步证据。

4. Ⅳ期临床试验 Ⅳ期临床试验为新药上市后应用研究阶段。其目的是考察在广泛使用条件下的药物的疗效和不良反应,评价在普通或者特殊人群中使用的利益与风险关系以及改进给药剂量等。

Ⅳ期临床试验不仅可以验证上市前药物的作用,还能通过扩大受试者人群,对前期临床试验未研究过的人群,如对儿童和老年人开展研究,从而对上市前临床试验的偏差进行纠正,尤其是探讨远期疗效和罕见不良反应,弥补上市前临床试验缺乏的资料和信息,为临床合理用药提供依据。

由于Ⅳ期研究往往不如Ⅰ~Ⅲ期研究有明确的研究方案,严格的质量控制,因此在解读Ⅳ期研究结果的时候需要特别注意可能的混杂和偏倚。

在Ⅰ~Ⅳ临床研究之外,生物等效性试验也是广泛开展的一种临床试验。生物等效性试验,是指用生物利用度研究的方法,以药代动力学参数为指标,比较同一种药物的相同或者不同剂型的制剂,在相同的试验条件下,其活性成分吸收程度和速度有无统计学差异的人体试验。

(三)多中心试验

国家食品药品监督管理局于2003年颁布的《药物临床试验质量管理规范》的第六十五条明确指出,多中心试验是由多位研究者按同一试验方案在不同地点和单位同时进行的临床试验。各中心同期开始与结束试验。多中心试验由一位主要研究者(principal investigator, PI)总负责,并作为临床试验各中心间的协调研究者。

与单中心试验相比,多中心试验可以在较短时间内招募试验所需的受试者,且受试者范围广,用药的临床条件广泛,试验的结果对将来的应用更具代表性。多中心临床试验要求不同中心的研究者采用相同的试验方法,所以试验过程要有严格的质量控制。

（四）临床试验的规范

在以人体为研究对象的临床试验中，因为受试者必须经历风险而使他人受益，因而不可避免的卷入伦理道德矛盾。无论研究者动机如何高尚，任何研究过程的未知风险将会给受试者带来未知性的伤害。试验的需要和受试者安全是一对棘手的矛盾。因此，研究者、政策制定者及公众都必须在医学研究过程中权衡利弊，在药物临床试验过程中，不但要确保试验的科学性和可靠性，对受试者的个人权益也必须给予充分的保障。药物的研究与开发已从简单的制药单位管理发展为国家管理，许多国家制订了管理法规。

临床试验管理规范（GCP）是对临床研究提出的标准化要求，是指为了以明智和负责的方法实施高质量临床研究而制订的一整套临床研究标准。GCP 把临床药理学的专业理论、伦理道德观念和新药安全有效性的研究评价方法以及为了确保伦理的理论、观点、方法得以实施的管理措施用制订规范的办法规定下来，从而形成了法规文件，成为临床试验的统一要求和必须遵循的依据，为研究药物的临床试验中如何进行设计、实施、分析和评价提供指导。

GCP 的中心精神是保护患者，同时保证用于证明药物有效性和安全性的数据的质量和科学性。GCP 通过独立的稽查，研究机构以恰当的方式产生、记录和报告的所有关于临床试验的数据、信息和记录都能获得证实。因此，GCP 的基本目的不仅是通过知情同意和伦理委员会来保护受试者，还要求申办方、研究者、监察员都有责任建立有关研究监察和实施的书面步骤，并确保这些步骤被遵照执行。GCP 要求研究人员要有一定的资格，负责选择受试对象，根据试验方案执行试验，向受试者解释试验和药物的性质以取得其同意，选择共同进行试验的研究人员并对他们进行培训，接受试验时的稽查和审核，记录试验药物的发放和回收的数量，及时上报严重不良事件，并适当处理不良事件和不良反应，确定是否中止试验。GCP 要求采用最合理的设计，以便对临床试验的假设进行可靠的统计学评估，所选择的设计必须尽量与目标相符。在试验方案的制订中贯穿 GCP 的精神可确保产生高标准的方案，从而有助于获得高质量的数据。

（五）临床试验设计

临床试验设计需要根据试验目的和药物研发的阶段选择合适的研究设计类型。常用的研究设计类型有：单臂临床试验、平行组设计、析因设计、成组序贯设计、适应性设计、富集设计、篮式设计和伞式设计。各种临床试验类型会在后续章节作详细介绍。

在进行临床研究设计时，可以使用 PICO 把研究问题具体化，使得研究问题更清晰，具有可操作性。PICO 分别代表研究对象（population）、干预措施（intervention）、对照（control）和结局指标（outcome）。另外，在研究设计时，还常用随机化和盲法控制混杂和偏倚。下面用一个例子来说明临床试验设计中的几个重要的概念。

落花生（Arachis hypogaea）属豆科类一年生草本植物，性味甘淡，微苦涩，入肝、心、肺经，其药用价值较少为人所知。其枝叶对失眠（中医称为不寐）的研究始于 20 世纪 80 年代晚期，并经过 20 余年的药理学和临床研究取得了一系列的研究成果。落花生合剂是以落花生研制的治疗失眠的单味、纯中药制剂。经过临床前研究、Ⅰ期、Ⅱ期研究发现落花生合剂无明显副作用，并初步验证其疗效。特别是对于肝郁化火、心脾两虚的不寐疗效比较明显。目前，拟设计Ⅲ期临床研究进一步验证落花生合剂治疗中医不寐的疗效和安全性。

1. 研究对象　临床试验的研究对象为参加试验的患者或者健康人,又称为受试者。临床试验中通过制定严谨的入选标准和排除标准对受试者进行严格规定。首先,病人的诊断必须正确,不能将误诊的病人混入。此外,对于病人的病情、病理类型等也要有明确的规定。病人必须有代表性。虽然说临床试验的受试者可以不是以后的潜在的治疗对象,但是尽量考虑入选对象的代表性将有利于结果的外推。临床试验应该征求病人的同意,因此事先必须对病人说明情况(让病人知情)。应当明确地告诉病人可能会有的不良反应,以及他的权利和义务,如他可以在任何时候退出试验等。在双盲试验中,应当告诉病人他也可能被分配到对照组等情况。但有时实施比较困难,因而各个国家的做法也不一致。病人的同意可以是书面的、口头的,也有不必征求病人同意的。

(1)落花生合剂治疗中医不寐的临床试验的入选标准

1)年龄在 18~65 岁,男女不限。

2)符合失眠诊断标准:参照 2012 年中华医学会神经病学分会睡眠障碍学组制定的《中国成人失眠诊断与治疗指南》标准。

3)不寐的中医辨证分型标准:失眠中医归为不寐范畴,临床指入睡困难,或睡而不甘,或时睡时醒,或醒后不能再睡,或整夜不能入睡的一类病证。具体分型参照中华中医药学会发布《中医内科常见病诊疗指南中医病证部分》。本研究仅纳入肝郁化火和心脾两虚两种类型:①肝郁化火:急躁易怒,不寐多梦,甚至彻夜不眠;伴有头晕头胀,目赤耳鸣,口干而苦,不思饮食,便秘溲赤,舌红,苔黄,脉弦而数。②心脾两虚:多梦易醒,心悸健忘,神疲食少,头晕目眩,伴有四肢倦怠,面色少华,舌淡,苔薄,脉细无力。

4)对临床研究意义有正确认识,对研究人员的观察和评价有良好的依从性。

5)知情同意并签署知情同意书者。

6)试验前 2 周内未服用任何镇静安眠类药物。

(2)排除标准

1)妊娠或近期准备妊娠,或哺乳期妇女。

2)因严重躯体疾病引起失眠者以及伴有严重的心脑血管疾病和糖尿病者。

3)抑郁症状或焦虑症状明显者(参考 SAS、SDS 评分);或其他精神障碍者。

4)既往 2 周内曾服用过同类药物治疗者。

5)过敏体质或对多种药物过敏者。

6)不能独立完成量表评定者。

7)近 3 个月内接受过其他新药临床试验者。

2. 干预措施　在研究设计中,要求干预措施标准化,在整个研究过程中保持一致。同时要控制非处理因素对于研究结果的影响。在落花生合剂的临床试验中规定了试验药和合并用药。

(1)试验药的要求:试验组:落花生合剂(10ml/ 支),每天 1 次,睡前 0.5 小时口服 2 支,连续 4 周。对照组:安慰剂组(10ml/ 支),每天 1 次,睡前 0.5 小时口服 2 支,连续 4 周。两组患者均不给予镇静安眠西药治疗。1 周为 1 个疗程,共计 4 周,4 个疗程。以上落花生合剂及安慰剂均委托某药业有限公司按要求统一配制。

(2)合并用药的要求:具有镇静安神作用的中药应避免使用。与失眠治疗无关的常用药可续服,并在试验期间记录所有的合并用药,包括药物名称、每日总剂量、使用原因、开始日期、中止日期或末次就诊时仍在使用等。

3. 结局指标　结局指标的选择是评价药物有效性和安全性的主要依据。根据研究目的，应根据专业知识明确主要指标（primary outcome）和次要指标（secondary outcome），同时规定具体观察和测量的方法。

主要指标是与试验目的有本质联系的，能确切反映药物有效性或安全性的观察指标。该指标应是在相关领域中已有公认的准则、标准。一般选择易于量化、客观性强的指标作为主要指标。主要指标常常是估计样本量的依据。通常主要指标只有一个，如果存在多个主要指标时，应该在设计方案中考虑控制Ⅰ类错误的方法。

次要指标是与试验目的有关的附加支持指标，也可以是与试验次要目的有关的指标。一个试验可以有多个次要指标，但次要指标数目也应当是有限的，并且能回答与试验目的相关的问题。

在落花生合剂的临床试验中，主要指标为中医症状评定量表。次要指标为匹兹堡睡眠质量指数量表和SPIEGEL量表。

中医症状积分：各症状分无、轻、中、重4级，分别以0、1、2、3分计算；个别不易分4级的症状，分有、无分别记为1、0分。

量表评定后以减分率评价临床疗效，临床痊愈：指症状完全或基本消失，减分率≥80%；显效：指基本消失，减分率≥50%；有效：指症状有改善或部分症状改善，减分率≥30%；无效：症状无变化或加重，减分率<30%；总有效率为临床痊愈、显效和有效率之和。

4. 随机化　临床研究中的偏倚（bias）是指从研究设计、实施到数据处理和分析的各个环节中产生的系统误差，以及结果解释、推论中的片面性，导致研究结果与真实情况之间出现倾向性的差异，从而错误地描述药物与疗效或安全性之间的联系。偏倚不仅来自临床医生和患者，还可能来自其他人员，如申办方、监察员、检验科工作人员、影像科工作人员，甚至数据管理人员和统计人员。随机化和盲法是在临床试验中避免和减少偏倚的常用方法。

在进行临床试验时，需要把符合条件的受试者安排到各个处理组中去。理想的状况是，不同处理组的受试者是完全一样的。但是实际上不可能做到。由于种种原因，研究者在试验药物时，会有意或无意地安排某些病人到某一处理组，造成不同处理组受试者之间的偏差，从而影响到疗效的正确评价。随机化分组可以避免主观安排，避免偏性，在理论上可以使得各个处理组之间达到均衡；另外，随机化也是许多统计方法的基础。只有在随机化的试验中应用统计检验才是合理的。

在临床试验中常用的随机化方法有简单随机化、区组随机化。也可以采用分层随机化使得某个/几个重要的影响因素在处理组之间是均衡的。从理论上讲，在样本量很大的临床试验中简单随机化即可以保证各组的例数不会相差很大，且各种可能影响预后的因素在组间的分布均衡可比。但通常临床试验的例数有限，简单随机化分组的结果可能各组例数和预后因素在组间的分布相差很大。为了提高统计效率，保证各试验组的例数相近且重要预后因素均衡，常用上述区组随机化和分层随机化方法。但分层随机化中考虑的因素不能很多，例如有4个因素，每个因素有2个水平，进行分层随机化时就有8层，在临床试验中可能出现有的层病例数很少甚至没有病例的情况，从而无法做到均衡。而动态随机化方法则可以达到各组例数和预后因素相近的要求。

动态随机化（Dynamic randomization）指在临床试验的过程中病人随机分组的概率根据一定的条件而变化的方法，它能有效地保证各试验组间例数和某些重要的预后因素在组间的分布接近一致。在一些样本量不可能很大但又不能不考虑基线的预后因素对治疗效果的影响的临床试验中，尤为必要。如在抗肿瘤药物的临床试验中，疾病的分期、病理分型、年龄等因素都对治疗效果有较大的影响，可以用动态随机化方法来保证各组的例数和预后因素在组间的分布相接近而同时分析用病例数又足够。

在落花生合剂的临床试验中，采用区组随机化的方法对纳入研究的受试者进行随机分组，随机过程所使用的软件是 SAS 9.3 软件。由软件自动输出随机分组的结果，完成所有患者的随机入组过程。

5. 对照与盲法　临床试验的目的是客观评价临床处理（例如治疗药物）的疗效和安全性。在试验药物与结局的因果推断过程中（causality），最理想的状况是知晓：①病例如果服用试验药物会发生什么情况；②同样的病例同一时空下如果未服用试验药物会发生什么情况。然而这种虚拟现实（counterfactual）状况在实践中行不通。常识告诉我们没有比较就难以鉴别优劣，为了阐明一个新药的疗效和安全性，除了有情况①即服用试验药物的研究组，同一时空下还需有未服用该试验药物（服用安慰剂或其他药物）的对照组，以间接代替情况②。比较研究是临床试验所采用的重要方法，设立具有可供比较的对照组能相对明确地评价一种药物或治疗方法。

临床试验中的对照组设置通常有下列六大类型，即安慰剂（placebo）对照、空白对照、阳性对照、剂量对照、多组间对照和外部对照。没有一种对照类型能通用于各种不同的临床试验，需视具体情况尤其是试验目标而选择合适的对照。

安慰剂是一种伪药物（dummy medication），其外观如剂型、大小、颜色、重量、气味、口味等都与试验药尽可能保持一致，但不含有试验药物的有效成分。安慰剂对照是评估药物是否有效的金标准。在以安慰剂对照的临床试验中，试验药物必须优于安慰剂才能判断其有效。当某种疾病有一种已经肯定了疗效的标准药物疗法，则仅仅给受试者以安慰剂是不符合伦理要求的。这时候经常使用阳性对照。阳性对照检验，根据试验的目的常分为优效性试验（superiority study）和非劣效或等效性试验（non-inferiority or equivalence study）。

盲法（blinding）是按试验方案的规定，不让参与研究的受试者，和/或研究者，和/或其他有关工作人员知道受试者所接受的是何种处理（试验药或对照药），从而避免他们对试验结果的人为干扰，是为了控制临床试验过程中和解释结果时产生偏倚（bias）的有力措施之一。临床试验根据设盲的程度分为双盲（double-blind）、单盲（single-blind）和非盲亦即开放（open-label）试验。如条件许可，应采用双盲试验，尤其在试验的主要指标易受主观因素干扰时。如果双盲不可行，则应考虑单盲试验，而在有些情况下，只有开放试验才可行或符合伦理。采用单盲或开放试验均应制订相应控制试验偏倚的措施，使已知的偏倚来源达到最小。例如，主要变量应尽可能客观，参与疗效与安全性评判的研究者在试验过程中尽量处于盲态。

在落花生合剂的临床试验中，以安慰剂作为对照。由于落花生合剂呈淡棕色，味苦。如果用普通的安慰剂，则无法做到双盲。因此，研究者在对照组中也加入小部分的落花生合剂，使得对照组也具有一定的颜色和苦味，达到从外观和味道上不容易识别。

二、单臂临床试验

本节通过设计以中医证候作为主要疗效指标,评价八正合剂治疗ⅢA慢性前列腺炎(湿热下注证)患者的疗效,介绍单臂临床研究的研究设计要点。

慢性前列腺炎(Chronic Prostatitis,CP)是影响成年男性生活质量的常见病。CP中90%~95%为Ⅲ型前列腺炎(CP/CPPS),即慢性前列腺炎/慢性骨盆疼痛综合征。Ⅲ型前列腺炎又分为ⅢA即炎症性CPPS(指EPS/精液/VB3中白细胞数量升高)和ⅢB即非炎症性CPPS(指EPS/精液/VB3中白细胞在正常范围)2种亚型,其中ⅢA型约占60%~65%。该病发病原因复杂,确切病因尚不清楚。治疗效果不令人满意,严重影响患者的生活质量。

目前对ⅢA型前列腺炎的治疗方法较多,如抗生素、α-受体阻滞剂、M-受体阻滞剂、非甾体抗炎镇痛药等,但往往因疗程长,疗效不理想,易于复发,甚或出现前列腺损伤等副反应使患者的依从性较差。近年来的研究表明,中医药在该病的治疗中发挥着越来越重要的作用。

中医学认为,慢性前列腺炎属于淋证、浊证或虚劳等范畴,其多由湿热蕴结、瘀血阻滞于下焦或肾虚所致,而湿热下注是本病的重要因素之一。治当清热利湿,活血通淋,兼以补肾。

八正合剂源于宋朝《太平惠民和剂局方》中的八正散,由萹蓄、瞿麦、车前子、大黄、木通、滑石、栀子、甘草8味中药经现代制药技术加工而成,具有清热解毒、利湿通淋之功效。

本研究通过对八正合剂治疗ⅢA型慢性前列腺炎(湿热下注证)的临床研究,观察八正合剂治疗本病的临床疗效。

1. 中医辨证标准 ⅢA型慢性前列腺炎湿热下注证的中医辨证标准如下:

主症:①少腹、会阴、腰骶部疼痛或不适;②小便频急、疼痛、尿道灼热、尿后余沥。

次症:①睾丸坠胀疼痛;②阴囊潮湿;③滴白。

舌脉:舌质红,苔黄腻,脉弦数或滑数。

凡具备主症①中一项和②中一项,以及次症中任一项(舌象必备),即辨证为湿热下注证。

2. 西医诊断标准 本次研究主要采用美国国立卫生研究院(NIH)对前列腺炎的分类中ⅢA型诊断标准。

3. 纳入标准

(1)符合上述诊断标准;

(2)年龄在18~50岁之间;

(3)病程大于或等于3个月;

(4)自愿参加本研究并填写知情同意书的门诊患者。

4. 排除标准

(1)过敏体质或对本药过敏者;

(2)尿路细菌感染者;

(3)1月内进行过可能影响本研究结果的检查或治疗的患者;

（4）符合纳入标准但未按规定用药,无法判断疗效,或临床资料不全者;

（5）合并其他疾病,如糖尿病、心、脑血管、肝、肾及造血系统等严重原发病,或在服用其他药物者;

（6）合并精囊炎、慢性附睾炎、尿道狭窄、前列腺增生、前列腺肿瘤及精神病、严重神经症患者;

（7）ⅢA 型以外的前列腺炎患者,以及能引起阴囊、睾丸、会阴区等部位疼痛的其他疾病如感染、肿瘤、睾丸扭转、精索静脉曲张、创伤及术后等。

5. 治疗方法　治疗用八正合剂,规格每瓶装 120ml,国药准字 Z50020207。用法:口服,3 次 /d,15ml/ 次,共 4 周。

6. 疗效评价　疗效评价应用以下的疗效性指标。

（1）中医证候积分:证候评分分值见表 6-10。

表 6-10　ⅢA 型慢性前列腺炎湿热下注证的中医证候评分

临床症状	无	偶有	时有	常有
会阴疼痛或不适	0	2	4	6
小腹疼痛或不适	0	2	4	6
睾丸疼痛	0	2	4	6
腰骶部酸胀疼痛	0	2	4	6
肛周坠胀	0	1	2	3
尿频尿急尿痛	0	1	2	3
余沥不尽	0	1	2	3

（2）美国国立卫生研究院慢性前列腺炎症状指数（NIH-CPSI）评分。

（3）前列腺液常规检查。

（4）最大尿流率。

疗效评定标准参照《中药新药临床研究指导原则（试行本）》第 2 版中的慢性前列腺炎疗效判定标准拟定。

（1）临床痊愈:中医临床症状、体征消失或基本消失,证候积分减少≥90%;

（2）显效:中医临床症状、体征明显改善,证候积分减少 60%~89%;

（3）有效:中医临床症状、体征有好转,证候积分减少 30%~59%;

（4）无效:中医临床症状、体征无明显改善,甚或加重,证候积分减少不足 30%。

注:计算公式（尼莫地平法）为:积分 =[（治疗前积分 − 治疗后积分）÷ 治疗前积分] ×100%

以总有效率作为主要疗效评价指标。总有效率 =（有效 + 显效 + 临床痊愈）/（无效 + 有效 + 显效 + 临床痊愈）×100%

7. 样本量估计　根据文献慢性前列腺炎（湿热下注证）的中医治疗总有效率约为 40%。最终,主要研究者结合药品和研究对象特征,预计总体的总有效率将达到 45%,目标值为 40%。

检验假设,检验水准

$$H_0: \pi_1 \leqq 40\%, H_1: \pi_1 > 40\%$$

其中,π_1 为总体达标率(预期能达到 45%),π_0 为目标值(规定为 35%)。检验水准 α 取 0.025。

样本量确定

$$n = \frac{\left[z_{1-\alpha}\sqrt{\pi_0(1-\pi_0)} + z_{1-\beta}\sqrt{\pi_1(1-\pi_1)} \right]^2}{(\pi_1-\pi_0)^2} \tag{1}$$

式中,α 为检验水准,建议取单侧 0.025;1−β 为检验效能,一般取值 80% 或以上;π_0 为目标值;π_1 为总体率;$Z_{1-\alpha}$ 和 $Z_{1-\beta}$ 为标准正态分位数。

公式(1)给出的是率的正态近似的样本量计算公式,当目标值 π_0 或总体参数 π_1 接近 100% 或 0% 时,应采用确切概率法计算样本量。

假设本试验总体达标率为 45%,目标值为 35%。当单侧检验的检验水准取 0.025,检验效能取 80% 时,根据样本量计算公式(1)得试验至少需要入选 141 例受试者,考虑研究过程有 10% 受试者的脱落,本试验预计入选 155 例受试者。

8. 主要研究结果 本研究入组 155 名受试者,有 75 名受试者有效,总有效率点估计及其双侧 95% 置信区间为 48.4%(40.3%,56.5%)。统计分析结果显示,八正合剂治疗慢性前列腺炎(湿热下注证)的总有效率的双侧 95% 置信区间下限值为 40.3%,大于目标值 35%,可以认为八正合剂能够达到临床应用的要求。

9. 单臂临床试验的概念

(1)单臂临床试验(single arm clinical trial):即单组临床试验,顾名思义,就是仅有一个试验组,没有设计相对应的对照组的临床研究。单臂临床试验设计、实施简单、易行,研究费用低、周期短,可以较快获得有效性的证据。但是由于试验组与外部对照组的受试者不来自同一受试者总体,可比性差;另外由于缺乏平行的对照,很难获得和当前研究设计、实施、质量控制完全一致的历史研究数据,且很难区分研究间差异的影响,对结果不易作出评价;无法做到随机与盲法,所以证据等级比随机对照研究低。它往往用在临床试验的早期,疗效探索阶段,比如药物研发的早期阶段 Ib/Ⅱa 期;或者不适合或无法设对照组的临床研究中。

(2)单组目标值法:除非有充足的理由,一般注册申报不会采用单臂研究作为关键证据。但是,在极少数的临床试验中,无法采用随机对照试验。在此情况下,单组目标值(single arm objective performance criteria, OPC)临床试验不失为一种替代策略。单组目标值临床试验是指在事先指定主要评价指标的一个有临床意义的目标值的前提下,通过无同期对照的单组临床试验考察该主要评价指标的结果是否在指定的目标值范围内,以此来评价受试产品有效性/安全性的一类方法。目标值是指专业领域内公认的某治疗手段的有效性/安全性/性能评价指标所应达到的标准。

事实上,单组目标值临床试验采用的是在 ICH E10 提到的外部对照(包括历史对照),是采用他人或过去的研究结果或者经验值,与试验组进行对照比较。对照和试验组不来自同一受试者总体,而来自外部。单组目标值临床试验以目标值作为外部对照,目标值的确定是决定研究结论是否可靠,是否可以作为药物注册关键证据的关键。

10. 目标值的确定 单组目标值临床试验设计的关键是事先确定目标值,虽然没有同期平行对照,但设计时必须考虑适应证、受试人群、主要疗效评价指标及评价时间点,以保证

当前试验所获得的结果与外部对照具有可比性,从而保证单组目标值法研究结果的科学性。目标值的确定有以下三种方式:

(1)临床试验监管部门指南:临床试验监管部门(例如:国家药品监督管理局药品审评中心)会针对某些特定产品制订涉及该产品临床试验的技术指导原则,如果指导原则中明确写明,该类产品可采用单组目标值对照的方式进行临床试验,且指南中对有效性和/或安全性和/或性能所对应的主要评价指标给出了明确的目标值。在此种情况下,可将指南推荐的目标值作为该产品临床试验主要评价指标的目标值。

(2)行业标准或专家共识:如果监管部门没有相应产品的指导原则,可参考该产品所属专业领域公认的行业标准或公开发表的专家共识,从中获得该医疗器械主要评价指标所应达到的疗效和/或安全性和/或性能水平,并以此水平作为目标值。可参考的行业标准包括但不限于 ISO 标准、国标、部标或行标等。

(3)同类产品历史研究结果:当上述两种情况均不适用,可依据目前已上市的同类产品、相同适应证的 RCT 临床试验系统综述和/或 meta 分析结果作为目标值的确定依据。研究设计时要考虑到与历史研究的可比性,如研究人群、适应证、纳入和排除标准、疾病严重程度、主要评价指标及评价方法等。由于疾病的严重程度、分型等因素有可能影响疗效,其构成比对总体疗效的估计是有直接影响的。因此,设计时需参考历史研究,明确规定相应亚组的构成比,以及当实际构成比与设定的构成比不一致时的校正方法。

虽然有上述三种目标值的确定方式,但首选的方式是依据监管部门指南,其次是依据行业标准或专家共识,再次是依据同类产品历史研究结果的综合。无论采用何种方式,设定的目标值应该充分结合产品的特点,目标值应在研究方案设计阶段由申办方、临床研究者和统计学专家共同制定。无论采用何种方法确定目标值,均建议事先与监管部门进行沟通,达成共识后开始临床试验。

11. 单组目标值试验的局限性及适用范围　单组目标值法的主要缺陷是难以从设计上控制选择性偏倚和评价偏倚。由于单组目标值法采用的是历史信息对照(简称历史对照),受时间、空间的限制,历史对照的受试者与本次试验的受试者可能来自不同的总体;除试验因素外,可能影响试验结果的因素众多,如人口学特征、诊断标准、诊断技术、疾病分期或亚型、疾病严重程度、伴随用药和观察条件等,致使试验组和外部对照组可比性差;此外,还可能有一些潜在的、非常重要但未被认知的、或无法测量的预后因子也可能影响试验结果。另一方面,由于缺乏同期平行对照,难以对不良事件与产品的相关性、以及不良事件发生率进行科学的评价。因此单组目标值法一般仅适用于安全性良好、不良事件发生率很低的产品/适应证。鉴于单组目标值法的固有缺陷,其应用范围是极其局限的。同样,仍是由于没有同期对照组的原因,单组目标值法原则上仅适用于非自限性疾病/适应证,至少在临床试验的疗效评价阶段自愈、症状缓解或部分缓解的可能性较小。对于有自愈倾向的病症,如不得不采用单组目标值时,需有充分的证据,能准确估计在临床试验的疗效评价阶段受试者自愈、症状缓解或部分缓解的发生率,应通过对产品目标值的合理设置,确保在排除自行痊愈、缓解或部分缓解的影响以后,其产品的有效性仍在临床可以接受的范围内。

正是由于上述局限性,选择单组目标值法进行医疗器械临床试验时应极为审慎。通常,仅在某些探索性的试验中,考虑采用单组目标值试验设计。一般来说,对于用于支持产品上市的关键性临床试验,仅在以下三种情况时,才有可能考虑采用单组目标值法对被试产品开展关键性临床试验：①与现有治疗方法相差过于悬殊；②被试器械为换代产品（其前代已上市多年，为技术成熟产品），且本质上没有发生太多的改变，仅对外形设计等进行少许改进；③医疗器械临床试验审评审批等相关机构已制订针对此类产品有效性和安全性指标的评价标准。

总之，为了客观评价产品的安全性和有效性、规避产品研发及评价风险，建议医疗器械临床试验申办方在临床试验方案设计阶段与临床医学专家、生物统计学家和法规监管部门进行充分的沟通和协商，达成共识后方能进行单组目标值临床试验。

12. 单组目标值试验应用注意事项

（1）质量控制：高水平的试验质控是单组目标值试验结果真实可靠的必要保障。由于目标值试验的受试者选择偏倚、测量偏倚、评价偏倚等的潜在风险较大，因此，试验过程中应采取合理的措施尽可能弥补试验设计本身的缺陷：①尽可能采用相对客观、可重复性强的"临床终点"作为主要终点指标，如死亡、操作失败等；不建议选择容易受主观因素影响、可重复性差的指标作为主要评价指标，也不建议用与临床客观终点指标相关性不高的"替代终点"作为主要评价指标。②尽可能提高随访质量，设置合理的随访频度，尽最大可能控制受试者脱落。③为了保证数据的完整性，鼓励采用中央注册登记系统记录所有筛选受试者的全部信息，以避免事后人为筛选受试者。

（2）主要评价指标缺失值的处理：与随机对照临床试验一样，单组目标值试验中应尽可能避免数据缺失。特别是主要评价指标的缺失。当主要评价指标缺失时，应采用敏感性分析，如最差值法、临界点分析等方法，以说明结果的稳健性。缺失值的处理方法应事先在研究方案和/或统计分析计划书中予以明确。

（3）乐观估计总体疗效 π_1 值导致的风险：乐观估计总体疗效会低估研究所需要的样本量，将导致检验效能不足，增加临床试验失败的风险。建议在尽可能接近被试产品真实水平的前提下，对被试产品的总体成功率作保守的估计，以避免由于低检验效能致使试验失败。即使是被试产品成功率非常高、几乎不可能失败时，在进行研究设计时，通常也不建议按照100%成功率进行样本量估计。

三、平行组设计

平行组设计（parallel group design）是最常见的临床试验设计类型，在症候中药临床试验中应用也很广泛。平行组设计中受试者被随机地分配到试验的各组，各组同时进行、平行推进。

案例研究：

某医生想要验证自拟补肾通络方对肾虚络阻证的原发性骨质疏松症患者中医症候治疗的有效性和安全性。可以采用平行组设计的临床试验，设计时需注意的要点如下。

1. 受试对象入选 应符合中医证候诊断标准，同时满足是原发性骨质疏松症患者，也要有明确的西医诊断标准。参照《中药新药临床研究指导原则（试行）》，肾虚络阻证的症见：腰背四肢疼痛，腰膝酸软无力，下肢痿弱，头晕目眩，舌质红，或紫，或偏淡，脉沉，或无力，或涩。

2. 对照、随机和盲法 平行组设计可为试验药设置一个或多个对照组，试验药也可设置多个剂量组。对照组可分为阳性或阴性对照。阳性对照一般选用针对所选适应证的当前公认的有效治疗药物，阴性对照一般采用安慰剂，但必须符合伦理学要求。不论采用阳性对照还是安慰剂对照，在实施时要尽量采用双盲，必要时可以使用双模拟技术以保证盲法实施,减少偏性。本研究拟采用安慰剂对照,试验组的汤剂是由医院制剂室煎制,100ml/袋,一日2次。对照组采用10%浓度的同样制剂作为安慰剂。疼痛剧烈时可以使用主办方统一提供的止痛药。

随机分组可以采用简单随机化、区组随机化或者分层随机化。通常临床试验的例数有限,简单随机化分组的结果可能各组例数和预后因素在组间的分布还是会出现差异。为了提高统计效率,保证各试验组的例数相近且重要预后因素均衡,常用区组随机化和分层随机化方法。在这个研究中采用区组随机化进行随机分组。

3. 评价指标 根据研究目的,主要评价指标应是对肾虚络阻证证候的评价,经讨论肾虚络阻证的主症为腰背四肢疼痛,腰膝酸软无力,下肢痿弱,头晕目眩,次症为舌质红,或紫,或偏淡,脉沉,或无力,或涩。因此主要评价指标为基于主症证候积分的临床有效率。对主症各个指标进行定量化评价,分为0~4级,每级2分,总分为32分。证候积分指数=(治疗后积分–治疗前积分)/治疗前积分×100%。按照证候积分指数判断临床疗效,专家组一致认为的评价标准如下:

痊愈证候积分指数≥95%;

显效60%≤证候积分指数<95%;

有效30%≤证候积分指数<60%;

无效证候积分指数<30%;

以前三项相加作为总有效率。

次要结局指标为舌脉的变化、临床疗效等级、主症中各个单症的证候积分指数以及止痛药使用量。

需要注意的是证候的评分等级以及临床疗效(痊愈、显效、有效和无效)的判断应采用国家统一标准或者行业、研究领域的公认标准,使结果客观可靠而且具有可比性。

4. 样本量估计 预计对照组的总有效率为50%,试验组的总有效率为80%,选择单侧0.025,则每组各57例受试者可以有90%的把握检出试验组总有效率优于对照组。假设10%的受试者失访,共需要样本128例。

5. 主要统计分析 主要指标的研究假设为:试验组的临床总有效率优于对照组。可以采用卡方检验,检验水准通常设为双侧0.05,见表6-11。

表6-11 两组的临床总有效率

组别	试验组	对照组	合计	统计量	P值
有效	n(%)	n(%)	n(%)		
	(95%可信区间)	(95%可信区间)			
无效	n(%)	n(%)	n(%)		

次要指标中临床疗效等级可以采用秩和检验或者CMH卡方检验,见表6-12。

表6-12 两组的临床疗效等级比较

组别	痊愈	显效	有效	无效	合计
试验组	n(%)	n(%)	n(%)	n(%)	n(%)
对照组	n(%)	n(%)	n(%)	n(%)	n(%)

6. 小结　平行组设计具有以下优点：①实施起来简单容易；②可适用于急慢性疾病；③统计分析不复杂，对结果的解释直接了当；④可以将受试者不等比例地分配到各治疗组。与其他设计类型相比，该设计通常需要较多的受试者。

四、析因设计

析因设计（factorial design）是一种多因素的交叉分组试验设计，通过不同的组合，对两个或多个处理或治疗同时进行评价。它不仅可检验每个因素（即处理或治疗）各水平间的差异，而且可以检验各因素间的交互作用。所谓交互作用指一个因素的水平有改变时，另一个或几个因素的效应也相应有所改变。比如用 A 药和不用 A 药情况下，B 药的疗效发生改变，表明 A 药和 B 药存在交互作用，两药同时使用的治疗效果不是相互独立的，同时使用时的疗效不等于两个药物单独使用时的疗效之和；反之，则不存在交互作用。在很多情况下，该设计用于检验 A 和 B 的交互作用，或用于探索两种药物不同剂量的适当组合，以评估由两种药物组合成的复方药的治疗效果。最简单的析因设计是 2×2 析因设计，即两因素两水平析因设计。在析因设计中，通常用数字表达式表示不同因素和水平数的设计。如 $2 \times 3 \times 2$ 析因设计表示有 3 个因素，第一个因素有 2 个水平，第二个因素有 3 个水平，第三个因素有 2 个水平。

案例研究：

湿疮是由禀性不耐、风湿热邪客于肌肤而成的皮肤潮红、肿胀，发无定位，易于湿烂流津的瘙痒性渗出性皮肤病，相当于西医学的湿疹。本病病因未完全明确，治疗缺乏特效药物。急性期表现为湿热蕴肤证，自觉剧烈的瘙痒，皮肤损坏具有多形性，分布对称，并且有渗出的倾向，容易演变成慢性，并且容易反复发作，在临床上比较难进行彻底的治疗。理想的治疗结果是患者能够尽快或较顺利地从湿热蕴肤证向脾虚湿蕴证及血虚风燥证进行转化。血虚风燥证是湿疹患者病情稳定阶段，是一种相对理想的状态。某医院欲研究中西医结合治疗湿疮的湿热蕴肤证患者的效果。可以考虑采用析因设计进行临床试验。

试验目的：评估某中药配方汤剂与西药氯雷他定片单独及联合治疗湿热蕴肤证的湿疮患者的有效性和安全性。

1. 受试对象入选　受试对象为符合湿热蕴肤证的急性湿疮患者。急性湿疮的中医诊断标准参照中华人民共和国中医药行业标准《中医病证诊断疗效标准》（ZY/T001.8-94）为皮损呈多形性，如潮红、丘疹、水疱、糜烂、渗出、痂皮、脱屑，常数种形态同时存在。起病急，自觉灼热，剧烈瘙痒。皮损常对称分布，以头、面、四肢远端、阴囊等处多见，可泛发全身。可发展成亚急性或慢性湿疹，时轻时重，反复不愈。参照国家中医药管理局《中医病证诊断疗效标准》湿疮的证候分类经专家讨论，湿热蕴肤证主症：皮损色红伴有渗出、瘙痒，舌红，苔黄腻，脉滑或滑数；次症：伴心烦口渴，身热不扬，大便干，小便短赤。

2. 研究设计及随机化分组　试验采用随机、对照、双盲双模拟的析因设计，考虑到急性期不能不予任何处理，对所有组均给予局部外用黄柏霜作为基础治疗。入选的受试者将采用区组随机化分成四组，分别接受处理：

组 1：中药配方汤剂的安慰剂 + 氯雷他定片的安慰剂；

组 2：中药配方汤剂 + 氯雷他定片的安慰剂；

组 3：氯雷他定片 + 中药配方汤剂的安慰剂；

组 4：中药配方汤剂 + 氯雷他定片。

各种处理本质上就是中药配方汤剂用或者不用与氯雷他定片用或者不用的组合。这是一个 2×2 的析因设计。

3. 评价指标 本试验属于病证结合的研究，主要疗效指标选择中医疾病疗效。急性湿疮的主要表现是皮损和瘙痒，因此经讨论主要指标为基于皮损疗效指数的临床总有效率。皮损的临床积分采用赵辨的 EASI 评分法评定，将临床表现分为四项，即红斑、硬肿（水肿）/丘疹、表皮剥脱和苔藓化。每一临床表现的严重度以 0~3 分计分，0 = 无，1= 轻，2= 中，3= 重，各种症状分值之间可记半级分，即 0.5。严重度采用以下的界定方法：0 = 无，此体征仔细观察后也不能确定；1= 轻，此体征确存在，但需仔细观察才能见到；2 = 中，此体征可立即看到；3= 重，此体征非常明显。皮损的疗效指数 =（治疗后积分 – 治疗前积分）/ 治疗前积分 ×100%。依据《中药新药临床研究指导原则》中疗效指数评价标准进行证候疗效指数的临床疗效判定：

痊愈：疗效指数 ≥ 95%；

显效：60% ≤疗效指数 <95%；

有效：30% ≤疗效积分指数 <60%；

无效：疗效指数 <30%。

以前三项相加作为总有效率。

次要疗效指标为证候疗效等，因此次要指标包括：

（1）瘙痒：用视觉模拟标尺法（VAS）对瘙痒程度进行评价，用长度 10cm 的标尺，尺端以 10~0 分别代表剧烈瘙痒 ~ 无瘙痒，患者在能代表其瘙痒程度的部位上划标记以读出相应评分结果。

（2）皮损的临床疗效判定（痊愈、显效、有效和无效）。

（3）证候积分指数：因皮损和瘙痒单独评估，这里的证候积分不再包含这两项，各项评分如下：

舌红	0 无	1 有
苔黄腻	0 无	1 有
脉滑或滑数	0 无	1 有
心烦口渴	0 无	1 有
身热不扬	0 无	1 有
大便干	0 无	1 有
小便短赤	0 无	1 有

证候积分指数 =（治疗后积分 – 治疗前积分）/ 治疗前积分 ×100%

4. 样本量估计 假设中药配方汤剂、氯雷他定片或者两者联用的总有效率最低是 70%，安慰剂组的总有效率是 50%，按照 0.005 的检验水准（校正后的检验水准）单组需要 154 例，一共需要 1 544=616 例，考虑有 10% 的脱落，一共需要入组 684 例患者。

5. 主要统计分析 在研究中，研究者关注的是两种药的单独效应和联合效应。因此需要设计在 4 组间进行 5 次优效比较：氯雷他定片 VS 安慰剂，中药配方汤剂 VS 安慰剂，联合用药 VS 安慰剂，联合用药 VS 氯雷他定片，联合用药 VS 中药配方汤剂，见表 6–13。对主要指标——临床总有效率采用卡方检验，总体检验水准 α 定为单侧 0.025，因为有多次比较，需要控制每次检验防止 I 类错误膨胀。采用 Bonferroni 法校正，每次检验的检验水准 α'=0.005。

表 6-13 各组临床总有效率的差别

组别	安慰剂组	中药配方汤剂	氯雷他定片	联合治疗组
有效	n(%)	n(%)	n(%)	n(%)
	(95% 可信区间)	(95% 可信区间)	(95% 可信区间)	(95% 可信区间)
无效	n(%)	n(%)	n(%)	n(%)

次要指标瘙痒 VAS 评分和证候积分指数可采用两因素方差分析进行检验;皮损的临床疗效判定为等级资料,可采用 CMH 卡方检验。次要指标一般情况下可以不进行 α 校正。

6. 小结 析因设计中经常提到几种效应:主效应指当一个因素水平变化时其效应相应发生的变化。例如中药配方汤剂的主效应是用中药配方汤剂和不用中药配方汤剂的平均效应差,它包含了是否用氯雷他定片的全部情况。而单独效应是一个因素单独作用时的效应变化,是单独用中药配方汤剂(不用氯雷他定片)与安慰剂的比较。联合效应是两种药物都用时和都不用时的效应变化。

临床试验中采用析因设计一方面可以评价联合用药是否由于单独用药,另一方面可以评价试验的各种药物间是否存在交互作用。这也是它的优点之一,可以发现各因素的最佳组合。此外,与每次只研究一个因素相比节约了样本量。但在实际应用中对于是否进行交互作用评价也要视情况而定。如果两个单药成分通过一定的配方形成复方的新药,是需要评价两者的交互作用的。如果像本例中,仅考虑评价联合用药是否优于单药,不设计新药开发,可以不评价交互作用。

在不考虑交互作用情况下,析因设计的样本量估计可以采用两步方式:首先估计各次独立比较的样本量;然后选择其中较大者作为每组的样本量。在本例中假设联合用药的临床总有效率可能大于或等于单独用药,因此直接保守地按照单独用药的参数估计样本量。评价交互作用的样本量估计较为复杂,而且通常比评价主效应需要的样本要大很多。

五、成组序贯设计

传统的临床试验要求事先确定样本量,当所有受试者完成试验后才开始进行统计分析。但是,当样本量无法确定,并希望逐步进行研究以便尽早结束试验时,可采用分阶段进行疗效和安全性分析的成组序贯设计试验。成组序贯设计(group sequential design)是指每一批受试者完成试验后,及时对主要指标(包括有效性和 / 或安全性)进行分析,一旦可以做出结论即停止试验,是一种采用揭盲分析对试验进行早期终止的设计形式。成组序贯设计以成组和序贯的方式,对受试者的结果进行评估,是在试验期间内的定期评估,而不是在获得每一例受试者数据后进行评价,这样既可以避免样本量过大造成资源浪费,也可以避免重复检验造成错误结论。成组序贯研究常用于规模大、观察时间长、事先又不能确定样本量的临床试验。成组序贯研究设计要求盲底一次产生,分批揭盲。揭盲次数不宜过多,每批的例数不宜过少。

例 6.5 已知某传统药物治疗某疾病的有效率为 70%,另外一种新药的有效率达到 80%,拟采用成组序贯设计比较两种药物在疗效上的差异。整个试验分为三个阶段,每个阶段每组各入组 50 名受试者,在每个阶段完成后进行期中分析,若达到事先规定的标准,提前结束试验,该试验设计如图 6-2 所示。N_i、α_i、P_i 分别代表第 i 阶段入组例数、规定的检验水准以及利用累积数据分析后所得 P 值。

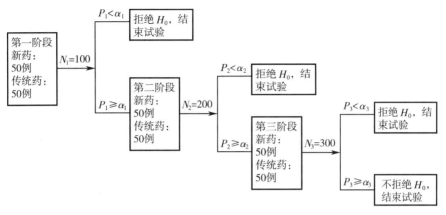

图 6-2 成组序贯设计示意图

成组序贯设计的优点在于能够及时得出结论,避免将较差的处理继续应用于受试者,并且可以节约成本和时间。在成组序贯试验设计方案中应事先明确规定期中分析次数、各阶段样本量、统计分析方法、I 类错误控制方法等。进行多次检验,需要对每次检验的(名义)水准 α' 进行调整,以控制总的检验水准为 $\alpha=0.05$。目前成组序贯试验中调整每次期中分析检验水准的方法最常用的是 Pocock 法、O'Brien-Fleming 法以及 Lan-DeMets 法。Pocock 法和 O'Brien-Fleming 法根据事前规定的期中分析次数计算获得,表 6-14 显示了两种方法在双侧 $\alpha=0.05$ 时 α' 的值。

表 6-14 期中分析名义检验水准及界值(双侧 $\alpha=0.05$)

K	i	Pocock		O'Brien-Fleming		
		Z'	α'	c_K	Z'	α'
2	1	2.178	0.029 41	1.978	2.797 31	0.005 15
	2	2.178	0.029 41	1.978	1.978 00	0.047 93
3	1	2.289	0.022 08	2.004	3.471 03	0.000 52
	2	2.289	0.022 08	2.004	2.454 39	0.014 11
	3	2.289	0.022 08	2.004	2.004 00	0.045 07
4	1	2.361	0.018 23	2.024	4.048 00	0.000 05
	2	2.361	0.018 23	2.024	2.862 37	0.004 20
	3	2.361	0.018 23	2.024	2.337 11	0.019 43
	4	2.361	0.018 23	2.024	2.024 00	0.042 97

其中,K 为期中分析总次数,i 为第 i 次期中分析,Z' 代表名义检验水准对应的正态分布界值。

Pocock 法和 O'Brien-Fleming 法要求每次期中分析的时间间隔相等,但是许多临床试验不能满足这一条件,Lan-DeMets 法是较为灵活的名义检验水准 α' 的计算方法,包括以下五种 α 消耗函数:

(1) $\alpha_1'(t)=\begin{cases} 0 & (t=0) \\ 2\left[1-\Phi\left(Z_{\frac{\alpha}{2}}\sqrt{t}\right)\right] & (0<t\leqslant 1) \end{cases}$

(2) $\alpha_2'(t)=\alpha\ln\{1+(e-1)t\}$

(3) $\alpha_3'(t)=\alpha t$

(4) $\alpha_4'(t)=\alpha t^{3/2}$

(5) $\alpha_4'(t)=\alpha t^2$

对于任何一个消耗函数来说,随着时间 t 的增长,名义检验水准 α' 越来越接近 α。时间 t 代表了研究已完成的病例数占总病例数的比例,范围是 0~1。

六、适应性设计

成组序贯设计允许期中分析临床试验的有效性和安全性,但是仍然需要严格遵循试验方案中规定的随机方案、样本量、结局变量等,因此实施起来仍有很多不灵活的方面。

适应性设计是一种动态设计,是指事先在方案中计划的在临床试验进行过程中利用累积到的数据,在不影响试验的完整性和合理性的前提下,对试验的一个或多个方面进行修改。

在适应性设计试验中,可做修改的内容包括:调整样本量、调整每个组别随机分配比例、药物用法用量改变、等效/非劣效界值改变、统计检验方法的变更、临床试验主要结局指标改变等。但是在实际过程中,适应性调整内容不宜过多,避免导致相应的统计推断难度变大或者造成结果的偏倚。必须强调的是,适应性设计中所有调整必须在研究方案中事前周密计划好并明确指出调整的条件,不可随意变更研究方案。

例 6.6 一项评价新药治疗急性冠脉综合征疗效的临床试验,主要疗效指标为 30 天内心肌梗死发生率,假设 $\alpha=0.05$,$\beta=0.2$,传统药物心梗发生率为 20%,新药能降低 50% 的心梗风险,即心梗发生率为 10%,经过计算每组需要入组 300 例。但是期中分析发现,新药的心梗发生率为 15%,相比传统药物只降低了 25% 的风险。如果不调整样本量,等试验结束很可能难以作出有统计学意义的差异,宣告试验失败。但是,研究者认为降低 25% 的风险是可以接受的,这时候需要根据期中分析结果适应性地调整样本量和入组比例。

适应性设计调整主要有以下几个原则:①入组比例。一个理想的状态是不降低检验效能的前提下,尽可能多的病例接受更加有效的处理。当期中分析时,发现新药有较好的疗效,提高病例分配到该组的概率。由于在临床试验中,患者的疗效往往需要一定时间才能被观察到,存在延迟应答的问题,有较多的研究采用期中分析揭盲后人为调整分组比例,来使得病例分配倾向于更加有效的一组。②样本量。在适应性设计中,参数的改变都会影响把握度的估计,需要对样本量进行再估计。最为常见的是,实际的疗效与初始预期的疗效不一致时,需要进行样本量调整。如果初始的预期疗效大小的估计被证明过大或过小都将导致试验的检验效能过高或过低,应根据实际的疗效大小来调整样本量。③提前中止。当能够明确判断被试药物有效或无效时就应该停止试验。对于是否过早中止试验,要事先设立无效和有效的界值,只有当组间疗效差至少满足有效性或无效性原则之一时,才能中止试验。

④舍弃疗效差组。当试验过程中发现有某一组别疗效较差时,可以舍弃该组别,提高试验设计效率并保证受试者疗效。

七、富集设计

自从精准医学的概念被提出后,个性化的治疗是目前医学重点研究的领域,针对每个患者制定个体化的治疗方案能使患者从中获得最大化的治疗效果。2011 年 Lancet Oncology 上发表了一项关于评估酪氨酸激酶抑制剂厄洛替尼作为一线治疗在晚期表皮生长因子受体 EGFR 突变的非小细胞肺癌患者中疗效的研究。该研究采用富集设计,纳入 EGFR 突变的非小细胞肺癌患者,结果显示在 EGFR 突变的患者人群中厄洛替尼治疗较常规化疗可以明显地延长无疾病进展生存时间。

美国 FDA(Food and Drug Administration)2012 年底发布的《富集设计的指导原则》征求意见稿中将富集设计定义为:在随机对照临床试验中,通过前瞻性利用患者特征(包括人口统计学、病理生理学、组织学、遗传学特征等)来确定试验入组人群,从而使目标药物的有效性在该特定人群中更容易显现。我国 CFDA(China Food and Drug Administration)也将该设计写入了 2016 年发布的《药物临床试验的生物统计学指导原则》中。对于中医来说,通过利用患者证候要素等方面的不同来确定试验入组的条件,研究药物在该目标人群的疗效就属于富集设计的概念。例如,研究犀角地黄汤对于血热内蕴型银屑病的疗效,可采用富集设计筛选血热内蕴型银屑病,对照组可设为传统中医标准治疗,终点指标为证候评分以及有效率。

富集设计需要注意以下几个方面。①选择合适的检测方法。制定筛选标准用以选择特定目标人群是十分重要的,用何种检测方法来筛选是富集设计实施的关键。选择的方法特异度过低(宽容度过高),会造成富集与非富集人群治疗效应的预期差异性缩小,从而不利于富集策略目标的达成。如果选择的方法灵敏度过低(选择标准过于苛刻),将出现难以寻找到合适受试对象的情况。②富集指标和富集时间的选择。如果有明确的富集指标,可以在试验随机化开始前就进行富集人群的筛选。但当预先没有上述可靠信息时,可以先在富集因素分布范围宽泛的患者中进行探索性研究,根据探索性研究的结果确定富集指标。但是在各类人群中进行指标探索时,重复检验需要控制 I 型错误。③富集设计研究结果和结论的推广。由于富集设计主要是在具有富集因素患者人群中进行的,所以评价的研究项目主要适用于富集患者人群,其研究结果和结论的推广应用需要注意,不宜随意扩大适用人群。

基于富集设计中富集的方法和目的的不同,一般将富集设计分为 3 类:①同质化富集设计。同质化富集设计主要目的是减少入组患者的异质性,提高了临床试验成功率,是应用非常广泛的一种设计。同质化富集设计措施包括严格的纳排标准、选择依从性好的患者、选择病情稳定的患者、避免其他药物影响等。②预后型富集设计。预后型富集设计是通过识别和选择高危患者以达到富集目的,从而可以更容易和稳定地观察到药品的治疗作用,避免选择低危人群无法观察治疗效应。如研究延缓阿尔茨海默病进展的研究,纳入病情较重的患者可以更好地显示药物治疗的效果。③预测型富集设计。预测型富集设计的基本思想是选择那些对治疗措施更有可能达到疗效的患者人群。如研究基因靶向治疗药物的疗效时,选择有特定基因靶点的患者进行研究。

八、篮式设计

篮式设计起源于肿瘤靶向药物的临床试验,其目的试图证实:对于某个靶基因抗肿瘤的药物治疗不同的瘤种但伴有该靶基因的患者是否具有相同或相似的疗效。故在一个抗肿瘤的靶向药物临床试验的篮式设计中,同时入组多个瘤种的肿瘤患者并且这些患者符合该抗肿瘤靶向药物的靶基因要求,对不同瘤种采取分层随机和相同的主要评价指标(如总生存期),这样设计具有同时入组快且可以有机会同时证实该靶向药物治疗多个肿瘤种伴有特定的靶基因患者是否有效,特别适用于抗肿瘤靶向药物的探索性研究。

中医理论中的以证统病是指具有相同的证候不同疾病,可以针对相同证候不同病症对象,采用相同证候治疗药物,评价不同病症的证候疗效和安全性。如果将证候看作靶基因,病症看作瘤种,针对以证统病的情况,采用篮式设计进行研究,可以较快速度地进行探索性研究。以下举例说明应用篮式设计进行中医证候药物研究。

案例研究:

某个研究项目试图验证某个中成药(以下称为试验药)治疗伴有热毒证的急性咽炎、边缘性牙龈炎或复发性口疮患者中医证候的有效性和安全性。对于这四个疾病,相同的热毒证的证候,可以考虑用篮式设计的临床试验,主要设计内容如下。

1. 受试者入选　应符合中医证候关于热毒证的诊断标准,参照《中药新药临床研究指导原则(试行)》,热毒证应满足:

主症:①咽痛或吞咽痛;②喉核红肿;③牙龈肿痛;④口疮疼痛。

次症:①咽干灼热;②咳嗽;③咳痰;④齿龈出血;⑤齿龈溢脓;⑥口疮烧灼;⑦身热;⑧烦躁;⑨目赤;⑩口干;⑪口臭;⑫大便秘结;⑬小便黄少。

舌脉象:舌质红,苔黄;脉弦洪或弦数。

其中:对于急性咽炎的热毒证患者,须具备咽痛或吞咽痛,或伴咽干灼热或/和咳嗽或/和咳痰,同时具备次症中⑦~⑬三项或以上者,结合舌脉,即可辨证;对于急性扁桃体炎的热毒证患者须具备咽痛或吞咽痛、喉核红肿,或伴咳嗽或/和咳痰,同时具备次症⑦~⑬中三项或以上者,结合舌脉,即可辨证;对于边缘性牙龈炎的热毒证患者,须具备牙龈肿痛,或伴齿龈出血或/和齿龈溢脓,同时具备次症⑦~⑬中三项或以上者,结合舌脉,即可辨证;对于复发性口疮的热毒证患者须具备口疮疼痛,或伴口疮烧灼,同时具备次症⑦~⑬中三项或以上者,结合舌脉,即可辨证。另外主症各个指标进行定量化评价,分为0~3级,每级2分;次症各个指标进行定量化评价,分为0~3级,每级1分。

西医适应证为急性咽炎、边缘性牙龈炎和复发性口疮的诊断标准:急性咽炎、参照《耳鼻咽喉科学》相关内容制定,边缘性牙龈炎参考《牙周病学》相关内容制定。复发性口疮参照《口腔黏膜病学》相关内容制定。

入选标准:符合中医热毒证辨证标准;符合西医急性咽炎、边缘性牙龈炎或复发性口疮的诊断标准(基于西医诊断,每个受试者仅患上述一种疾病)。急性咽炎、复发性口疮为轻型或疱疹样型,病史在半年以上,本次发作72小时以内。若有溃疡病史,必须在入组前7天以上已经愈合;至少有一个主症评分≥4分且至少有3个次症的单项评分均≥2分;年龄18~65岁;患者知情同意,自愿受试并签署知情同意书。

排除标准:体温>38.5℃,或血白细胞>11.0×10⁹/L,或淋巴细胞百分比>85%;心电图异常有临床意义,肝功能指标超过正常值上限的 2 倍或肾功能异常有临床意义,糖尿病患者,精神上或法律上的残疾患者;近 3 个月内参加其他药物临床试验的患者;对研究药物或对照药有过敏史者;

2. 研究用药,双盲和随机分组 试验组应用试验药,一日 3 次,每次 2 例;对照组用安慰剂(形状、气味等与试验药相同),一日 3 次,每次 2 例。疗程 7 天。临床试验全程采用双盲临床操作和双盲疗效评价。随机分组为每个西医适应证分层区组随机分组。

3. 疗效评价指标 基于前期文献和前期研究结果,专家组一致认为的证候评价指标如下:主要疗效评价指标为总有效率,即达到治愈或显效的疗效等级;次要疗效评价指标为舌脉的变化、证候疗效等级、主症和次症的积分总分下降幅度、治疗结束时的主症和次症的积分总分、符合西医标准的是否治愈。证候疗效等级分为以下四级:

(1)治愈:主症消失且次要证候积分总分与基线比较下降幅度≥ 90%;

(2)显效:主症消失次要证候积分总分与基线比较下降幅度 <90% 或者主症明显改善但未达到消失标准且次要证候积分总分与基线比较下降幅度≥ 60%;

(3)有效:主症明显改善,未达到消失标准且次要证候积分总分与基线比较下降幅度 <30% 或者主症改善不明显但其他证候积分总分与基线比较下降幅度 >30%;

(4)无效:主症没有明显改善且其他证候积分总分与基线比较下降幅度 <30%。

4. 样本量需求和估计 基于前期的文献报道,由于这些疾病有一定的自愈率,预估对照组的总有效率为40%,预估试验组的总有效率为70%, power=90%, 双侧 alpha=0.05, 则每组样本量估计为 66 例,考虑到每个西医适应证的总有效率有些差异,故每个西医适应证适当增加到每组 30 例,三个西医适应证总共每组 90 例,考虑到失访,故增加 20% 的样本量后每组为 108 例。

5. 主要统计分析 见表 6-15。

表 6-15 中医证候总有效率的统计分析

	试验组	对照组	统计量	P 值
急性咽炎			卡方值	
N(missing)	###(#)	###(#)	###.#	0.###
总有效人数(%)	##(##.#)	##(##.#)		
无效人数(%)	##(##.#)	##(##.#)		
边缘性牙龈炎			卡方值	
N(missing)	###(#)	###(#)	###.#	0.###
总有效人数(%)	##(##.#)	##(##.#)		
无效人数(%)	##(##.#)	##(##.#)		
复发性口疮			卡方值	
N(missing)	###(#)	###(#)	###.#	0.###
总有效人数(%)	##(##.#)	##(##.#)		
无效人数(%)	##(##.#)	##(##.#)		
异质性检验 Q			###.#	0.###

续表

	试验组	对照组	统计量	P 值
异质性检验 I^2			###.#	
三个适应证汇总			CMH 卡方	
N（missing）	###（#）	###（#）	###.#	0.###
总有效人数（%）	##（##.#）	##（##.#）		
无效人数（%）	##（##.#）	##（##.#）		
试验组总有效率—对照组的总有效率的差值的 95% 可信区间（##.#, ##.#）%				

注：三个适应证的中医证候异质性检验：如果异质性检验的 $P>0.10$ 和 $I^2<50\%$，则可以采用 CMH 卡方校正西医适应证的影响下评估试验药的有效性，反之如果不满足异质性检验的 $P>0.10$ 和 $I^2<50\%$，则需要采用随机效应模型探索试验药的有效性。

6. 研究设计中应注意的问题

（1）在优效性随机对照试验的设计中，如果试验药的疗效确实优于对照药，则在试验药有效的范围内，受试者的病情相对重一些，更容易得到优效性的结果；反之如果病情太轻，导致疗效好的药物和疗效稍差的药物均治疗好了，就得不到优效的结果和结论，所以在研究设计时，对试验药和对照药有一个较好的评估，比较稳妥的办法就是做一个预试验。

（2）在本例中，采用篮式设计可以很好地体现以证统病，把各个疾病合到一起对同一中医证候疗效进行统计分析，故样本量估计是基于三个适应证合在一起的总样本量，但一般要求各个适应证的疗效组间差异没有异质性（三个适应证内的试验组的总有效率与对照组的总有效率的差值大小均相差不大，无统计学意义）。如果各个适应证之间的疗效组间差异存在异质性，虽然可以改用随机效应模型进行统计分析，但在适应证个数（本例只有三个）比较少的情况下，随机效应模型的方差估计误差较大，其结果只能作为探索性研究的结果。因此在 Ⅱ 期新药开发的临床试验中，用篮式设计可以加快新药开发的研究速度，但如果作为新药注册上市的 Ⅲ 期临床试验，不仅要考虑各个适应证的疗效异质性，还应考虑 CFDA 的法规要求，也应考虑中医证候疗效与西医疗效的关联性等相关问题。

（3）本例研究设计中，设置排除标准：体温 >38.5℃，或血白细胞 $>11.0\times10^9$/L，或淋巴细胞百分比 $>85\%$，其主要原因是尽可能避免全身性抗生素的使用（属于疗效不佳的补救用药），这样可以尽量减少补救用药对试验药的证候疗效评价的影响。

（4）对照药的选择：在证候类药物临床试验中，一般推荐用安慰剂对照，但许多情况下，适应证疾病需要控制病情和直接用西药治疗疾病，故可以针对每个适应证制定统一的基础用药，在基础用药基础上分别在试验组用试验药和对照组用安慰剂，但在证候疗效评估时应充分估计到基础治疗对证候疗效的影响。

（5）由于中医证候评价是主观性评价，所以原则上均要采用双盲设计，在双盲有困难实现的情况下，能够努力做到单盲就尽可能单盲，至少要保证盲态评价或第三方盲态评价疗效。

（6）双盲临床试验中的安慰剂与模拟药的制作问题：在许多情况下，试验药与对照药的气味、形状和颜色存在差异,往往需要制作模拟药或安慰剂药。不同制剂的模拟药制作的策略会不同,在许多院内制剂中,研究药的制剂往往是药水或冲剂,一般采用在研究药成分中扣除掉君药成分后的剩余中药成分取其 10% 的剂量制作。

（7）篮式设计不仅适用于干预性临床研究中,也适用于观察性研究。特别适用于药物的安全性检测。如:同时观察多个适应证的某中药使用的安全性,评估使用某个药物的剂量和药物持续使用时间对安全性的影响。

7. 小结　在中医证候类新药临床研究中,以证统病、异病同治的研究假设下,可以采用篮式设计的临床试验,该设计与普通的随机对照试验的大部分内容基本相同,它比普通随机对照试验所增加的设计内容是要求符合同一证候的适应证,证候疗效预估相差不大,相同的证候疗效评价指标,采用按适应证分层随机分组,在统计分析时需要评估主要证候疗效指标的组间差异在各个适应证之间是否异质性:满足非异质性的情况,选用固定效应模型并校正适应证的影响下评估试验药的有效性,反之需要用随机效应模型探索试验药的有效性。

九、伞式设计

2014 年,美国癌症研究学会（American Association for Cancer Research, AACR）指出伞式设计临床试验（Umbrella Trial）就是把具有多种促癌基因的某种癌症,拢聚在同一把雨伞之下,让研究者能够针对同一肿瘤的不同突变信息测试多种药物,根据不同的靶基因分配不同的精准靶药物。伞式设计试验的最大优势在于将非常少见的突变事件集中起来,变少见事件为"常见"事件,这无论对加速少见疾病的临床试验还是对于某一个个体获得精准治疗的机会,都具有特别的意义。

2011 年 BATTLE 试验评估了埃罗替尼、凡德他尼、埃罗替尼 + 贝沙罗汀和索拉非尼治疗具有不同生物标志物非小细胞肺癌患者的有效性和安全性,该研究采用伞式设计,前瞻性地筛查生物标志物,不同的生物标志物组的受试者分别接受 4 种不同的处理。发现埃罗替尼在 VEGF/VEGFR-2 组中,凡德他尼在 EGFR 组中,埃罗替尼联合贝沙罗汀在 EGFR、RXR/cyclin D1 和无生物标志物组中,索拉非尼在 KRAS/BRAF、VEGF/VEGFR-2 和无生物标志物组中疗效较好。

对于中医证候研究来说,同一种疾病具有多种证候,简称"以病统证",这时研究者就需要针对某种疾病不同证候分配不同药物,简称"同病异治"。可以将证候看作靶基因,病症看作瘤种,采用伞式设计进行研究,以利高效快速地进行研究,获得结果。

与篮式设计关注相同生物特征在不同肿瘤治疗的有效性和安全性,伞式设计是针对同一肿瘤不同生物特征情况下其疗效和安全性的评价。如果说篮式设计是以证统病、异病同治的话,那么,伞式设计就是以病统证、同病异治。以下举例说明应用篮式设计进行中医证候研究。

以下举例说明应用伞式设计进行中医证候研究。

例 6.7　比较南五味子软胶囊和安慰剂对失眠症中的心火炽盛证、肝郁化火证、痰热内扰证、阴虚火旺证、心脾两虚证、心胆气虚证的有效性和安全性研究,探索不同证候失眠症的最佳中医治疗方案。

（一）试验设计

本试验为安慰剂对照，采用分层区组随机，在 12 家中心同时进行试验，主要疗效指标为治疗 28 天后匹兹堡睡眠质量指数总分的变化情况。根据Ⅱ期试验中试验组和对照组治疗前后总分差值的均数和标准差，假定单侧 $\alpha=0.025$，把握度为 0.90，采用两独立样本均数统计优效性检验的样本量估计公式，可计算得到本次试验六种证候各自需要的样本量，考虑脱落及剔除等因素，增加 20% 病例数，最终一共纳入 480 例受试者。

（二）病例选择

1. 诊断标准　失眠症（心理生理性失眠）西医诊断标准参照《睡眠障碍国际分类》，失眠症中医辨证标准参照《中医内科常见病诊疗指南中医病证部分》。

2. 入选标准

（1）自愿参加本试验，并签署知情同意。

（2）符合《睡眠障碍国际分类》的关于失眠症（心理生理性失眠）的最低诊断标准。

（3）符合 6 种中医证候的辨证标准之一。

（4）匹兹堡睡眠质量指数 7 个因子成分的累计分 >7 分。

（5）28 天≤病程≤182 天。

（6）年龄在 18~65 周岁，性别不限。

3. 排除标准

（1）继发性失眠、环境性睡眠障碍等。睡眠呼吸暂停综合征。汉密顿抑郁量表积分≥8 分，汉密顿焦虑量表积分≥7 分。

（2）不符合肝郁化火证的辨证标准。

（3）职业驾驶员、高空作业者。

（4）一周内使用任何其他治疗失眠症的药物。

（5）妊娠期、哺乳期妇女。

（6）具有严重的原发性心、肝、肺、肾、血液或影响其生存的严重疾病，如肿瘤或艾滋病。肝肾功能异常，血清 ALT 和 / 或 AST>1.5 × ULN；血清胆红素 >1 × ULN。

（7）由于精神障碍不能给予充分知情同意者。

（8）怀疑或确有酒精、药物滥用病史。

（9）根据研究者的判断，具有降低入组可能性或使入组复杂化的其他病变，如工作环境经常变动等易造成失访的情况。

（10）过敏体质，如对两种或以上药物或食物过敏史者；或已知对本药成分过敏者。

（11）入组前三个月内参加了或正在参加其他药物临床试验的受试者。

（三）统计分析

对六种证候失眠症病人两组的治疗前后睡眠质量指数总分变化值比较采用协方差分析。结果表明，在肝郁化火证中，南五味子软胶囊有较好的疗效，试验组匹兹堡睡眠质量指数总分前后差值的均数是 5.20，对照组匹兹堡睡眠质量指数总分前后差值的均数是 2.90，$P<0.000\,1$。而其他证型两组匹兹堡睡眠质量指数总分差异无统计学意义。安全性方面，各

类证候不良反应发生率的两组差异均无统计学意义。

　　伞式设计可以分为探索性伞式设计和确证性伞式设计：①探索性伞式设计指在按照受试者生物标志物信息分组后，每个生物标志物组中的受试者分别接受多种可能有效的治疗方法，评价并寻找最佳的生物标志物 – 治疗组合，从而探索针对每种生物标志物最有效的治疗方法，为后期确证性试验打下基础。②确证性伞式设计指在按照受试者生物标志物信息分组后，每个生物标志物组中的受试者分别接受某种特定的治疗方法和对照药物或安慰剂，在前期探索性试验的基础上，进一步验证某种治疗方法在特定生物标志物组中的具体疗效和安全性，加速推动研究药物在临床上的应用。

（贺　佳　赵耐青）

第七章

证候临床研究的有效性评价

中医药的特点是基于整体理念,通过对中医证候的高度概括,对人体的病理状态整体调节,个体化治疗,其与现代医学精准医疗的理念不谋而合。中医治疗疾病的出发点及核心是中医证候,中医理论体系中的证候是指疾病发展到一定阶段时,致病因素和机体内外环境相互作用的综合反映,是疾病所处该阶段病因、病位、病性和邪正关系等主要本质或病理变化的概括。

以中医证候为核心的证候临床研究,其重要前提条件即是进行科学、客观的中医证候有效性评价。目前中医证候有效性评价还面临众多的问题和难点。例如中医证候的评价标准及评价指标尚难统一,现有的评价标准偏重依靠经验及主观判断,量化过程往往具有较大的随意性;以及中医临床数据多以定性和半定量数据为主,一般都不符合正态分布的假设条件等。近年来随着计算机技术和统计分析方法的发展,新的评价技术得以被借鉴至中医证候评价领域,越来越多的研究者致力于进行证候临床有效性研究,部分研究已初步取得了良好的成果。因此本章节在总结现有评价方法的局限性的基础上,就中医证候有效性评价所面临的主要问题、评价方法及评价指标进行汇总,对中医证候有效性评价的客观化、标准化进行尝试性探讨,以期为证候临床研究提供借鉴和思路。

第一节　证候临床研究一般考虑

一、证候临床研究的特点

证候临床研究是基于中医药理论和临床实践,其显著特点为中医证候既是目标适应证的纳入标准,同时也是疗效评价的指标。

不是所有中医证候都适合开展临床研究。单纯证候适合开展临床研究,兼夹证候较难开展评价。中医证型一类为临床表现较一致,症状、舌脉持续较长时间,比较恒定。另外一类是症状、舌脉持续时间短,演变较快;证候恒定者适合开展临床研究,证候变化和演变迅速者评价甚为困难。

作为纳入标准,证候诊断的均一性与可重复性是研究的关键,因此引入客观化诊断指标和临床试验质量控制措施显得十分必要。作为疗效评价指标,可以是证候的改善,也可以是证候中某些症状与体征改善;特别要指出,无论是否进行疾病疗效评价,证候研究干预措施至少应对疾病的转归无不利的影响。

二、证候临床研究模式

证候临床研究是以中医证候为核心,以治疗/改善中医证候或其相关症状、体征为目的。与病证结合临床研究不同,两者根本区别在于治疗目标不同,所以研究模式也有很大区别,主要研究模式有以下三种:

1. 中医证候临床研究模式 该类临床研究重点考察中医证候诊断与疗效,不涉及疾病疗效。这种研究模式优点是贴近中医临床实际情况,符合中医辨证论治与异病同治理论;缺点是基线情况的均衡性和可比性可能不理想,研究者主观判定疗效的权重大,临床研究可重复性较弱。

2. 中医病证结合临床研究模式 以中医疾病+中医证型的研究模式,这种模式吻合中医经典,前提是要确立广泛认可的中医疾病与证型之诊断标准。

3. 以证统病临床研究模式 在一个证型下同时入组三个及以上不同系统疾病,在进行证候疗效评价同时还观察疾病疗效。这种模式基线情况的均衡性和可比性较好,可以进行亚组分析;缺点是不同疾病其证候表现不同,尤其是主症可能不一样,需要样本量大,操作较难。

三、证候类药物的临床定位

与古代比较,目前人类的生活方式、医疗手段和人均寿命等发生非常显著变化;疾病谱和患者人群与古代差别很大,相对应的患者证候谱也发生显著改变;因此有必要因时制宜开展证候类药物研究,满足临床需求。证候类中药集中体现"中医临床价值观",包括注重综合疗效、注重患者主观评价、提倡带病延年等理念。证候类药物必须结合中医临床价值理念,明确临床定位,包括改善证候、症状或体征,或改善生活质量或者临床结局。有针对性开展研究,进而指导临床应用。

四、证候临床研究对照药物选择

合理的对照药物有助于获取比较性的疗效和安全性数据,证候临床研究对照药物选择主要是根据目标适应证来确定。基于适合证候临床研究的中医证候一般而言是临床表现比较恒定者,短期不治疗不至于明显影响证候与疾病的预后,特别是证候疗效判断目前还普遍缺少明确客观指标情况下,因此证候临床研究对照药物推荐选择安慰剂。选择安慰剂对照应符合伦理学要求,允许针对疾病的基础治疗。

证候临床研究选择阳性药物作为对照存在技术上困难,一是目前临床使用的同类药物普遍缺乏临床试验证据;二是观察药物和对照药物功能主治、中医辨证分型上是否完全一致;三是使用阳性药物对照进行等效、非劣效性比较,难以合理设定等效、非劣效性比较的"界值"。

当然如果已有经典中医证候类药物,也可采用安慰剂和阳性药物对照的三臂试验,以获得药物的"绝对"疗效以及试验检测灵敏度的内部证据,还可以同时进行与经典药物疗效等方面的对比研究。

五、证候临床研究受试者的选择

受试者选择是根据临床试验目的来决定的,恰当中医证候诊断标准是确保样本同质的关键。为了选择合适的受试者,试验设计中应确定统一的证候诊断标准、入选标准、排除标准、退出试验标准、剔除病例标准等。

1. 诊断标准　明确中医证候诊断标准的来源、依据和标准操作规程(SOP),说明人员资质和质量控制措施,必要时还需要结合疾病诊断标准。

2. 入选标准　根据研究目的,在明确中医证候诊断后,须结合证候评分或程度,或者结合目标证候的主要症状体征制定合理的入选标准。

3. 排除标准　除考虑从受试者风险和管理便利性因素外,证候临床研究排除标准须考虑证候兼夹、基础疾病和基础治疗等对证候评价有影响的因素。

4. 退出试验标准　分为研究者决定的退出试验和受试者自行退出试验两种情况。研究者决定的退出除执行一般临床研究要求外,还要把证候"逆传"作为退出试验标准。

5. 剔除病例标准　按照临床研究要求制定剔除病例标准,特别要考虑合用药物对证候评价影响。

六、证候临床研究样本量估算

样本量的估计是临床试验设计的关键点之一,样本的大小通常依据试验的主要指标来确定,同时应考虑试验设计类型、比较类型等。

由于目前证候临床研究数据不多,可以参考的文献很少,因此鼓励开展探索性临床试验中,样本量可基于研究者的临床经验预期来估算;在此基础上开展确证性临床研究,就可以有比较可靠的样本量估算依据。

七、证候临床研究给药方案与疗程制定

1. 给药方案　证候临床研究干预药物一般而言是中药复方,均有比较丰富的人用临床经验,其给药剂量、服药时间、次数可以就此制定,没有必要再开展剂量探索等。

2. 疗程　疗程设计可根据药物预期效应的起效时间和疗效最佳时间确定,同时还应考虑疾病的演变规律,证候临床研究疗程可基于已有的人用数据,或者同类中药制剂数据,或是研究者临床经验来确定。如果没有依据,从安全性角度看,不适宜疗程太长,一般情况下不超过三个月。

3. 合并治疗的规定　合并治疗必须预先规定,包括手术和药物治疗,特别是要注意中医治疗方法如针灸按摩等可能对证候评价造成的干扰,应尽量避免使用影响受试药物有效性、安全性评价的药物或治疗方法。

八、证候临床研究访视和随访计划

访视时间设计,一是要参考应该研究目标证候或症状改善所需要时间,二是基于安全性保证需要。从安全性角度看,至少入组2周内要随访1次,入组1个月内至少进行安全性检验检查1次。如果处方中含有毒药材,或者使用中药制剂用量超过《药典》规定,或以往研究经验提示处方中含有可能导致肝肾功能损伤的药材等情况;则随访和安全性检查需要更为密集。如果研究中发现某个受试者证候或症状已经明显改善,可以及时终止该案例,作为合格及有效病例,没有必要完成疗程,体现中医"中病即止"精神。

第二节　证候临床研究有效性指标及选择

一、有效性指标一般考虑

科学、合理的选择有效性评价指标是进行中医证候临床研究的重要前提条件。有效性指标又称为疗效指标，可以是疾病临床终点（如死亡、残疾、功能丧失）、影响疾病进程的重要临床事件（如心肌梗死、脑卒中的发生），也可以是反映患者社会参与能力（残障）、生存能力（残疾）、临床症状和/或体征、心理状态等内容的相关量表或其他形式的定量、半定量或定性的指标；或是通过某些医疗仪器和设备测量手段获得的数据或检查结果，主要包括影像学、病理、生化等指标（如病理检查结果、细菌培养、血脂、血压等）。根据不同疗效评价指标的作用，可将疗效评价指标分为主要疗效指标和次要疗效指标。

主要疗效指标是反映临床试验主要目的的指标，主要疗效指标的选择需注意：①主要疗效指标应慎重确定，主要疗效指标的选择应与临床定位、试验目的保持一致；②主要疗效指标的选择应考虑I类错误，通常主要疗效指标的数量为1个，有些适应证应选择多个不同维度、相关性较低的主要疗效指标，并应考虑对I类错误进行控制；③主要疗效指标应具有较好的效度和信度并被广泛采用、容易理解；④主要疗效指标应该符合当前国内外相应适应证领域的共识。次要疗效指标是指与临床试验主要目的相关的重要支持性疗效指标，或与次要目的相关的疗效指标。次要疗效指标可以是多个。次要疗效指标不能作为疗效确证的依据，可为疗效提供支持。与主要疗效指标相关性较强的次要疗效指标应当与主要疗效指标之间显示相应的逻辑关系。

在临床研究中，有时为了与临床习惯一致，使评价结果更加直观，会依据某些标准将连续的计量资料类型的观察数据转化为分类资料数据，例如将连续的证候评分转化为"有效""无效"两类，或"痊愈""显效""有效""无效"四类。应用此种分类方法时，需要将分类方法在临床试验方案中进行明确规定。因将计量资料转化为分类资料的方法往往具有主观随意性，因此此种方法在一定程度上缺乏足够的科学性基础。

有效性评价指标的另一要素是指标评价时间点的设置，疗效评价时间点的设置基于临床试验方案中的访视时间点设置，一般可包括基线访视点、中间访视点、服药结束访视点、随访期访视点等。在设计访视点时，应注意不同的中医证候、不同的试验目的、不同的疗效观测指标，其访视点的设计要求不同。以观察中医证候消失时间等为疗效指标时，例如对单纯实证、虚证的评价，其疗效指标访视点应该根据证候的特点，在预计症状体征消失开始到结束的时间区间内，设置合理的访视点；如果评价发作进展较快的中医证候、评价控制急性发作和评价减少发作频率，其临床访视点的设置完全不同。例如评价偏头痛急性发作的止痛效果，一般以开始用药后2小时内头痛及其伴随症状的缓解率作为主要疗效指标，其访视点设置应该设计为2小时。而如果是偏头痛减少发作频率的观察，多以观察一个月内偏头痛发作频率的变化为主，其访视点设置应该为一个月。如果是评价患者一段时间内的疾病变化情况，例如评价一个月内不寐的改善情况，则疗效指标访视点的设置也应以月为单位，并且基线取值也应是治疗前一个月的病情变化平均取值。此时为获得可靠的基线取值需要较长的导入期；而用于确定药物疗效的最终访视点一般不能少于几个观察时间单位，否则难以获得药物治疗后稳定可靠的疗效。访视频率的设置应兼顾科学性及可操作性,减少不必要的访视,以减少受试者及研究者的负担,提高研究的依从性。例如,某些慢性疾病的访视 1 及访视 2 相隔时间过短,在访视 1 进行证候评价及实验室检查,仅在 3 天后又设置访视 2 进行证候评价。从科学角度考虑,慢性疾病的证候特征在 3 天中难以出现显著性变化,且访视间隔过小,受试者依从性低,可操作性差。

二、中医证候疗效指标主要元素

1. 主症 主症是中医证候本质属性的体现,在诸多临床表现中占主要地位,并可在一定程度上对其他症状、体征起决定作用,也通常是患者最关注的健康主诉。在中医证候的评价与诊断中,一般规定主症是必须具备的症状。以胸痹血瘀证为例,主症可定义为:胸痛、胸闷。

2. 次症 次症是对主症的补充,对中医证候的判断与评价具有辅助作用。在中医证候的评价与诊断中,单一病例一般有 2 项左右的次症即可进行诊断或评价。以气阴两虚证为例,次症可定义为:心悸、气短、倦怠乏力、懒言、失眠、多梦等。

3. 主症与次症的量化 主症与次症属于主观判断指标,为使中医证候评价进一步客观、科学,应对此类指标进行量化研究,再以适当的统计方法进行分析评估。当前应用较多的量化方法为参照《中药新药临床研究指导原则》(2002 年版)的阐述,以专家经验为基础,列出构成该中医证候的主要症状和次要症状,根据主症、次症在证候诊断中的贡献大小确定其权重。并将症状分为 4 级:即正常、轻度异常、中度异常、重度异常。最后,根据症状总计分,建立证候轻、中、重的分级标准,用于中医证候的评价。在实际操作过程中,主要症状常被赋予 0、2、4、6 分或 0、3、6、9 分的权重,次要症状常被赋予 0、1、2、3 分的权重。可以看出,此种评价指标量化方法简便易操作,直观易理解。但其以专家主观经验为主,并在评价过程中,将属于计数资料的评分转化为等级资料,具有一定随意性。而且主要症状的权重容易被次要症状所"稀释",例如在次要症状的数量远多于主要症状的情况下,次要症状的权重计分之和将超过主要症状,成为影响评价结果的主要因素,这可能会得出与真实情况有一定偏差的分析结果。因此,此种评价指标量化方法尚具有一定局限性。

随着计算机技术和统计科学的发展,出现了一些新兴的临床评价方法,在本章第二节中就对中医证候评价有重大借鉴意义的评价方法已进行了介绍。其中就包括了对以症状为主的评价指标如何量化及赋予权重,通过专家经验与这些客观的方法结合,提高了评价的客观性与科学性,例如基于数据挖掘的交互式量表设计、中医证候与客观症状的线性回归分析、层次分析法结合专家赋值进行评分等。

4. 舌象 对舌象评估是中医证候评价重要组成部分,对舌象的评价除传统主观的方法外,已有基于现代科学仪器的评价方法,可以考虑引用。例如把舌象拆分为 7 个维度并赋值如下(权重评分仅供参考):

(1)舌色:按舌色由浅入深顺序排列(1 淡白、2 淡红、3 红、4 绛、5 青紫);

(2)舌苔厚度:按舌苔厚度由薄 / 无到厚顺序排列(1 无、2 少、3 薄、4 厚);

(3)舌苔性质:按舌苔津液由少到多的顺序排列(1 燥、2 润、3 腻、4 滑);

(4)舌苔颜色:按里热程度由轻到重顺序排列(1 白、2 黄、3 灰黑);

(5)舌体:按体由瘦到胖顺序排列(1 瘦、2 正常、3 胖);

（6）齿痕：按由无到有顺序排列（0 无、1 有）；

（7）裂纹：按由无到有顺序排列（0 无；1 有）。

5. 脉象 脉象的评估也是中医证候评价组成部分，对脉象的评价除传统基于主观的评价方法外，也可结合现代评价方法综合考虑。例如对脉象进行维度拆分及相应赋值：

（1）脉位：按脉位的由深到浅顺序排列（0 伏、1 沉、2 正常、3 浮）；

（2）脉率：按脉率由慢到快顺序排列（0 迟、1 缓、2 正常、3 数、4 疾）；

（3）脉宽：按脉体由细到宽顺序排列（0 细、1 正常、2 宽）

（4）脉长：按脉长由短到长顺序排列（0 短、1 正常、2 长）；

（5）脉力：按脉力由弱到强顺序排列（0 无力、1 正常、2 有力）；

（6）流利度：按脉体流利程度排列（0 涩、1 正常、2 滑）；

（7）紧张度：按脉体紧张程度排列（0 软、1 正常、2 弦）；

（8）节律（0 正常、1 匀、2 不匀）；

（9）左寸脉（0 正常、1 弱）。

以上经量化的舌象、脉象数据可同主症、次症一起进行量化评估，如单独进行舌象与脉象的评估，也可直接进行组间统计学比较。舌象脉象数据往往不符合正态分布，此时可考虑使用秩和检验进行分析。

6. 体征 某些中医证候具有特殊的体征，例如血瘀证之舌底脉络曲张；证候改善或加重，其中特定的体征会发生相应改变。

7. 患者报告结局 随着人类社会的发展，医学模式由单纯的生物学模式向"生物－社会－心理"模式转变。患者对治疗的主观感受越来越受到关注。主观感受和医生的评价、客观检查标准一样，在中医证候疗效评价中同样重要。因此，出现了患者报告结局（Patient-Report Outcome，PRO）的概念。FDA 在 2006 年发布的 PRO 指南中对 PRO 定义为：任何直接来自病人的有关其健康状况和治疗效果的报告。PRO 根据所收集的内容，大致可分为对患者疾病的功能、症状性指标，以及生存质量治疗这两方面。例如：①患者报告的其疼痛、疲劳、精力等与症状表现相关的信息；②患者报告的心理状态、社会活动能力等信息；③患者有利于身体康复的行为、医嘱依从情况，例如患者锻炼身体的信息、吸烟/饮酒信息等；④患者对治疗的满意程度；⑤患者对治疗方式选择的倾向；⑥患者报告与医院之间的交流、配合治疗、获得治疗的手段等。因此 PRO 的内容和特征与中医药的疾病治疗及评价特点具有高度的相似性及适用性。中医药的特点是以"整体观""辨证论治"为核心，以人为本，而 PRO 正是以患者主观感受为核心的指标集。中医的辨证是医生运用"望、闻、问、切"四种方法，在传统中医理论的框架下收集患者资料，其中问诊是重要的辨证方法，问诊即是收集患者主观感受，以反映当前中医证候状态的过程，既可为医生分析病情、判断病机提供依据，也可为医生判断病情变化提供证据。可以看出，问诊是收集患者主观感受的数据的过程，这与 RPO 中所描述的"任何直接来自患者的有关其健康状况和治疗效果的报告"十分相似，归纳其相同点有：①资料来源相同。中医辨证时通过问诊获得主观症状的资料和 PRO 通过量表收集的资料均源于患者本身的报告。②收集资料的目的相同。两种方式的目的均是用来分析患者目前的状况、病情变化及治疗效果。

此外 PRO 与传统辨证活动间也有不同点，这些不同点显示了 PRO 优于传统辨证的方面，可作为中医证候评价的有效补充：①参与者不同。辨证过程中的问诊由医生和患者共同完成,而 PRO 的报告由患者独立完成。②参与模式不同。辨证问诊是由医生口头提问、患者回答的过程,此过程受医生主观因素影响较大,受医生经验、问诊习惯、医疗水平的不同而变化。一些患者由于就医环境嘈杂、对医院陌生等情况导致思想过于紧张,或在面对医生时不好意思将某些病情说出口导致资料流失。所以辨证时通过问诊收集的主观症状受医生、患者、环境等因素的影响较大。而 PRO 评价量表有固定询问模式,并且由患者在安静状态下独立完成量表,故得到的资料比较符合患者实际情况,不受其他因素影响。③内容范围不同。PRO 包括临床实践中的多项内容,而通过问现在症得到的主观症状仅仅是 PRO 内容中患者症状报告,身体、生理功能状态报告的一部分。

从上述可以看出,PRO 与中医证候评价具有一定的相似性,存在将 PRO 运用于中医证候评价的理论可能性,且 PRO 具有一些优于传统问诊收集数据方式的特点,将 PRO 运用于中医证候评价,具有使评价客观化、增加可信度的现实意义。

PRO 数据的获取是基于 PRO 量表进行的,中医证候 PRO 量表的研制难点是中医证候的量化、证候的规范化等。PRO 量表的研制过程一般可分为:①初步确定量表条目池;②确定量表每个条目的权重关系;③试用 PRO 量表;④评价 PRO 量表的效度。以下分别进行介绍:

(1)初步确定量表条目池:量表所包含的条目可大致分为生理/疗效、心理、社会、满意度这几个维度。初步确定条目池的方法一般采用查阅文献结合访谈的方法。生理/疗效维度的条目筛选可挖掘自文献。通过事先规定文献范围、文献选择及排除标准、文献评价标准、文献信息提取方法,以信息汇总方法,将文献中中医证候的信息提取出来,作为证候效应指标纳入条目池。传统的信息提取方式是直接提取文献中关于症状、证候的表述,为增加客观性、减少偏差,可采用数据挖掘的方法,通过因子分析法,基于众多关于症状的描述,概括成为不同的证候类型。文献检索的范围可包括各历史时期的古籍文献,以及现代研究的发表论文等。心理、社会、满意度方面的条目可主要采用访谈形式,生理/疗效维度的条目也可以访谈方式进行辅助采集。访谈的形式可采用半结构化访谈。访谈提纲可包括:心理维度,例如:疾病和诊疗过程中的心理变化、对目前治疗的信心。社会维度,例如:疾病对生活和家庭的影响,疾病对学习、工作的影响,疾病对人际交往的影响。满意度维度,例如:对目前自身健康的满意程度,对自身生活治疗的满意程度。生理/疗效维度,例如:最先出现的症状及进展情况,目前最希望改善哪些情况以及这些情况出现的时间、频率及程度,其他相关症状出现的时间、频率及程度,出现的伴随症状情况,诊疗经过等。

(2)确定条目权重关系:权重关系的确定可通过德尔菲法专家咨询、或采用前述层次分析法进行。

(3)试用 PRO 量表:RPO 量表的使用可在小范围的目标人群进行,选择研究中心并制订受试者选择标准,由熟悉量表内容、经过培训的专业研究者进行发放、指导受试者填写 RPO 量表并回收,计算有效问卷回收率。

(4)量表评价:对 PRO 量表进行信度及效度评价。计算量表及各维度 Cronbach's α 系数,以 Cronbach's α 系数≥0.700 位信度较好。此外,效度评价可采用结构效度进行,例如以主成分最大方差旋转法的探索性因子分析,以特征值≥1.0 确定因子数目。如因子分析结果显示提取的若干公因子所包含的条目存在设计者所预想的连带关系或逻辑关系,则可认为该量表具有结构效度,同时具有内容效度。

8. 疾病评价指标 中医证候临床研究,可将对于疾病的评价作为疗效指标。对疾病评价指标的选择,可结合研究目的、疾病的特点等选择。

9. 中医证候现代生物学指标 在已明确某项中医证候的现代病理内涵的情况下,可选择与之相关的现代生物学指标作为中医证候疗效指标。

10. 中医证候现代仪器评估 借助计算机等技术,采用现代的舌诊仪、脉诊仪、四诊仪设备,用于中医证候评估。

三、证候临床研究疗效指标选择

证候临床研究应明确是以证候、证候主症或主要体征为主要疗效指标;主要疗效指标一般情况下只选择一个,次要指标可以包括疾病疗效、证候、症状和体征疗效,以及反映受试者社会参与能力、生存能力、心理状态等内容的相关定量、半定量或定性的指标。

疗效指标选择根据研究设计确定,例如以改善主症为主要疗效指标,则证候疗效与疾病疗效可作为次要指标;以证候疗效为主要疗效指标,则症状体征与疾病疗效可作为次要指标。

证候临床研究不以疾病疗效作为主要疗效指标,一般也不引入临床结局指标。

第三节 证候临床研究疗效指标观测方法

证候临床研究疗效指标观测方法目前还不成熟,本节介绍循证目标成就量表法、以贝叶斯法评价单病例随机对照试验、基于结局指标相关性的疗效评价、基于相似匹配测度的疗效评价、基于综合评价层次分析的疗效评价、基于计算机自适应试验的评价、基于数据挖掘的交互式疗效评价方法、基于多变量疗效矩阵时间序列的评价方法及人工神经网络,供证候临床研究中选用参考。

一、循证目标成就量表法

辨证论治、个体化治疗是中医药的特色和优势。因此,对中医药进行临床评价时,应关注不同患者个体的中医证候改善情况,即突出个体化评价的方法。目前,已有较多个体化评价应用,例如目标成就评量(goal attainment scale, GAS)、特定病人功能评量等。将目标成就评量与循证医学实践的理念结合,综合形成循证目标成就量表法,在此对此方法进行介绍。目标成就评量的原理是,基于每个待评价对象——临床患者或临床试验受试者(subject)自身的情况,设计个性化的评价指标:通过临床医生/研究者与每个患者/受试者共同协商,选择患者/受试者自身最关注、具有临床意义的指标,作为临床评价指标,一般可选择3~5个。在指标的选择上,应结合循证医学实践的理念,选择当前可获得的最优的证据。所选取的评价指标,根据数据来源、数据属性,可分为来源于临床医务人员、患者、护理人员、实验室检查结果等。评价指标选择后,采用定量的方法,对指标的实现程度进行评分,例如采用5级Likert量表,对指标的实现程度赋予5个分值,可将中间的"级"定义为"一般期待的水平",赋予0分;将一端定义为"最差的水平",赋予-2分;将另一端定义为"最好的水平",赋予2分;并在0分与-2分,0分与2分之间,设定-1分和1分。之后,计算各指标的合计分值,通过统计学方法进行比较。此方法的优点是,不同的患者可以采用不同的评价指标,但患者总体间具有可比性,兼顾了宏观(研究整体)与微观(每个患者),既体现了患者个体的特点,又实现了临床评价总体的客观、量化。此方法已在中成药上市后再评价研究中得以应用,例如牛黄降压胶囊、肾炎康复片、麝香通心滴丸等,取得良好的效果。

二、以贝叶斯模型评价单病例随机对照试验

(一)单病例随机对照试验

在临床评价中,慢性疾病患者对治疗的反应差异较大,采用大样本随机对照临床试验时,其对个体信息反映能力不足。以患者自身为研究对象的方法则可避免这种缺陷。单病例随机对照试验(N-of-1 trials)是除目标成就评量法外,另一种较为成熟的个体化评价方法。其方法是对单个受试者开展的临床试验,是以个体化评价为核心理念,这符合中医药辨证论治的特点。单病例随机对照试验将科学的研究方法与传统中医药有机结合,可使中医个体化诊疗方案得到科学评价。

单病例随机对照试验是将随机对照的原理应用于单病例所进行的一系列交叉试验,每一病例既是试验者也是对照者。每一使用试验药或对照药所持续的时间称为一个观察期,每一周期试验包括一个使用试验药物和一个使用对照药物的观察期。在试验过程中,受试者交替接受试验药与对照药。每一周期试验均采用随机的方法来确定是先接受试验药物还是对照药物,且研究过程中采用双盲法。每个观察期间、试验期间根据需要设一段合理的药物洗脱期。当试验数据能充分表明试验药物对事先制订的研究目标是否有作用时,则可终止试验,一般至少要求有 3 周期以上的观察。见图 7-1。

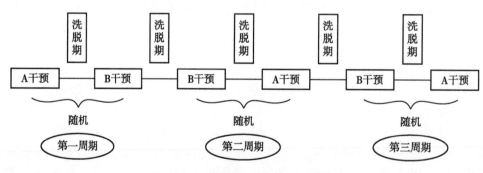

图 7-1　3 周期 N-of-1 设计示意图

基于以上设计单病例随机对照试验数据的特点有:①自相关性。由于不同的处理措施加于相同的患者,所以试验组和对照组的数据之间不可避免地存在自相关性。自相关性的方向和程度可能影响统计分析方法的选择。②数据量相对较小。系列单病例随机对照试验的样本量通常较小。当获得多个相似单病例随机对照试验的数据时,研究者可通过合并多个患者的多个轮次数据,提高疗效估计的准确性和可靠性。③多轮次的重复测量。单病例随机对照试验设计使得研究者可获得多轮次的数据。轮次越多,样本数据对总体的代表性越高,模型拟合效果可能越好。④缺失值问题。在系列单病例随机对照试验中,由于患者

的治疗效果不佳、依从性等原因,不同患者的治疗轮次数可能是不同的,从而导致缺失值的发生。贝叶斯统计分析模型对缺失值具有一定的容忍度,在一定程度上避免了剔除缺失病例的问题。

(二)贝叶斯模型的应用

单病例随机对照试验的数据结构具有分层机构的特点,其第一层为患者内部水平,第二层为患者间水平,可见下图 7-2。

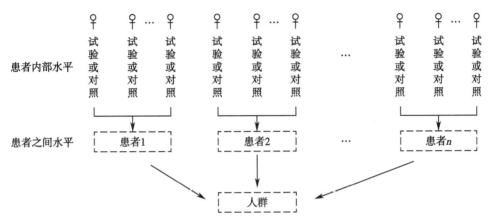

图 7-2　单病例随机对照试验的数据采集流程

分层贝叶斯模型可用于分析具有分层结构的数据。在分层贝叶斯模型中,以两层模型为例,第一层可为患者水平层(case level),第二层为中心水平层(site level)。而上图所示的单病例随机对照试验的数据结构符合分层贝叶斯模型,故可将贝叶斯模型用于分析单病例随机对照试验数据。可将单病例随机对照试验的贝叶斯分析看作分层贝叶斯模型的特殊案例:分层贝叶斯模型通过多个中心的多个患者单轮干预累计数据;而单病例随机对照试验则是通过每个单病例的多轮独立重复干预累计数据。因此,可通过贝叶斯模型合并系列单病例随机对照试验以同步获得个体和群体的疗效估计。

由于单病例随机对照试验设计的特殊性及数据的自相关性,研究者可能难以将某个指标的原始值作为评价指标,可将每轮治疗的试验组和对照组测量结果的差值作为评价指标,也可自行规定一个试验成功的标准。此外,在信息采集过程中可能因各种原因产生缺失值,虽然贝叶斯统计分析模型对缺失值具有一定的容忍度,但是缺失值过多将影响数据拟合效果及结果解释。因此,应在研究开始前,于数据管理计划(Data Management Plan, DMP)中规定用于统计分析的数据集的内容及采集方式。例如:至少完成一个完整轮次干预的患者数据进入符合方案集(Per Protocol Set, PPS),符合方案集和全分析集(Full Analysis Set, FAS)均进行贝叶斯统计分析。并在方案中规定通过何种方式减少缺失值,例如详细描述提高受试者依从性的措施。

单病例随机对照试验尚处于小规模应用阶段,至 2016 年,仅有 11 篇文献报道采用此方法,多用于肿瘤、外伤等多个现代医学领域。尽管如此,因其个体化评价的优势,有望成为中医证候评价的主要方法之一。

三、基于结局指标相关性的疗效评价

中医药临床试验有效性评价的主要指标应为对证候进行评价,并以对于"病"采用基于公认的、客观的评价标准进行评价。中医证候疗效评价在中医药临床疗效评价中占有必不可少的重要地位、也是最具特色的重要组成部分。而构成证候的若干指标变化的评定标准中的"若干指标"如何确定,如何进行量化、规范化中医药临床疗效研究工作的难点和重点。若仅用或完全借用西医病的疗效评定标准评价中医药临床疗效,既不能体现中医辨证论治的特点与优势,也难以恰当、确切地评价中医药的疗效。

目前,基于中医证候的评价尚无统一标准,而关于西医疾病的结局指标判定已有较为成熟的标准。根据 WHO 对疾病状态的分类,除死亡外,结局指标可分为以下 4 个水平:①病理,即和疾病有因果关系的生物学参数;②损害,即病理损害所致的各种症状、体征;③能力减退,如日常生活活动能力的减退等;④残障,即疾病对社会功能的影响。对患者影响最大、最直接,患者最关心、最想避免的临床事件,如死亡、残障等被认为是主要的结局指标。

1. 评价原理 基于以上情况,有学者提出,可通过考察中医证候与主要结局指标、病理结局的关系,并以这个量化的相关性的大小作为证候信息条目筛选和赋予权重的主要依据,构建中医证候疗效评价体系,并通过进一步的临床研究予以检验和修正。进行中医证候与主要结局指标、病理结局关系的研究。对证候与结局指标关系的考察,可运用关联规则和多元回归的方法。

2. 相关性的计算 常用的关联规则算法为 Apriori 算法,其原理是利用了频繁的非单调性:如果一个 $k-$ 项集是非频繁项集,那么它的超集一定是非频繁项集。Apriori 算法的具体步骤为:

(1)生成频繁项集:①根据频繁$(k-1)-$项集组成的集合 L_{k-1},产生全部互选 $k-$ 项集 C_k:令 p 和 q 是 L_{k-1} 中任意两个不同的项集,如果 p 的前$(k-2)$个项和 q 的前$(k-2)$个项都相同,并且 q 的最后一个项比 p 的最后一个项要大,那么把 q 的最后的项加到 p 的后面,使之成为一个候选的 $k-$ 项集。依次找出所有的候选的 $k-$ 项集,组成 C_k。②对 C_k 进行修剪:对 C_k 中的每一个项集 w,检查 w 的每一个$(k-1)$子集是否为频繁项集,只要有一个子集不是频繁项集,就将 w 从 C_k 中删除。③计算 L_k 中每一个项集 w 的支持度 support:support=Ni/N,其中 Ni 是包含项集 w 的事务的数量,N 是全部事务的数量。④将支持度 support 大于等于所设定的最小支持度 min_sup 的项集添加到频繁 $k-$ 项集 L_k 中。⑤只要能够找到频繁 $k-$ 项集,并且 k 小于用户预先定义的最大值 k_{max},重复上面的步骤,寻找频繁$(k+1)-$项集。

(2)根据频繁项集产生关联规则:在得到全部频繁项集 L 后,算法根据这些频繁项集产生关联规则:①对于 L 中的每一个频繁项集 l,产生 l 的所有非空子集。②对于 l 的每个非空子集 A,如果满足设定的评估标准,则输出关联规则。Apriori 算法可用多种数据挖掘软件实现,如 QUEST、MineSet、DBMiner、Intelligent Miner、SAS、SPSS Clementine 等。可用软件输出的最小提升率、相对危险度、标准化回归系数作为反映证候信息与主要结局指标相关关系的量化指标。

3. 评价方法应用 此方法应用于 200 例功能性消化不良患者的中医证候与结局指标的相关性分析。研究中医证候疗效评价的主要内容:①胃脘胀满、②脘腹胀满、③胃脘疼

痛、④餐后早饱、⑤食欲不振、⑥疲乏无力、⑦嗳气恶心,作为自变量,以客观疗效指标胃排空率作为因变量,进行多元线性回归分析,结果显示,7 项症状均与胃排空率呈负相关关系,即症状越重,胃排空率越低。各项症状的回归系数分别为:-0.044、-0.031、-0.053、-0.046、-0.131、-0.122、-0.058。此回归系数可作为确定其在中医证候评价中所占权重的重要参考依据,标准化回归系数的绝对值越大,则在中医证候评价中的权重越大,该项研究中,食欲不振与疲乏无力的回归系数绝对值较高,说明其与胃排空率相关性最大,应在中医证候评价中占有较大权重。由此可见,此方法的优势在于将权重赋予的过程进行了客观量化,减小了主观偏倚。

四、基于相似匹配测度的疗效评价

对于中医证候的评价,其内容实际是评价多项症状的动态变化。而以症状为主要内容的临床数据往往具有不确定性,数据一般为定性数据和半定量数据。为对此种数据进行有效、准确的量化,以反映中医临床证候的内在关联和本质,有学者提出基于相似匹配测度的中医证候疗效评价方法。此方法为疗效评价指标的量化提供了一种解决思路。

1. 基于相似匹配测度进行疗效评价的原理　基于相似匹配测度进行证候疗效评价的原理是:首先定义最能够反映某一中医证候特征的"理想证型",并针对所观察的病例,计算其证候表现与"理想证型"的相似性——以相似性测度值量化其与理想证型的相似性,并通过随访,跟踪相似性测度值的变化,如果相似性测度值明显减少,即表示患者的临床症状、体征与治疗前相比有较大差异,即越来越"远离"治疗前的状态。

2. 相似匹配测度的计算　匹配测度值常用于生物和医学的分类中,类似于计算机语言中以"0"表示无,以"1"表示有,目标对象可能具有或不具有某个制定的特征,若对象有此特征,则定义为 1,相反则定义为 0,此为二值特征。

对于给定的二值特征向量 X 和 Y 中的某 2 个对应分量 X1 与 Y1,若 X1=1 和 Y1=1 是(1-1)匹配;若 X1=1 和 Y1=0,则称 X1 与 Y1 是(1-0)匹配;若 X1=0 和 Y1=1,则称 X1 与 Y1 是(0-1)匹配;若 X1=0 和 Y1=0,则称 X1 与 Y1 是(0-0)匹配。有 3 种相似性测度的计算方法:谷本系数 Tanimoto、Dice 相似匹配测度、夹角余弦相似匹配测度,均可通过 Matlab 7.0 计算。

3. 应用　有研究采用基于相似匹配测度的方法评价中药治疗肝炎肝硬化的证候疗效。其根据肝炎肝硬化辨证标准和临床试验实际检测的数据,定义了 5 种肝炎肝硬化的理想证型,即最能反映肝炎肝硬化中医证候特征的证型:湿热内蕴证、肝肾阴虚证、脾肾阳虚证、肝气郁结证和脾虚湿盛证。并根据患者证型,计算其与理想证型的相似性测度。根据相似性测度值建立证型判别的规则为:①当所有证型的 Dice 相似性测度值均 <0.48 时,则表示该患者没有明显的证型;②当有且仅有一个证型的 Dice 相似性测度值 >0.48 时,则即可判定该患者为此相对应的证型;③当有 2 个或 2 个以上证型的 Dice 相似性测度值 >0.48 时,则取最大值所对应的证型为主证,其余则判定为次证;④当存在 2 个或 2 个以上证型的 Dice 相似性测度值 >0.48 且测度值均相等时,则表示该患者为"兼夹证"。

根据以上辨证判断标准,154 例肝炎肝硬化患者中,在治疗前,48% 的患者为湿热内蕴证,为肝炎肝硬化最常见的证型。经后续的 4、8、12、16、20、24 周的治疗,大部分患者的相似匹配测度值都呈现减少的趋势,即经过 6 个阶段(24 周)的治疗,每个阶段与治疗前的状态差异越来越大,说明经过治疗,患者的临床症状、体征均有一定的改善。将治疗 4 周与治疗 24 周的相似匹配测度值的差值进行分析,计算治疗 4 周与治疗 24 周的相似匹配测度差值,其中,最小差值 =-0.14,最大差值 =0.37,平均差值 =0.120 5,标准差 =0.097 7。因此,将疗效判定差值的阈值设定为 0.218 2(0.120 5+0.097 7)。差值 ≥0.218 2(0.120 5+0.097 7)为显效;0<差值 <0.218 2 为有效;差值 ≤0 为无效。结果显示,中药组显效 19 例,有效 50 例,无效 10 例;安慰剂组显效 8 例,有效 59 例,无效 8 例。通过 Ridit 分析,中药组与安慰剂组 Ridit 值分别是:R1=0.475 2,R2=0.526 1,R1<R2,表明中药组疗效较好。

五、基于综合评价层次分析的疗效评价

中医证候的评价如何量化是中药证候研究的重点和难点。层次分析法(Analytic Hierarchy Process, AHP)提供了一个对中医证候总评分定量化的解决思路。层次分析法由美国运筹学家、匹兹堡大学教授萨迪于 20 世纪 70 年代提出,该方法的评价原理是,首先确定总评价目标,在系统分析基础上,连续性分解评价对象,得到各层次评价目标,以最下层评价目标为衡量总评价目标。根据评价指标的权重,计算出综合评价指数,依此评价指数进行待评价对象的总体评价。

层次分析法的特点及优势是:将需处理的问题视为系统,以分解、比较、判断和综合的思维方式进行决策。结合定性与定量的方式进行分析,在需要定量数据不多的情况下,分析过程对问题涉及的本质、要素及内在关系分析得较为透彻。运用层次分析法的决策过程可进一步促进决策者对问题的认知,利于决策者以系统化、数学化和模型化的形式实现对思维过程的把握。

(一)层次分析法的过程

1. 对待评价指标进行初步量化 对待评价的指标进行初步量化,量化的数值将用于计算总评分。以对中医证候的症状评价为例,可采用 100mm 刻度法结合症状轻重分级赋分法进行量化。研究者告知患者根据自己对症状的感受,在 100mm 刻度线的点上选择;对于无法用 100mm 刻度标记量化的中医症状,可采用轻重分级赋分法:可按轻、中、重度分为三级的指标,分别在 100mm 刻度的 16.7mm、50.0mm、83.3mm 处作为量化数值;可分为轻、重两级的指标,则在 25mm、75mm 处作为量化数值。也可将 100mm 刻度法优化为 90mm 刻度法以使刻度取整数,便于操作。

2. 构建层次结构 层次分析法的层次一般包括:目标层、评价指标层和处理方案 / 评价对象层。目标层:即评价的总体目的。评价指标层:即用于评价处理方案的若干指标,可分为一级、二级和三级等多级指标。处理方案 / 评价对象层:即供评价的处理或备选方案。以通过中医症状评价中医证候疗效为例,目标层为中医证候疗效总评分,评价指标层为中医证候,处理方案 / 评价对象层为症状的量化评分。

3. 建立比较矩阵并确定各层评价指标重要等级 对于评价指标层中的各级指标,建立成对比较矩阵,对于同一级的指标进行两两比较。将待评价指标进行两两对比,比较重要性后进行评分。评分 1、3、5、7、9 分别表示:同等重要、重要、很重要、非常重要、绝对重要,2、4、6、8 分则为相邻两者的中间值(例如 2 分表示介于同等重要和重要之间,4 分表示介于重要和很重要之间);评分 1/3、1/5、1/7、1/9 分别代表不重要、很不重要、非常不重要、绝对不

重要，1/2、1/4、1/6、1/8 则为两者的中间值。对比评分的过程可采用德尔菲法进行。以 1 级指标层为例，假设共 5 个指标，专家赋权后，5 个指标权重分别为 7、4、4、1、1，则矩阵内容见表 7-1。

表 7-1　评价指标比较矩阵

指标	指标 1	指标 2	指标 3	指标 4	指标 5
指标 1	1	1	4	4	7
指标 2	1/4	1	1	4	4
指标 3	1/4	1	1	4	4
指标 4	1/7	1/4	1/4	1	1
指标 5	1/7	1/4	1/4	1	1

4. 计算总评分　计算评分的过程应从最底层开始计算，依次向上层递进。按以下步骤：①计算初始权重系数。初始权重系数 $Wi' = \sqrt[m]{\alpha i1 \times \alpha i2 \cdots \cdots \alpha im}$，其中 αi 即为上述指标的权重取值。②计算归一化权重系数。归一化权重系数 $Wi = Wi'/\sum_{i=1}^{m} Wi'$。③对各指标进行综合评价。计算公式为 $GI = \sum_{i=1}^{m} Ci \times Pi$。其中，$Ci$ 为组合权重系数。在层次分析中，如果对本层的指标进行评价，Ci 即为下层各指标的归一化权重系数 Wi。Pi 为评价指标的测量值。以进行症状严重程度为例，最底层的 Pi 值即为症状的量化数值，其余各层 Pi 为下一层指标数值乘以归一化权重后累加所得。

（二）层次分析法评价证候疗效应用举例

有研究采用 100mm 刻度法结合层次分析法，并以综合集成研讨厅为研讨方式，考察了以证候评价为主要内容的骨质疏松症中医疗效评价方法。首先根据现有标准《中国人骨质疏松症建议诊断标准（第二稿）》，选择标准中规定的 5 个证候：精亏证、气虚证、阴虚证、阳虚证、血瘀证的 36 个症状作为评价指标。对症状的量化方法采用 100mm 刻度法结合症状轻重分级赋分法。采用"综合集成研讨厅"以专家自由讨论的方式，对每个症状进行反复权衡，达成共识后形成骨质疏松症常见症状量化规范，并对各症状的权重进行估计，建立优选矩阵，计算初始权重系数、归一化权重系数以及 GI 总分。

以气虚证为例（编号 X_2），气虚证 5 个指标：①腰背肢体痠弱无力，遇劳更甚，卧则减轻；②少气懒言；③自汗，稍动即出；④舌淡胖；⑤脉虚无力。编号分别是：X_{2-1}、X_{2-2}、X_{2-3}、X_{2-4}、X_{2-5}。此 5 个指标权重分别为 7、4、4、1、1。气虚证的初始权重系数 $W_{2-1}' = \sqrt[5]{7 \times 4 \times 4 \times 1 \times 1} = 2.569$，以此类推可计算出 $W_{2-2}' = 1.148\ 698$，$W_{2-3}' = 1.148\ 698$，$W_{2-4}' = 0.389\ 185$，$W_{2-5}' = 0.389\ 185$，及其他证候的各症状初始权重系数。

气虚证归一化权重系数：

$W_{2-1} = 2.569/(2.569 + 1.148\ 698 + 1.148\ 698 + 0.389\ 185 + 0.389\ 185) = 0.455\ 112$。

以此类推，可求得气虚证其他症状的归一化权重系数：$W_{2-2} = 0.203\ 498$，$W_{2-3} = 0.203\ 498$，$W_{2-4} = 0.068\ 946$，$W_{2-5} = 0.068\ 946$。

因此，可得出量化指标 GI 的计算公式：

$GI_{气虚证} = 0.455\ 112X_{2-1} + 0.203\ 498X_{2-2} + 0.203\ 498X_{2-3} + 0.068\ 946X_{2-4} + 0.068\ 946X_{2-5}$。公式中

X 为各症状的量化结果,将其带入公式即可求出气虚证的评价数值。同理,可计算出精亏证、阴虚证、阳虚证、血瘀证的量化公式,经合并后,形成总证候的量化公式为:

$GI_{总证候}$=0.451 55X_1+0.259 347X_2+0.150 891X_3+0.087 79X_4+0.050 422X_5。

总评分经与骨密度线性回归、与生存质量进行相关性分析,结果表明相关性良好,认为中医证候总评分能够反映骨质疏松患者骨密度及生存质量的变化,是可靠的中医证候综合评价指标。

六、基于计算机自适应试验的评价

(一)计算机自适应试验及其特点

计算机自适应测试(Computerized Adaptive Testing, CAT)是一种基于计算机技术,以条目反应理论为基础的测试形式。其最主要特征为计算机根据受试者对试题的不同回答,自动选择最适宜的试题让受试者回答,最终获得对受试者潜在特质或能力的最恰当评估。当然,其也符合一般基于计算机测试的自动呈现题目、输入答案、自动评分、给出结果的模式。

计算机自适应测试的方法被提出以来,因其灵活性和高效性,已被广泛应用于教育测验、职业测量、人事测评等领域中。目前,在疗效评价领域,其作为患者报告结局(Patient Reported Outcome, PRO),在生存质量领域也得到迅猛发展。计算机自适应测试在生存质量领域应用的主要优点体现在:①测试的个体化。测试能因人而异地选题,题目针对性强,与受试者健康状况相匹配。②以最少的题目获得对受试者能力的精确估计。③有利于减少地板和天花板效应。对于接近量表极端选项的人群能获取与其相应的题目进行作答。④测试手段的多样化。⑤能及时了解测验结果,并能方便地通过网络将测验结果传送到所需部门或个人,方便不同中心间的即时比较。⑥简化试验程序。由于其复杂性及繁琐性,条目反映理论及多种统计方法在生存质量研究中的应用受到限制。⑦可延展性。条目池建立以后,可通过不断地测试而不断增加条目的数量,而不必要求受试者完成条目池的所有条目再确定新的条目池。

(二)计算机自适应测试在中医证候评价中的应用

因中医证候的复杂性,对中医证候进行评价的 PRO 量表往往条目繁多,造成效率低下、特异性不高。采用计算机自适应测试的方式,有望改善这一情况。例如,现有对胃癌的症状及影响进行报告的胃癌患者报告结局量表全条目版共有 2 个维度,129 个条目,评价过程繁琐。有研究在全条目版量表的基础上,采用计算机自适应测试方法,结合条目反应理论及数据模拟,开发了胃癌患者报告结局简短版量表。

首先通过向胃癌患者发放社会学资料调查表以及胃癌全条目版量表,收集真实数据,基于真实数据通过 R 软件、CATSim 软件进行 post-hoc 模拟以确定测量的中止标准,包括标准误和最大条目数。并对各条目的基本参数和运行能力进行评估。评估的主要指标有:条目区分度、条目粗分均值、在 CAT 中被选择的比例排名、拟合残差值、条目信息函数(item information curve, IIC)、条目特征曲线(item characteristic curve, ICC)和条目内容。将条目区分度、条目粗分均值和 CAT 测试选择比例排名按照由高到低的顺序排列,取最优者,条目区分度为核心指标。以上过程中,条目区分度、IIC 和 ICC 通过 Multilog 7.03 实现,拟合残差值通过 RUMM 2030 实现,CAT 测试选择比例通过 Firestar 和 R 软件实现,条目粗分均值通过 SPSS 11.0 实现。通过对 331 例患者的记录进行分析,简短版量表的最大条目数确定为 15 条,经排序后,确定胃癌症状 8 个条目,胃癌影响 7 个条目,两个方面均独立积分,主要评测胃癌患者的症状和疾病的影响。

七、基于数据挖掘的交互式疗效评价方法

数据挖掘作为一门新兴的交叉学科,其基本目标就是从大量的数据中提取隐藏的、潜在的知识和信息。该技术自 20 世纪末提出以来,引起了许多专家学者的广泛关注,已应用到金融业、零售业、医疗保健和政府决策等多个领域。数据挖掘已较多应用在中医领域研究的辨证挖掘方面。

中医证候评价的特点是评价指标数量较多,数据之间具有较强的关联关系。并且各项症状具有时序伴随特性:一种症状的上升(或下降)可影响另一种症状的上升(或下降),这种伴随关系形如:$A\uparrow \to B\uparrow$,$A\downarrow \to B\downarrow$,A 的正变化或负变化引起 B 的正变化或负变化,A 对症状的变化起主要的作用,B 作为伴随 A 的症状。基于以上现状,对中医证候评价时,应根据不同症状的贡献度,赋予其不同的评价权重。目前对权重的评定多采用研究者主观判断的方法,尚不足够客观。为解决这一问题,有学者将数据挖掘技术用于中医证候疗效的判定,建立了基于数据挖掘交互式疗效评价方法。此方法的原理为:临床评价的数据采集进入数据库后,不直接对数据进行评价,而是对数据库中数据进行数据挖掘,研究其关联规则,计算不同症状的贡献率,根据关联规则结果及贡献率,设计评价量表,通过此量表进行中医证候疗效评价。以下对应用此方法进行不同证型小儿肺炎疗效评价进行介绍:

1. 数据采集及预处理 数据采集采用一般的数据采集方法,将 CRF 中数据转移至数据库中,预处理为将采集的众多肺炎数据分类为:风寒闭肺、风热闭肺、痰热闭肺、毒热闭肺、肺脾气虚等不同证型。

2. 关联规则的挖掘 关联规则的挖掘可依次进行静态关联规则的挖掘,以及时序伴随的关联规则挖掘,即随时间变化的动态关联规则。以了解不同症状间的相互关系,以及症状间的同步关系。分析出何种症状对于证候的变化起主导作用,何种症状为处于次要地位的伴随症状,以使研究者利用专业知识,调整症状的贡献率。

获得症状的贡献率后,进行人工交互,由中医临床专家交互对结果进行审查。系统根据贡献率表,给出各症状的权值表,根据症状的伴随关联情况来调整症状的权重。应注意的是,同一症状在不同的辨证类型下,其贡献率很大程度上是不同的,因此,量表的权重也相应不同。

八、基于多变量疗效矩阵时间序列的评价方法

中医证候的疗效是整体评价的结果,这一结果涉及众多指标变量,这些变量大多与时间有关联,构成了多变量时间序列数据集合。将数据挖掘技术应用于中医证候疗效评价,可客观、科学地反映复杂时间变量的变化规律。基于多变量疗效矩阵时间序列的评价方法,即以上思路的应用结果,此方法的核心思路为:通过多个数据挖掘方法相结合,构建多变量疗效矩阵,由疗效矩阵范数生成疗效时间序列,以欧氏距离作为疗效时间序列相似判定。

（一）时间序列的构建及评价过程

1. 建立多变量时间序列集　多变量时间序列集又称为多维数据仓库，由全部病例的所有指标在不同时间采集的数值构成。将全部或部分指标（假设为 N）视为一个集合，每位患者在某一时点各指标的值便构成一个含 N 个元素的集合 L。将每位患者每隔一定时间的全部记录（假设为 M 次）按时间顺序组成集合，便构成该患者的 M×N 矩阵，将全部患者数据按此方法构成矩阵组合，即为数据仓库。该数据仓库可看作是一系列个体病例矩阵组成，也可看作是一系列时点疗效矩阵组成。

2. 单变量（时间）疗效序列及数据挖掘　疗效时间序列挖掘分析是围绝经期综合征中医药临床疗效挖掘的核心，序列相似性是其挖掘研究的关键。可采用举例函数对矩阵相似性进行衡量。举例越近，说明序列越相似。时间序列挖掘主要包括时间序列的相似性搜索、聚类、分类、相关规则提取与模式分析、可视化、预测等。目前时间序列相似度的衡量是基于距离的度量，包括 Euclidean 距离（欧氏距离），非 Euclidean、DTW 等。欧氏距离的定义为：假设 X={ X1, X2……Xn }，Y={ Y1, Y2……Yn }均为时间序列，则 X 与 Y 间的欧氏距离 ED（X, Y）=$(\sum_{i=1}^{m}(Ci-Yi)^2)^{1/2}$。

（二）时间序列的构建及评价的应用

有学者应用此方法，评价中医治疗对女性围绝经期综合征证候疗效，并以西药进行对照。以欧氏距离评价治疗效果，结果表明，治疗 4 周、8 周、12 周、16 周、20 周、24 周各时间点，中医与西医的欧氏距离相近，治疗效果基本一致。

九、人工神经网络对中医证候研究的启示

中医证候评价是一个复杂的系统，症状与症状之间、症状与证候之间的关系具有非线性、模糊性、复杂性的特点，以传统方法对复杂信息进行整合、分析，提取内在规则具有很大的难度。

人工神经网络（Artificial Neural Networks，ANN）是一种通过模拟人类大脑神经网络结构和功能而建立的信息处理系统。它根据生物神经网络机制的基本知识，按照控制工程的思路和数学描述的方法，建立相应的数学模型，并采用适当的算法，有针对性地确定数学模型的参数，以便获得某个特定问题的解。它具有高度的非线性，是一种能够进行复杂的逻辑操作和非线性关系实现的系统。

目前人工神经网络对于中医证候研究多集中在对于证候诊断的研究。有学者将基于共轭梯度下降算法的 BP 神经网络用于类风湿关节炎证候模型研究。通过收集 765 例类风湿关节炎临床证候资料，观察其中 183 个症状，其中每个症状按无、轻、中、重分别以 0、1、2、3 评分。人工神经网络的结构为：输入层 183 个节点（对应 183 个症状值）；隐层有 2 个，各包含 100 个节点；输出层 10 个节点（对应 10 个证型）。两个隐层之间通过正切 S 型函数（transig）连接，隐层与输出层之间用对数 S 型传递函数（logsig）连接。设定该网络的系统误差 <0.01，最大迭代次数 500 次。人工神经网络的训练采用共轭梯度下降算法，并使用 trainsig 函数改进 train 函数，以加快神经网络的收敛次数。人工神经网络的输出结果的判定方法为：当输出值≤0.4 为诊断不成立，≥0.6 为诊断成立。该 BP 模型 3 次训练的迭代次数

分别为 89、56、58,说明用 trainsig 函数改进 train 函数后,改进的 BP 神经网络具有很好的收敛性能。该 BP 神经网络通过训练后,3 次测试的平均诊断准确率为 90.72%。说明该模型具有很好的诊断、预测能力。这提示人工神经网络能够充分模拟症状与证型诊断之间的非线性映射关系。这是目前在不打开人体黑箱的前提下,建立非线性证候模型、反映证候的内在规律和特征的有效方法。

第四节　证候临床研究有效性评价特有问题

一、证候疗效与疾病疗效的关联性

证候临床研究虽然关注点核心在于证候,但不代表可以完全抛开对疾病疗效的观察,临床中可能存在各种复杂的情况。

1. 证候改变与主要疾病进展相关　证候改善时疾病病情也改善;以慢性心力衰竭为例,经过治疗证型由原来"气虚血瘀水停证"改善为"气虚血瘀证",心功能也相应由三级改善为二级,这类临床情况可以简称为"证病相合"。

2. 证候改变与主要疾病进展不相关　证候改善时疾病病情可能没有改善甚至加重;以缺血性中风病为例,经过治疗"痰热腑实证"可能改善,但评价缺血性中风病疾病疗效的美国国立卫生研究院卒中量表(National Institutes of Health Stroke Scale, NIHSS)得分可能没有改善甚至进展,这类临床情况可以简称为"证病不合"。

3. 证候与多种疾病　临床研究中受试者很少是单纯只有某种疾病,往往是多种疾病共同存在。在中医证候临床研究模式中,受试者同时存在多种疾病。例如"寒凝瘀血证"受试者可能同时合并有头痛、痛经等,所以涉及多种疾病疗效评价均应该予以记录。

4. 多种疾病与证候　在中医证候临床研究中,许多受试者的证候是多种疾病导致,没有明显的主要疾病。例如"气血亏虚证"可能是各类原因贫血导致,也可能是失血导致,此时难以一一评价疾病情况,但是可以选择这类疾病共性指标血红蛋白作为观察指标,纳入风险 / 收益评估体系。

5. 没有明显疾病的"证候"　这类情况临床常见,往往是某类体质、某些亚健康状态,没有确切中西医疾病;例如"湿热证",受试者表现为小便频数、尿赤、口干不欲饮、胸脘满闷、苔黄腻、舌质红、脉滑数等症状,这类情况可以不需要关注疾病预后。

6. 证候与症状　中医证候临床研究中,以改善证候中某个症状为主要目的的研究,证候疗效与疾病疗效评价也应该关注。

7. 患者报告结局与证候疗效　患者报告结局(PRO,来自病人的有关其健康状况和治疗效果的报告),与研究者通过四诊得出的中医证候评价结论可能一致,也可能出现相悖结论。如果出现相悖情况,基于对研究者专业判断的信任,应以研究者的证候评价结论为主。

8. 中医证候转化与疗效评价　疾病发生发展有一定规律,相应的中医证型演变也有一定规律;一般而言,证型演变与疾病病程、严重程度及其预后相关。以慢性心力衰竭为例,早期可能是气虚证,气虚久病无力行血则血瘀,血瘀日久则水停。这些证候转化可能先于疾病病情变化,也可能与病情同步发展。因此在证候的临床研究中,可能目标证候"消失",但是要仔细观察这种"消失"到底是真的消失了还是发生了证候转化,如果发生转化则要根据证型演变规律来判断是否有利于患者。

脏腑之间的生克制化传变，一般说来由腑及脏，其病较重，脏病难治；由脏及腑其病较轻，腑病易医。五脏疾病的传变与五行生克制化规律有密切联系。其传变的一般规律为相乘、反侮、母病及子、子病及母四个方面，再加上本脏自病，则为五种不同情况。六经传变、卫气营血传变也有一定规律，如果是六经传变不按着六经次序循经相传，或者卫气营血传变出现"逆传"，这些都是证候临床疗效评价需要考虑的因素。

疾病及其各阶段的证候，其主要性质不外寒、热、虚、实四种。这四种病证的性质，是由其相应的病机性质所决定的。虚实寒热的病机是由邪正盛衰和阴阳失调所导致的；热可以由于阳盛，也可以由于阴虚；寒可以由于阴盛，也可以由于阳虚。一实一虚，一寒一热，最当分辨。疾病在发展过程中，可以出现两种情况：一是病变始终保持发病时原有的性质，只是发生程度的改变；二是改变了发病时原有的性质，转化为相反的性质。病性的转化，就是指由寒化热、由热转寒、由实转虚和因虚致实，可以是疾病发展，也可能是药物无效。

证候转化/变化在临床很常见，但在以往"病证结合"模式中对这点关注很少，没有体现出中医证候的临床研究中作为疾病疗效、预后和安全性指标的价值。在证候类临床研究中，由于聚焦证候，所以其临床价值得到体现，事实上在病证结合研究模式中，观察证候转化/变化也是可以实施的，这是中医药临床所具有的独特要素；研究者应该根据中医理论谨守病机，作为疗效和安全性评价的依据。

二、证候临床研究质量控制

证候临床研究质量控制措施遵循一般临床研究要求，同时考虑到证候临床研究特殊性，需要注意以下几个方面：

1. 研究者　参加临床研究的研究者要相对固定，并具有中医临床的专业特长、资格和能力。临床研究启动前要对研究者进行临床试验方案培训，使其对各指标的具体内涵有充分理解和认识。对于自觉症状的描述应当客观，特别是中医证候诊断、证候疗效评价、证候转化与传变的判断；必要时应对研究者进行考核，检验其研究能力。

2. 多中心研究协调委员会　临床研究负责单位的主要研究者由多中心研究协调委员会总负责，各参研单位的研究负责人和申办者为协调委员会成员，协调委员会负责整个研究的实施，试验解决研究中有关问题。

3. 质量控制体系　鼓励应用中医证候评价的仪器设备与理化指标；鼓励对证候诊断与评价进行"双人评价"或第三方评价；鼓励建立独立数据监察委员会，对于涉及中医证候的不良事件等进行判断。鼓励通过互联网在线进行数据采集与管理，及时输入相关数据。鼓励建立具有中医临床研究监察与稽查能力的专业技术队伍。

（王保和　杨忠奇　黄宇虹）

第八章

证候临床研究的安全性评价

临床研究主要目的是观察研究对象的疗效和安全性,同时基于受试者保护原则应认真对待安全性评价的设计与观察,把风险评估即受试者获益与风险比最大化的思路贯穿于研究整个过程。对于临床研究的安全性评价设计、技术与方法,在《药品临床试验管理规范》、相关临床研究指导原则和临床试验设计方法学等方面已经形成系统的安全性评价体系,能够较全面、客观评价临床研究安全性;这些安全性评价共性技术原则适用于各类临床研究,包括证候类临床研究。

同时由于证候研究具有独到特点,包括疾病诊断、病情观察,与一般临床研究角度不同,中医证候疗效和疾病疗效是否一致,证候的"传"与"变"是否符合中医临床规律等,这些特殊之处正是证候临床研究重点关注之处,包括从疗效评价角度和从安全性评价角度。

本章节主要从安全性评价角度来论述中医证候临床研究,内容包括常规安全性评价指标方法、证候临床研究特有的安全性评价方法和基于安全性角度对中医证候临床研究的思考,现分别阐述如下。

第一节　证候临床研究常规安全性评价

一、不良事件 / 严重不良事件

（一）相关定义

1. 不良事件（Adverse Event, AE）　指临床研究受试者接受试验用药品后出现的所有不良医学事件,可以表现为症状体征、疾病或实验室检查异常,但不一定能推论出与试验用药品有明确的因果关系。

2. 严重不良事件（Serious Adverse Event, SAE）　指因使用任何剂量的试验用药品发生的、任何引起人体损害的不利医学事件:导致死亡;危及生命;受试者需要住院治疗或延长住院时间;导致永久的或严重的残疾或功能丧失;或者先天性异常、出生缺陷。

3. 重要不良事件（Significant Adverse Event）　指的是除严重不良事件外,发生的任何导致采用针对性医疗措施(如停药、降低剂量和对症治疗)的不良事件。

4. 药物不良反应（Adverse Drug Reaction, ADR）　包括新药和已上市药品不良反应。

临床试验过程中一个新的药物或药物的新用途,尤其是治疗剂量尚未确定的试验药物发生与药物剂量有关的、对人体有害的、任何非预期的不良反应,均应被考虑为试验药物的不良反应。这种试验药物与不良反应之间的因果关系至少有一个合理的可能性,即不能排除相关性。

上市的药品不良反应则指合格药品在正常用法用量下,出现的与用于预防、诊断和治疗疾病或改善生理功能等用药目的无关的有害反应。

5. 非预期的药物不良反应(Unexpected Adverse Drug Reaction) 药物试验中不良反应的临床表现和严重程度,超出了现有的临床试验资料信息,包括未上市药物的研究者手册、药物说明书;已上市药品的说明书和/或药品性能摘要。

6. 预期的药物不良反应(Expectedness of an Adverse Drug Reaction) 预期的药物不良反应是相对于未预期的药物不良反应的概念。

7. A 型药物不良反应 该反应为药理作用增强所致,常和剂量有关,可以预测,发生率高而死亡率低。临床上出现药物不良反应、毒性反应、过度效应、撤药反应、继发反应等皆属A 型药物不良反应。

8. B 型药物不良反应 和药理作用无关的异常反应,一般与剂量无关,难以预测,发生率低而死亡率高,如药物变态反应和特异质反应属 B 型药物不良反应。

自 1998 年以后 WHO 又细化药物不良反应,除 A、B 型外,又增加了 C 型(迟发不良反应)、D 型(时间不良反应)、E 型(停药型)、F 型(治疗意外失败型)。对正确判断药物不良反应和治疗、预防药物不良反应的发生起到了重要作用。

(二)严重程度的判断

在评价不良反应事件过程中,不良反应事件严重性与严重程度是两个不同的概念术语,前者用于鉴别事件是否符合严重不良反应事件的标准;后者用来评判事件的严重程度,与是否是严重不良反应事件无必然联系。比如受试者主诉有"严重头痛",但不一定符合"严重不良反应事件"标准。

不良反应事件严重程度的等级标准通常可分为:

1. 轻度 轻微感觉到症状、特征或事件,但较易忍受。

2. 中度 中等不适感,足以干扰正常活动,可能需要治疗干预。

3. 重度 严重不适感,不能从事正常活动或显著地影响临床状态,需要治疗干预。

(三)不良事件/严重不良事件观察

临床研究中针对受试者出现症状体征、疾病或实验室检查异常,研究者应该认真观察分析,特别注意收集资料完整和进行动态观察,为不良事件/严重不良事件处理提供充分依据。

(四)不良事件/严重不良事件处理

发生任何不良事件,如患者的主观不适及实验室检测异常,均需认真对待,采取措施保护受试者的安全。根据需要请求会诊、紧急揭盲、启动应急预案等。详细记录其持续、转归、消失等情况。严重不良事件和研究者认为需要报告的重要不良事件应逐例进行汇总,并在临床试验总结报告附件中提供病历资料,严重不良事件或重要不良事件汇总应包含如下内容:

1. 病人编号,中心编号;

2. 患者年龄、性别;

3. 不良事件表现;

4. 评估暴露时间和不良事件发生的关系;

5. 既往病史;

6. 不良事件有关的联合用药的起始日期;

7. 有关的体格检查结果;

8. 有关的检查结果(如实验室、心电图、病理检查结果等);

9. 接受过的治疗;

10. 再次用药结果(如有);

11. 结局和随访信息;

12. 诊断结论(附专家讨论会、会诊记录等)。

(五)不良反应事件与研究药物(新药)的关联性判断

1. 肯定无关　药物与所发生的不良反应事件没有任何关系。

2. 不可能评价　案例数据不充分。

3. 不可能有关　①虽然病人使用了药物,但非药物原因更可能造成事件,比如内在疾病。②通过诊断测试可以清楚地明确其他发生原因。③已证实事件的发生另有缘由。④药物不能归咎于事件的发生起因,因为事件在接触药物前(如基线期或清洗期)已经存在。

4. 可能有关　①药物与事件的关系既不能确定但也不能否定,即其他起因有可能引起事件,但药物关联不能排除。②可能的其他原因存在。③部分关联证据符合相关性条件,但部分证据存在矛盾。④虽然关联性的标准可以发现,但在已知安全性性质中无法找到解释它发生的模式或原理。

5. 或许有关　①其他起因有可能引起事件,但不可能发生。②药物与事件有关联,但没有清楚的客观或定量的检测结果来证实原因归属。③临床病理学分析与同类研究药物的文献记载相符。④其他原因(疾病状态或同期服用药物)已被排除。

6. 肯定有关　①有客观或测试结果表明药物导致事件的发生,比如过量药物造成突然死亡,因为在病人的体液中发现高浓度的药物残留。②再次使用可疑药品后出现同样反应。③不良反应事件发生和停止时间与已知的药物安全性特性相符。

(六)上市药品临床试验不良事件/不良反应的因果关系

建议依据国家药品评价中心标准分析判定不良反应判断的因果判断指标:

1. 开始用药时间和可疑出现的时间有无合理的先后关系;

2. 可疑药物不良反应(ADR)是否符合该药品已知 ADR 类型;

3. 所怀疑的 ADR 是否可以用患者的病理情况、合并用药、并用疗法或曾用疗法来解释;

4. 停药或降低剂量,可疑的 ADR 是否减轻或消失;

5. 再次接触可疑药品后是否再次出现同样反应。

药品不良反应判断标准见表 8-1。

表 8-1 药品不良反应判断标准

判断结果	判断指标				
	1	2	3	4	5
肯定有关	+	+	−	+	+
很可能有关	+	+	−	+	?
可能有关	+	+	±	±	?
可疑	+	−	±	±	?
无关	−	−	+	−	−

关联性评价：依据以上五条原则将关联性评价分为"肯定有关""很可能有关""可能有关""可疑"和"无关"5级。其中将"肯定有关""很可能有关""可能有关""可疑"情况合计作为不良反应发生率计算时的分子,分母则为用于评价安全性的全部受试者例数。

值得注意的是不良事件与药物相关性的判定为研究者个体判断的结果。当主要研究者在进行临床试验总结汇总安全性数据时,还需根据处方组成、非临床安全性研究结果、不良事件发生的频次、严重程度、趋势、对照组的不良事件发生情况等进行整体判定。

（七）不良反应事件与试验药物之间关联的评价常用方法

1. 时间挂钩法 在不良反应现象出现前研究药物已经被服用。

2. 滞后期效应法 药物服用后过一定时间可以预料有不良反应出现。

3. 药物单一归属法 如果病人只服用一种药物并发生了不良反应,药物起因关联的可能性增加。

4. 逆转法 当停止可疑药物服用一段时间后观察不良药物反应是否会消失或不良反应症状会逆转痊愈。

5. 回转法 经过一段时间重新服用可疑药物,观察不良药物反应是否会在相同的时间间隔、相同的部位和相同的严重程度再次出现。

6. 模式法 许多药物引起的不良药物反应具有特定的临床病理模式,这很容易将某种特殊类别药物与事件的归属相关联。

7. 药物定量法 血液和体液中的药物浓度的测定以明确药物服用和不良药物反应的归属关系。

8. 药物定性法 在药物定量无法做到的情况下,药物在组织中的定性鉴别可以成为鉴别不良药物反应起源的重要手段。

（八）严重不良事件报告

新药临床试验除临床试验方案或其他文件（如研究者手册）中规定不需立即报告的严重不良事件（SAE）外,其他所有SAE应立即报告申办者,随后应及时提供详尽、书面的报告,填写"严重不良事件报告表",在规定的时间内按照相关要求报告。

SAE报告和随访报告,应注明受试者在临床试验中的唯一识别编码,而不是受试者的真实姓名、身份证号码和住址。

非预期的试验药物不良事件、试验方案中规定的对安全性评价重要的不良事件和实验室异常值,应按照试验方案的要求和时限向申办者报告。

死亡事件的报告,研究者应向申办者和伦理委员会提供其他所需要的资料(例如尸检报告和最终医学报告)。

对于已经上市药品临床试验严重不良事件报告参照上述要求执行,其中报告监管部门按照有关药品不良反应监测办法规定执行。

(九)不良事件/严重不良事件随访

研究者应随访未缓解的不良事件,所有不良事件都应当追踪,直到得到妥善解决或病情稳定。

(十)引起药物不良反应发生的常见因素

1. 年龄因素 新生儿和年老者由于肝酶功能还未健全或功能衰退,是发生药物不良反应最大风险人群,特别是老年人群。

2. 性别差异 女性比男性通常有较高的药物不良反应率,这与体表面积和脂肪分布状况有关。

3. 使用多种药物 受试者同时服用药物数目与药物不良反应出现的多寡有着直接的关系。

4. 疾病状态 肝、肾和心脏疾病可以影响药物的清除而导致药物在体内的累积率,这类人群的药物不良反应率比正常人群高。

5. 药物不良反应史或过敏史 有药物不良反应史或过敏史的受试者发生不良反应概率高。

6. 遗传 某些遗传性特殊受试者群发生药物不良反应概率高。

7. 剂量 药物服用剂量与药物不良反应有直接关联,大剂量、多剂量和长期服用研究药物造成的不良反应发生率高。

二、血、尿、大便常规检查临床意义

血、尿、大便常规是临床试验中常用的安全性指标,但在临床试验中发现其异常,应认真判断是疾病或治疗手段因素影响,或者是试验药物导致。

(一)血常规检测临床意义

1. 红细胞计数(RBC,单位:10^{12}/L) 男性(4.0~5.5)×10^{12}/L,女性(3.5~5.0)×10^{12}/L,新生儿(6.0~7.0)×10^{12}/L。增高:真性红细胞增多症,严重脱水,肺源性心脏病,先天性心脏病,高山地区的居民,严重烧伤,休克等;减少:见于各种原因贫血,出血。

2. 血红蛋白浓度(HGB,单位:g/L) 男性120~160g/L,女性110~150g/L,新生儿170~200g/L。血红蛋白测定的临床意义与红细胞计数相似,但判断贫血程度优于红细胞计数。

3. 血细胞比容(HCT,单位:%) 男性38%~51%,女性34%~45%,各种原因导致脱水、真性红细胞增多症HCT会增高。HCT增高表明红细胞数量偏高,可导致全血黏度增加,严重者表现为高黏滞综合征,易引起微循环障碍、组织缺氧。HCT与其他血液流变指标联合应用,可用于血栓前症状进行监测。

4. 红细胞平均指数 红细胞平均指数包括平均红细胞体积(MCV)、平均红细胞血红蛋白含量(MCH)和平均红细胞血红蛋白浓度(MCHC);红细胞平均指数可用于贫血形态学分类及提示贫血的可能原因。

5. 网织红细胞计数(Ret) 用于评价骨髓增生能力,判断贫血类型,增高表示骨髓造血功能旺盛。减少表示骨髓衰竭或者红细胞无效造血。放疗和化疗治疗中,如果监测到 Ret 计数下降提示骨髓抑制,应停止放化疗。

6. 白细胞分类计数 白细胞总数与中性粒细胞增高见于急性感染、炎症、组织损伤、血细胞破坏、急性失血、恶性肿瘤和急性中毒等。减少见于某些感染(病毒感染,革兰氏阴性杆菌如伤寒、原虫感染等)、血液病(再生障碍性贫血、阵发性睡眠性血红蛋白尿症、骨髓转移癌、巨幼红细胞贫血等)、理化损伤、脾功能亢进及一些自身免疫性疾病(特发性血小板减少性紫癜、自身免疫性溶血性贫血、系统性红斑狼疮等)。

7. 嗜酸性粒细胞 增高见于过敏性疾病、寄生虫病、皮肤病(湿疹、银屑病、多型性红斑等)、血液病(多发性骨髓瘤、恶性淋巴瘤、慢性髓细胞性白血病等)、恶性肿瘤、脾切除、嗜酸性粒细胞增多症等;减少见于传染病急性期、严重组织损伤、长期使用肾上腺皮质激素、垂体或肾上腺皮质功能亢进。

8. 嗜碱性粒细胞 增高见于食物、药物、吸入性过敏性反应,溃疡性结肠炎、荨麻疹、红皮病、风湿性关节炎等炎症性疾病,嗜碱性粒细胞白血病、骨髓增生型疾病,糖尿病、甲状腺功能减退等内分泌疾病以及重金属(铅、汞、铬等)中毒等疾病。减少多无临床意义,可见于过敏性休克、促肾上腺皮质激素或糖皮质激素应用过量及应激反应等。

9. 淋巴细胞 可见于生理性增高,也可见于:①感染性疾病:典型急性细菌感染恢复期,某些病毒所致急性传染病,结核病恢复期或慢性期等;②肿瘤性疾病:以原始及幼稚淋巴细胞增多为主,见于急性淋巴细胞白血病、慢性淋巴细胞白血病急性变以及以成熟淋巴细胞增多为主,见于慢性淋巴细胞白血病、淋巴细胞性淋巴肉瘤等;③组织移植术后;④其他:再生障碍性贫血、粒细胞减少症时淋巴细胞相对增高。减少见于流行性感冒病毒感染恢复期、HIV 感染、结核病、烷化剂等药物治疗、放疗、系统性红斑狼疮等免疫性疾病、运动型毛细血管扩张症、营养不良或锌缺乏以及先天性免疫缺陷症等。

10. 单核细胞 生理性增高见于婴幼、儿童、妊娠期及分娩。病理性增高见于:①感染:巨细胞病毒、疱疹病毒、结核菌、布鲁氏菌等感染,亚急性细菌性心内膜炎、伤寒、严重的浸润性和粟粒性肺结核;②结缔组织病:系统性红斑狼疮、类风湿关节炎、混合性结缔组织病、多发性肌炎等;③血液病:急性、慢性单核细胞或粒–单核细胞白血病、淋巴瘤、慢性淋巴细胞白血病、多发性骨髓瘤等;④恶性疾病:胃癌、肺癌、结肠癌等;⑤胃肠道疾病,如酒精性肝硬化;⑥其他如化疗后骨髓抑制、烷化剂中毒、骨髓移植后、GM–CSF 治疗等。单核细胞减少意义不大。

11. 血小板计数 增高见于慢性粒细胞白血病、原发性血小板增高症、真性红细胞增高症、急性化脓性感染、大出血、急性溶血、肿瘤、外科手术、脾切除等。减少见于:①生成障碍:急性白血病、再生障碍性贫血、骨髓肿瘤、放射性损伤、巨幼红细胞贫血等;②破坏过多:原发性血小板减少性紫癜、脾功能亢进、系统性红斑狼疮等;③消耗过多:弥散性血管内凝血、血栓性血小板减少性紫癜;④分布异常:脾肿大、血液被稀释等;⑤先天性:新生儿血小板减少症、巨大血小板综合征等。当血小板明显减少可导致严重出血。

（二）尿常规检测临床意义

1. 尿量　当 24 小时尿量多于 2 500ml 时称为多尿,饮水过多、静脉输液过多、精神紧张可造成生理性多尿,病理性多尿可见于慢性肾炎、慢性肾盂肾炎、急性肾衰竭多尿期、慢性肾衰竭早期、尿崩症、糖尿病、甲状腺功能亢进等。当尿量少于 400ml/24h 或者持续少于 17ml/h 称为少尿,当尿量低于 100ml/24h 时称为无尿,原因可分肾前性（休克、失血过多、严重脱水、心力衰竭等）、肾性（急性肾小球肾炎、尿毒症、急性肾小管坏死、肾皮质或髓质坏死）、肾后性（肿瘤、结石、尿路狭窄所致尿路梗阻等）。

2. 尿液颜色和浊度　无色多见于多尿、糖尿病、尿崩症;深黄色多见于发热、脱水病人;浓茶色尿可见于肝细胞性 / 阻塞性黄疸;红色血尿可见于结石、泌尿道感染、月经血污等;紫红色尿可见于卟啉病;棕黑色尿可见于黑色素瘤;乳白色 / 乳糜尿可见于丝虫病、淋巴管破裂;黄白色脓尿可见于泌尿道感染;絮状浑浊放置后有沉淀的脓尿可见于细菌感染等。

3. 尿比重　尿量少而比重增高见于急性肾炎、高热、心功能不全、脱水等;尿量多而比重增高见于糖尿病。尿比重降低见于慢性肾小球肾炎、肾功能不全、间质性肾炎、肾衰竭、尿崩症等。当多次测量尿比重固定在 1.010 左右,称为等渗尿,提示肾实质严重损害。

4. 尿酸碱度　病理性酸性尿见于酸中毒、高热、脱水、痛风等患者。低钾性代谢性碱中毒患者排酸性尿是其特征之一。病理性碱性尿:见于碱中毒、尿潴留、膀胱炎、呕吐、肾小管性酸中毒等。

5. 尿蛋白质　生理性蛋白尿多见于青少年,常为一过性轻度蛋白尿,定性不超过"+",定量不超过 0.5g/24h。体位性蛋白尿特点是卧位时尿蛋白阴性,起床活动或者站立过久后出现蛋白尿,也称直立性蛋白尿,多见于瘦高体型青少年。病理性蛋白尿见于各种肾脏及肾脏外疾病,如各种急慢性肾炎、肾病综合征、肾盂肾炎、肾移植排斥反应、重金属中毒、药物不良反应、糖尿病肾病、狼疮性肾病晚期、多发性骨髓瘤、高血压、巨球蛋白血症、妊娠高压综合征、血红蛋白尿和肌红蛋白尿等。

6. 尿葡萄糖　暂时性糖尿为进食大量糖类、输注葡萄糖所致,非病理因素所致。病理性糖尿原因包括:①代谢性疾病:糖尿病;②内分泌疾病:如甲状腺功能亢进、肾上腺皮质功能亢进、肢端肥大症、嗜铬细胞瘤、巨人症等;③肾脏疾病:慢性肾小球肾炎、肾病综合征、间质性肾病、家族性糖尿病、新生儿糖尿等。

7. 尿酮体　阳性见于糖尿病酮症酸中毒,其他应激状态、剧烈运动、饥饿、禁食过久、感染性疾病、严重腹泻、呕吐、妊娠反应、中毒（如氯仿、乙醚麻醉后、有机磷等）等,新生儿尿酮体强阳性应考虑为遗传性疾病。

8. 胆红素和尿胆原　尿胆红素阳性见于先天性高胆红素血症、Dubin-Johnson 综合征和 Rotor 综合征,肝细胞性黄疸和阻塞性黄疸等。尿胆原在生理状态下仅有微量出现,在饥饿、饭后、运动等情况下稍有增加。尿胆原增多见于肝功能受损,如肝病、心力衰竭等,体内胆红素生成亢进且胆管畅通者,如内出血、各种溶血性贫血等,从肠道回吸收尿胆原增加,如顽固性便秘、肠梗阻等。

9. 血红蛋白　增高见于血管内溶血疾病:①红细胞破坏:心脏瓣膜修复手术、剧烈运动、急行军、严重肌肉外伤和血管组织损伤;②微生物:疟疾等;③中毒:蛇毒、蜂毒等;④微血管病性溶贫血：弥散性血管内凝血；⑤免疫因素：阵发性睡眠性血红蛋白尿症、血栓性血小板减少性紫癜，血型不合输血反应；⑥药物：磺胺、阿司匹林、伯安喹等。

10. 尿肌红蛋白 升高见于：①阵发性肌红蛋白尿；②创伤；③组织局部缺血：如心肌梗死早期、动脉血管阻塞缺血等；④代谢性肌红蛋白尿：酒精中毒、一氧化碳或者砷化氢中毒等；⑤原发性肌病：皮肌炎、多发性肌炎、肌肉营养不良等；⑥过度运动。

11. 尿白细胞酯酶 增高见于：①肾脏原发或者继发感染，特别是细菌性感染，如急慢性肾盂肾炎、肾脓肿等；②泌尿生殖系统感染：如膀胱炎、尿道炎、前列腺炎、阴道炎、淋病等；③泌尿生殖道周围器官和组织的疾病，如肾周围炎、尿道旁脓肿、泌尿道结石等。

12. 尿亚硝酸盐 主要用于尿路感染快速筛查，包括有症状和无症状的尿路感染。尿亚硝酸盐阳性，致病菌主要有大肠埃希菌属、克雷伯菌属、变形杆菌属、葡萄球菌属、假单胞菌属等，结果与大肠埃希菌感染符合率较高，可达80%，但并非所有阳性结果都可诊断为尿路感染，阴性结果不能排除尿路感染。

（三）大便常规检测临床意义

1. 大便颜色 正常为黄色软便。黑色或柏油样见于上消化道出血，如溃疡病出血、食管静脉曲张破裂、消化道肿瘤等。如服铁剂、铋剂或进食动物血及肝脏后粪便也可呈黑色。白陶土色见于胆道完全梗阻时或服钡餐造影后。果酱色见于阿米巴痢疾或肠套叠时。红色见于下消化道出血，如痔疮、肛裂、肠息肉、结肠癌、放射性结肠炎等，或服用番茄、红辣椒、吡维胺、酚酞、保泰松、利福平、阿司匹林后。绿色因肠管蠕动过快，胆绿素在肠内尚未转变为粪胆素所致，多见于婴幼儿急性腹泻及空肠弯曲菌肠炎。

2. 大便性状 水样便见于急性肠炎、食物中毒等。婴幼儿腹泻常见蛋花汤样便；霍乱、副霍乱可见米泔水样便；出血性小肠炎可见赤豆汤样便。稀粥样便见于服用缓泻剂后。黏液便见于结肠过敏症或慢性结肠炎。黏液脓血便见于急慢性痢疾。阿米巴痢疾以红细胞为主，细菌性痢疾以黏液和脓细胞为主。鲜血便见于结肠癌、直肠息肉、肛裂等，鲜血常附于粪便表面，便后鲜血滴落多见于痔疮。细条样便常见于直肠癌。凝乳块多见于婴儿粪便中，呈白色块样物，为脂肪或酪蛋白消化不良或饮食过多所致。

3. 隐血试验 诊断消化道出血的价值较高，阳性结果常见于消化道溃疡、药物致胃黏膜损伤、溃疡性结肠炎、肠结核、结肠息肉、克罗恩病、胃病、钩虫病、结肠癌和消化道恶性肿瘤等。

4. 大便显微镜检查 正常为阴性，发现红细胞（RBC）见于下消化道出血、痢疾、溃疡性结肠炎、直肠息肉、痔疮、肠道炎症等。细菌性痢疾，红细胞多分散存在且形态正常，数量少于白细胞；阿米巴痢疾，红细胞多粘连成堆并残碎，数量多于白细胞。发现白细胞（WBC）或脓细胞见于细菌性痢疾、肠道炎症等。

三、肝脏安全性评价

（一）肝脏安全性评价主要指标临床意义

1. 谷丙转氨酶（ALT） 升高：①病毒性肝炎，这是引起转氨酶增高最常见的疾病，各类急、慢性病毒性肝炎均可导致转氨酶升高。②中毒性肝炎、多种药物和化学制剂都能引起转氨酶升高,但停药后,转氨酶可恢复正常。③大量或长期饮酒者谷丙转氨酶也会升高。④肝硬化与肝癌肝硬化活动时,转氨酶都高于正常水平,应该积极治疗。⑤胆道疾病胆囊炎、胆石症急性发作时,常有发热、腹痛、恶心、呕吐、黄疸、血胆红素及转氨酶升高。⑥心脏疾病,急性心肌梗死、心肌炎、心力衰竭时,谷丙转氨酶和谷草转氨酶均升高,患者常有胸痛、心悸、气短、水肿。心脏检查有阳性体征及心电图异常。⑦其他某些感染性疾病如肺炎、伤寒、结核病、传染性单核细胞增多症等,都有转氨酶升高的现象,但这些疾病各有典型的临床表现,并可借助实验室检查,明确诊断。此外,急性软组织损伤、剧烈运动,亦可出现一过性转氨酶升高。

2. 谷草转氨酶(AST) 升高:①各种病毒性肝炎、肝硬化、肝脓肿、肝结核、肝癌、脂肪肝、酒精肝等,均可引起不同程度的转氨酶升高。②有些药物和疾病也会引起转氨酶高,如心肌梗死、胸膜炎、肾炎均可引起谷草转氨酶升高。

3. 碱性磷酸酶(ALP) 某些病理原因(如各种肝、骨等疾病)和生理性原因(如儿童生长发育期、妊娠2个月后等)均可引起血清ALP水平改变,临床主要为肝胆和骨骼疾病所引起。碱性磷酸酶偏高可见于阻塞性黄疸、原发性肝癌、继发性肝癌、胆汁淤积性肝炎。胆道排泄异常也会引起碱性磷酸酶偏高。由于骨组织中此酶亦很活跃,因此,孕妇、骨折愈合期、骨软化症、佝偻病、骨细胞癌、骨质疏松等情况下血清碱性磷酸酶会升高。

4. 谷氨酰转肽酶(GGT) 升高:①工作压力、生活压力使人体超负荷,导致不同年龄段的患者有不同程度的偏高现象。②急性病毒性肝炎、慢性活动性肝炎会引起血清中谷氨酰转肽酶升高,这也是较为常见的因素,需要引起注意。③酒精性肝炎、酒精性肝硬化、脂肪肝、原发性或转移性肝炎患者体内谷氨酰转肽酶多数呈现中度或高度增加。④肝内或肝外胆管梗阻时,由于谷氨酰转肽酶排泄受阻,随胆汁反流入血,也会出现谷氨酰转肽酶偏高的现象。⑤由于谷氨酰转肽酶升高常意味着肝脏炎症加剧,肝脏遭受着持续不断的损伤,酒精肝或阻塞性黄疸可能会引起肝纤维化导致肝硬化、原发性肝癌。降低仅见于先天性GGT缺乏症。

5. 总胆红素(TB) 升高:①新生儿黄疸。②胆道梗阻可有很大升高。③甲型病毒性肝炎可有很大升高。④其他类型的病毒性肝炎轻度或中度升高。⑤胆汁淤积性肝炎可有很大升高。⑥急性酒精性肝炎,胆红素愈高表明肝损伤愈严重。⑦遗传性胆红素代谢异常,如Gilbert综合征可轻度升高。降低见于癌症或慢性肾炎引起的贫血和再生障碍性贫血。

6. 直接胆红素(DB) 直接胆红素增高属阻塞性黄疸、肝细胞性黄疸。以直接胆红素升高为主常见于原发性胆汁性肝硬化、胆道梗阻等。肝炎与肝硬化病人的直接胆红素都可能升高。胆红素总量及直接胆红素升高时,可疑为肝内及肝外阻塞性黄疸、胰头癌、毛细胆管型肝炎及其他胆汁瘀滞综合征等。

7. 总蛋白(TP) 升高主要是血清中水分减少,使总蛋白浓度相对增高,如高度脱水所致血液浓缩(腹泻、呕吐、休克、高热、大量出汗)及多发性骨髓瘤、巨球蛋白血症等;慢性肾上腺皮质功能减退时,钠丢失继发水分丢失,进而促使血浆出现浓缩现象。降低见于以下情况:①各种原因引起的水钠潴留,使血浆被稀释,或静脉注射过多的低渗溶液而形成血浆中总蛋白降低。②肝功能障碍,则肝脏合成蛋白质减少,主要以白蛋白的下降明显。③蛋白质丢失,如严重大面积烧伤、大量血浆渗出、大出血;肾病综合征时,尿液中蛋白质长期被丢失;溃疡性结肠炎时,可随粪便排出一定量的蛋白质。④营养不良或消耗增加,如长期食物中蛋白质含量不足或慢性肠道疾患所致吸收不良,患有慢性消耗性疾病如结核病、恶性肿瘤、肝硬化等。

(二)药物性肝损伤

1. 药物性肝损伤(drug induced liver injury, DILI)　指在正常治疗或临床试验剂量范围内的药物使用过程中,因药物本身或其代谢产物引起的程度不同的直接或间接的肝脏损害。DILI 的发生分为可预测性和不可预测性,前者通常与药物剂量相关,后者多为特异质性。目前多认为 DILI 的发病机制与药物及其代谢产物的直接肝毒性及机体特定的基因多态性相关。DILI 有急慢性之分,急性 DILI 是最常见的发病形式,占 90% 以上。药物导致的急性DILI 分为肝细胞损伤型、胆汁淤积型和混合型。

2. 药物性肝损伤的诊断　主要是一个排除性诊断过程,目前国内外有多种半定量的DILI 诊断标准,其中由国际医学科学组织委员会(Council for International Organizations of Medical Sciences, CIOMS)制定的 RUCAM(Roussel Uclaf Causality Assessment Method, Roussel Uclaf 因果关系评估法)评分表,较为广泛地得到肝病学专家的认可。其主要参数是:用药、停药与发病的关系,风险因素(年龄、酒精、怀孕),其他肝损伤因素的排除,合并用药,对当前潜在肝毒性药物的认识水平和激发试验的结果。

3. 药物性肝损伤的严重程度分级　通常将急性 DILI 的严重程度分为 5 级。

(1)1 级(轻度):仅肝酶增高,大多数患者适应。患者血清转氨酶或 ALP 水平升高,但 TBil<2.5mg/dl(42.75μmol/L),这种变化为可恢复性,并且无凝血功能异常(国际标准化比值, international normalized ratio, INR<1.5)。又可分为有症状(S)和无症状(A)2 组,DILI症候群主要表现为疲乏、恶心、右上腹疼痛、瘙痒、皮疹、黄疸、虚弱、厌食或体重减轻。

(2)2 级(中度):患者肝细胞功能轻度减退。转氨酶或 ALP 水平升高,且TBil ≥2.5mg/dl(42.75μmol/L),或虽无高胆红素血症但存在凝血功能异常(INR ≥1.5)。

(3)3 级(中至重度):患者血清 ALT、ALP、胆红素或 INR 升高,且因 DILI 而需要住院治疗或原已住院的患者住院时间延长。

(4)4 级(重度):患者血清转氨酶和 / 或 ALP 水平升高,TBil ≥2.5mg/dl(42.75μmol/L),且至少出现下述情况之一:①有肝功能衰竭的表现(INR ≥1.5,腹水或肝性脑病);②出现与 DILI 事件相关的其他器官(如肾或肺)功能衰竭。

(5)5 级(致命):患者因 DILI 死亡或需接受肝移植。

4. 肝脏安全性评价指标　评价 DILI 的肝脏血液生化学安全性指标至少应该同时包括ALT、AST、TBil、ALP 及 GGT(γ-GT)五项。当 TBil 增高时,应追查直接和间接胆红素水平,以鉴别黄疸的性质。当临床试验疗程超过 6 个月、试验过程中出现肝损伤加重、怀疑慢性肝损伤或肝功能衰竭等情况时,需要检测前白蛋白、白蛋白、凝血酶原时间、INR 以及总胆固醇等指标,必要时行肝活检组织病理学检查。

(三)药物性肝损伤的评价与观察

1. 严重药物性肝损伤的预警信号　美国学者海曼齐默曼(Hyman Joseph Zimmerman)提出药物引发的肝细胞损伤如果同时伴有黄疸,为严重肝病的标志,预后不良,其急性肝功能衰竭的死亡率(肝移植)可高达 10%~50%,此现象称为海氏(Hy's)法则。该法则将

TBil>2×ULN 且 ALT>3×ULN 视作严重肝损伤的标志。在临床试验中发现 1 例海氏法则病例具有预示作用,发现 2 例可高度预示发生严重 DILI 的可能性。具体来说与(无肝毒性的)对照药物或安慰剂相比,药物引起 ALT 或 AST 升高至≥3×ULN 或更多,应当引起充分注意。如果转氨酶峰值高达 10×ULN,尤其 >1 000IU/L 者,应当引起严重警惕。当转氨酶和 TBil 联合升高(转氨酶通常远高于 3×ULN),在未发现胆汁淤积的情况下(ALP<2×ULN),TBil>2×ULN,这是药物引起严重 DILI 潜在可能的最明确、最特异的预测指标,表明受试者整体肝功能降低。在应用海氏法则时应注意以下几点:①黄疸必须是肝细胞性的,而不是淤胆性的。②需排除急性病毒性肝炎或其他肝病。③引起肝损伤的药物需有可造成轻度肝损伤的证据。

除了胆红素和 ALT 增高外,凝血酶原时间(或 INR)和血清白蛋白水平也可列入评估肝损伤程度的指标。

2. 肝功能检测的时点 DILI 的发生存在潜伏期,尤其是胆汁淤积型肝损伤的潜伏期较长,一般肝脏生化学检测正常的受试者,若药物的疗程≤2 周,至少需要在治疗前、后各进行 1 次检测;疗程 >2 周的受试者应在治疗前、治疗开始后 2 周各进行 1 次检测,此后至少应每 4 周进行 1 次,时间应持续 12 周以上。如果在合理的暴露期间(如 12 周)后无肝损伤的表现,检测间隔可适当延长至每 12 周 1 次直至疗程结束。但是对于药物重复给药毒性研究提示或组方中含有既往有肝毒性报道的药物以及受试者为易发生肝损伤的人群等,应酌情增加检测频度。

对于基线测量值正常的受试者在接受受试药物后,如转氨酶升高超过 3×ULN,或者基线测量值异常的受试者在接受受试药物后,转氨酶升高超过基线值的 2 倍,则应加以密切观察,以确定肝脏生化学异常是一过性并能自行缓解改善的,还是呈继续恶化的。密切观察的时间密度为每周进行肝脏生化学检测 2~3 次,并根据需要增加评价肝功能的检测项目。如果异常状况稳定或者研究药物已停用且受试者无症状,则重复检查可减为每周 1 次。对于转氨酶 <3×ULN 和 / 或 TBil<2×ULN 的轻度肝脏生化学检查异常者,应每周监测 1 次,并加强观察。

DILI 除了肝功能异常外,也可能发生相关的症状和体征,如食欲减退、恶心、疲劳、右上腹不适、呕吐以及发热、皮疹、瘙痒等。在某些情况下,DILI 症候群的症状可能为肝损伤的早期信号。一旦受试者出现无其他原因可以解释的相关症状体征时,尽管尚未到达下一个肝功能检测的访视窗口,也应立即进行肝功能以及相关实验室检测。

3. 决定停药的判断依据及处理 一般来说如果出现下列情况之一,应停止用药,直至肝损伤完全消除或至基线状态,同时排除受试药物所致 DILI 外的其他原因所致的肝损伤。①ALT 或 AST>8×ULN;②ALT 或 AST>5×ULN,持续超过 2 周;③ALT 或 AST>3×ULN 并且 TBil>2×ULN 或 INR>1.5;④ALT 或 AST>3×ULN,并有严重疲劳、恶心、呕吐、右上腹痛或压痛、发热、皮疹及 / 或嗜酸性粒细胞增加(>5%);⑤若肝损伤进一步加重,应及时组织肝脏病专家对受试者进行救治。

4. 随访 所有可能发生 DILI 的受试者均应随访至所有异常值恢复正常或至基线状态,结果应记录在研究病历、病例报告表和数据库中。

5. 再暴露 一般对需要停药的受试者原则上不应尝试进行再暴露。出于伦理学和安全性考虑,除非药物对受试者来说获益很大而且没有可替代的治疗,或者受试药物的真实累积数据未显示可致严重肝损伤，经相关的学术委员会及伦理委员会讨论同意后，方可进行再暴露。再暴露时，必须将潜在的风险充分告知受试者并获得其同意，并对其进行密切观察和随访。对接受再暴露的受试者需进行单独的临床试验，单独制定相应的临床试验方案。

6. 肝损伤病例应收集的内容 肝损伤病例的研究病历和病例报告表应收集关于临床症状和体征、实验室异常及任何肝病的潜在原因，包含但不限于下述内容：

（1）开始给药至开始发病的时间和日期。

（2）停止给药的时间和日期。

（3）药物再暴露的时间和日期。

（4）合并用药包括非处方用药剂量、开始和结束时间、药物是否已知有肝毒性。

（5）可疑药物的再暴露和去激发信息，包括开始和结束时间及剂量详情。

（6）临床症状（疲劳、虚弱、恶心、厌食、腹痛、深色尿、瘙痒）和体征（如发热、黄疸、皮疹、脑病）出现及结束时间。

（7）与肝功能异常有关的病史：包括存在缺血/低血压、严重低氧血症或充血性心力衰竭、败血症及怀孕等。

（8）饮酒史：平均每天或每周饮酒量及持续时间等。

（9）潜在的肝病史。

（10）肝外疾病：是否存在超敏反应（嗜酸性粒细胞增多，自身抗体阳性）。

（11）实验室动态评估：ALT、AST、ALP、GGT 及胆红素（直接和间接）开始异常、峰值以及恢复至正常的时间。

（12）病毒学指标：anti-HAV-IgM、HBsAg、anti-HCV、anti-HEV-IgM、EB 病毒外壳抗原 IgM 抗体及巨细胞病毒 IgM 抗体等。

（13）血液学指标：嗜酸性粒细胞、淋巴细胞及凝血功能测定等。

（14）免疫学指标：必要时检测免疫球蛋白、蛋白电泳、类风湿因子及自身免疫性肝病抗体等。

（15）影像学与组织病理学：肝脏超声、CT、磁共振成像、磁共振胰胆管成像，必要时肝活检。

（16）符合海氏法则的病例均应作为药物相关严重不良事件进行处理，并及时报告药品监督管理部门及伦理委员会。

四、肾脏安全性评价

肾脏是体内药物代谢和排泄的重要器官，由于其自身解剖与生理特点，容易受到各种药物的损害。中药相关肾损伤是指由一些中药所致、具有不同临床表现和病理特征的一组疾病。据统计 20% 的成人急性肾功能衰竭是由药物引起的，因此应充分重视药物性肾损害问题。

（一）肾脏安全性评价主要指标临床意义

1. 血尿素氮（blood urea nitrogen，BUN） 尿素氮是人体蛋白质代谢的主要终末产物，肾脏为排泄尿素的主要器官，尿素从肾小球滤过后在各段小管均可重吸收，但肾小管内尿流速越快重吸收越少，也即达到了最大清除率。在肾功能损害早期，血尿素氮可在正常范围，当肾小球滤过率下降到正常的 50% 以下时，血尿素氮的浓度才迅速升高。正常情况下，血尿素氮与肌酐之比（BUN/Scr）约为 10.1，高蛋白饮食、高分解代谢状态、缺水、肾缺血、血容量不足及某些急性肾小球肾炎，均可使比值增高；而低蛋白饮食、肝疾病常使比值降低，此时可称为低氮质血症。各种肾实质性病变，如肾小球肾炎、间质性肾炎、急慢性肾功能衰竭、肾内占位性和破坏性病变均可使血尿素氮增高。

血尿素氮较易受饮食、肾血流量的影响，如感染、肠道出血、甲状腺功能亢进、溶血、心功能不全、烧伤、高热、肾上腺皮质激素治疗等，这些影响蛋白质分解因素均可以导致血尿素氮增高，因此血尿素氮并非反应肾损伤的敏感指标。

2. 血肌酐（serum creatinine，Scr）　是肌肉在人体内代谢的产物，几乎全部经肾小球滤过进入原尿，并且不被肾小管重吸收；内源性肌酐每日生成量几乎保持恒定，测定血肌酐浓度可以反映肾小球的滤过功能，临床上检测血肌酐是常用的了解肾功能的主要方法之一。血肌酐增高提示急性或慢性肾功能不全。但是血肌酐值并不能及时、准切地反映出肾功能的状况，因为人体肾脏代偿能力强，只有当肾小球滤过率下降到正常人 1/3 时血肌酐才明显上升。此外肌肉损伤、心功能不全、肌炎、肝功能障碍及肌肉萎缩等均不同程度地影响血肌酐水平，因此血肌酐并非反映肾损伤的敏感指标。

3. 内生肌酐清除率（endogenous creatinine clearance，Ccr）　血肌酐包括内生肌酐与外源性肌酐，内生肌酐是由肌肉所含的磷酸肌酸经水解代谢而产生，不受食物影响，外源性肌酐来自摄入的鱼肉类食物。肌酐主要是受内生肌酐的影响。由于肌酐分子量小，不与血浆蛋白结合，可自由通过肾小球，不被肾小管重吸收，在血肌酐无异常增高时亦不为肾小管排泄，所以可用内生肌酐清除率（Ccr）来表示肾小球滤过率（GFR）。内生肌酐清除率是判断肾小球滤过功能损害的敏感指标。成人内生肌酐清除率低于每分钟 80ml 以下时则表明肾小球滤过功能减退；若减至每分钟 70~51ml 为轻度损害；减至每分钟 50~31ml 为中度损害；减至每分钟 30ml 以下，为重度损害；减至每分钟 20~10ml 为早期肾功能不全，减至每分钟 10~5ml 为晚期肾功能不全，小于每分钟 5ml，为终末期肾功能不全。内生肌酐清除率计算公式：体重（kg）×（140- 年龄）/72× 血清肌酐值（mg/L），女性：上述数据结果 ×0.85。

4. 血清半胱氨酸蛋白酶抑制剂 C（cystatin C，又名胱抑素 C）　半胱氨酸蛋白酶抑制剂 C（cystatin C）因其分子量小，能自由通过肾小球滤过膜，几乎完全被肾小管重吸收且不被分泌，能很好地替代肌酐而成为一种新的反映肾小球滤过率（GFR）的理想标志物。cystatin C 作为一种测定肾小球滤过率的内源性标志物有着独特的优点，主要表现在 cystatin C 能在几乎所有的细胞中持续、恒定地表达，无组织特异性，故能稳定地产生。血清 cystatin C 浓度主要由肾小球滤过率决定，且不受性别、年龄、炎症反应、肿瘤、肌肉活动、饮食摄入等因素影响，可作为理想的反映肾小球滤过率的指标。cystatin C 灵敏度高，与肾小球滤过率具有很好的相关性。血液中的 cystatin C 浓度升高，提示肾功能受损，肾小球滤过率下降，cystatin C 在血液中的浓度与肾小球滤过率受损程度呈正相关。

5. 尿 N-乙酰基 -β-D- 氨基葡糖苷酶（Urine N-acetyl-β-D-glucosidase，NAG）　是一种细胞内溶酶体酶，由肾皮质近曲小管细胞产生，由于分子量大，NAG 不能通过肾小球滤膜，所以对于健康受试者来说，NAG 只在尿液中少量出现。若发生急性肾损伤导致肾近端肾血管细胞受损，尿 NAG 会迅速升高，可能导致在无细胞破碎的情况下溶酶体的活性增加。在损伤早期，尿 NAG 的变化早于其他尿酶，可作为肾小管损伤的早期指标。NAG 升高见于急慢性肾炎、慢性肾衰、狼疮性肾炎、肾病综合征、肾移植术后排斥反应、中毒性肾病、流行性出血热、肝硬化晚期等。但有研究表明尿 NAG 升高易受多种干扰因素的影响，适合与多种指标联合进行综合评价。

6. 尿 β_2 微球蛋白（β_2-microglobulin，β_2-MG）　β_2 微球蛋白是由淋巴细胞、血小板、多形核白细胞产生的一种小分子球蛋白，广泛存在于血浆、尿液、脑脊液、唾液中。正常人 β_2 微球蛋白的合成率及从细胞膜上的释放量相当恒定，β_2 微球蛋白可以从肾小球自由滤过，99.9% 在近端肾小管吸收，并在肾小管上皮细胞中分解破坏，故而正常情况下 β_2 微球蛋白的排出是很微量的。而尿液中排出 β_2 微球蛋白增高，则提示肾小管损害或滤过负荷增加。β_2-MG 测定主要用于监测近端肾小管的功能。在急性肾小管损伤或坏死、慢性间质性肾炎、慢性肾衰等情况下均可使得尿 β_2-MG 显著升高。此外，糖尿病、高血压、恶性肿瘤、自身免疫性疾病肾损害时，尿中 β_2-MG 明显增高。

7. 尿微量白蛋白　白蛋白是重要的血浆蛋白质之一，在正常情况下由于白蛋白的分子量大，不能越过肾小球基膜，因此在健康人尿液中仅含有浓度很低的白蛋白，尿白蛋白不超过 20mg/L。肾小球基膜受到损害致使通透性增高的病变，导致白蛋白的排出。这个时候白蛋白即可进入尿液中，尿白蛋白浓度即可出现持续升高，尿微量白蛋白则反映的是肾脏发生损伤后泄露的蛋白质，可作为肾小球病变早期损伤的标志物，但尿微量白蛋白易受干扰因素影响，稳定性与重复性差，需与其他肾损伤标志物联合使用诊断早期肾损伤。

8. 尿蛋白/肌酐比值　用于监测尿蛋白排出情况的一种新的可靠方法，血液中的一部分蛋白会在肾脏中过滤进入尿液中，但又会在肾小管被吸收而回到血液中。如若肾脏与肾小管出现障碍时就会漏出多量的蛋白变成蛋白尿。正常人尿中有微量蛋白，正常范围内定性为阴性，记为（－）。尿中蛋白质含量多达 0.15g/24h 以上时，称蛋白尿，尿常规定性可出现阳性。尿蛋白持续阳性，往往代表肾脏发生了病变。临床上采用的 24h 尿蛋白测定法，具较高的准确性，但因尿样收集过程时间长，受患者依从性影响较大，所以用即时测定尿蛋白/肌酐比值，来预测 24h 尿蛋白量。尿蛋白/肌酐比值与 24 小时尿蛋白有可靠的相关性，它能够准确预测 24h 尿蛋白排出量，与过去传统的 24 小时尿蛋白定量比较，具有快速、简便、精确等特点，为临床上理想的定性、定量诊断蛋白尿和随访的指标。

9. 其他　尿液检查在肾脏疾病诊疗中有重要价值，肾脏影像学如 B 超、CT 等对于寻找肾损害原因和疾病诊断亦非常重要。其他监测肾损伤和肾功能的指标包括尿白蛋白与尿肌酐的比值、转铁蛋白、肾脏损伤分子 -1（kidney injury molecule-1，KIM-1）、白细胞介素 -18、钠排泄分数等，必要时可选用作为参考依据。

（二）药物性肾损害

1. 肾脏对药物毒性的易感性　肾脏是大多数药物及其代谢物的排泄器官，血流丰富，代谢活性高，对药物毒性的易感性较高。同时肾内多种酶作用活跃，一些酶可将药物降解为有毒代谢产物；存在肾髓质逆流倍增机制，使肾髓质和肾乳头部的药物浓度明显更高，容易导致肾乳头坏死；肾小管上皮细胞和肾小球毛细血管内皮细胞的表面积较大，容易产生免疫复合物大量沉积；肾小管在酸化过程中 pH 的改变会影响某些药物的溶解度，易使药物在远端肾小管和集合管降解或沉积，造成小管腔阻塞；肾小管的主动分泌和重吸收功能可使药物在肾组织蓄积。这些都是导致肾脏特别容易受到药物损害的原因。

2. 药物性肾损害的机制

（1）直接肾毒性：药物本身或其代谢产物经肾脏排出时产生的直接毒性作用是药物导致肾损害的最主要机制。此类损害最易发生于代谢活跃且药物易蓄积的肾小管处，损害细胞膜，改变膜的通透性和离子传输功能，或破坏胞浆线粒体、抑制酶活性，损害溶酶体和蛋白的合成，损害程度与药物的剂量和疗程有关。

（2）血流动力学影响：药物通过引起全身血容量降低或作用于肾血管而导致肾脏血流量减少、肾小球滤过率降低，造成肾脏损害。例如血管紧张素Ⅱ转化酶抑制剂（angiotensin Ⅱ converting enzyme inhibitors，ACEIs）阻断血管紧张素Ⅱ效应，使出球小动脉扩张，导致肾小球滤过率下降。

（3）梗阻：药物或其代谢产物和病理作用产物可能导致肾内梗阻性病变，造成肾损害，例如磺胺类药物会在肾小管内析出结晶。

（4）免疫反应：药物进入机体后可能引发超敏反应，也可能形成抗原－抗体复合物沉积于肾小球基底膜及血管，引起肾小球肾炎、间质性肾炎、膜性肾病，导致肾损害，此类损害与药物的剂量无关。

（5）代谢紊乱：代谢紊乱均可能导致肾损害，例如利尿剂等药物引起的水电解质紊乱。

3. 药物性肾损害的主要表现类型

（1）急性肾衰竭（acute renal failure，ARF）：最常见的原因为急性肾小管坏死（acute tubular necrosis，ATN），药物可通过直接肾毒性引起ATN，病理上以近曲小管损害（坏死及凋亡）和间质水肿为主。药物还可通过引起肾小球滤过率降低而造成肾前性ARF，阻塞肾小管，造成梗阻性ARF，临床表现为少尿型或无尿型，实验室检查显示血肌酐和尿素氮水平迅速升高、肌酐清除率下降、尿比重和尿渗透压降低，可伴有代谢性酸中毒及电解质紊乱。

（2）急性间质性肾炎（acute interstitial nephropathy，AIN）：药物可通过免疫反应引起AIN，病理表现为肾间质广泛淋巴－单核细胞浸润，亦可有嗜酸和嗜碱粒细胞浸润，临床上可出现：①全身过敏反应，主要是药物热、药疹、血嗜酸性粒细胞增多、淋巴结肿大等；②肾脏表现，出现程度不一的蛋白尿、血尿、白细胞尿、嗜酸细胞尿，若近曲小管受损还可出现尿糖、肾小管性蛋白尿、肾功能减退直至肾衰竭。

（3）肾炎综合征/肾病综合征：主要累及肾小球，病理表现为微小病变肾病、局灶性节段性肾小球硬化、膜性肾病或急进型肾小球肾炎，临床上表现出蛋白尿、血尿、血压升高和水肿，长病程中可发展至慢性肾衰竭（CRF）。

（4）肾小管功能损害：主要表现为电解质紊乱（如低钾血症、低钠血症、低镁血症等）、尿异常、肾小管性酸中毒等。

（5）慢性肾衰竭：临床表现常缺乏特异性，往往在实验室检查时才被发现，病理表现为间质纤维化、肾小管萎缩和局灶性淋巴－单核细胞浸润，严重者可伴有局灶性或完全性肾小球硬化。

4. 药物性肾损害的诊断　药物导致肾损伤的临床表现常缺乏特异性，目前尚无公认的药物相关肾损伤的诊断标准，也无特异性诊断标志物。药物相关肾损伤的诊断依据主要包含以下几方面：

（1）用药史：发生肾脏损伤前有明确药物使用史。需记录药物种类、剂量、疗程、用药与肾损伤发生的时间、停药后肾损伤恢复情况等。

（2）易损人群：高龄或儿童患者；慢性肾脏病患者；慢性系统性疾病如高血压、心脑血管疾病、糖尿病、慢性肝病等；全身血容量下降或肾脏局部血流量下降者；过敏体质者；感染及危急重症患者；因其他疾病同时联用多种药物者。

（3）临床表现：主要表现为血尿、蛋白尿、多尿或少尿、夜尿增多、腰痛、水肿、高血压等。也可见发热、皮疹、皮肤瘙痒、关节疼痛、乏力、食欲不振、恶心呕吐、贫血、心慌、气短等肾外表现。

（4）实验室检查：尿常规及尿沉渣镜检、微量白蛋白尿、24 小时尿蛋白定量；肾小球功能如血肌酐（Scr）、肾小球滤过率（GFR）、内生肌酐清除率（Ccr）、cystatin C 等；肾小管功能如尿 NAG 酶、尿 β_2-MG、尿渗透压、尿电解质等。

（5）其他检查：肾脏影像学如 B 超、CT 和肾脏病理检查等对于寻找肾损害原因和疾病诊断亦非常重要。

（6）停药后肾损伤变化情况：如停药后肾损伤恢复则更加支持药物相关肾损伤的诊断。

（三）药物性肾损伤的诊断

药物性肾损伤根据损害部位、发病机制及临床表现，一般分为急性或慢性药物性肾损伤。急性药物性肾损伤包括急性肾损伤（acute kidney injury，AKI）和急性肾脏病（acute kidney disease，AKD）；慢性药物性肾损伤多属慢性肾脏病（chronic kidney disease，CKD）的范畴。其诊断及严重程度分级标准可参照 2012 年改善全球肾脏病预后组织（Kidney Diseases：Improvement Global Outcome，KDIGO）制定的相关标准。

1. AKI 的诊断标准 符合以下情况之一：①48 小时内 Scr 至少上升 26.5μmol/L（0.3mg/dl）；②Scr 上升超过基础值的 1.5 倍，且确认或推测 7 天内发生；③尿量 <0.5ml/（kg·h），且持续 6 小时以上。单用尿量改变作为判断标准时，需要排除外尿路梗阻及其他导致尿量减少的原因。

2. AKD 的诊断标准 符合以下任何一项：①符合 AKI 的诊断标准；②3 个月内在原来基础上，GFR 下降 35% 或 Scr 上升 50%；③GFR<60ml/（min·1.73m²）、<3 个月。

3. CKD 的诊断标准 ①有肾损害标志，持续超过 3 个月。肾损害包括：蛋白尿 >30mg/d；尿沉渣检查异常（如血尿、红细胞管型等）；肾小管功能障碍导致的电解质等异常；肾脏病理检查异常；影像学检查发现肾脏结构异常；有肾移植史。②GFR<60ml（min·1.73m²），持续超过 3 个月。③GFR<90ml/（min/1.73m²）时，就是慢性肾衰竭的开始。

（四）肾脏安全性评价指标选择

1. 常规肾脏安全性评价指标

（1）尿检：尿常规及尿沉渣镜检。

（2）微量白蛋白尿：推荐使用即刻尿白蛋白与尿肌酐的比值。

（3）肾小球功能：Scr 和 / 或 EGFR（推荐使用简化 MDRD 公式或 CKD-EPI 公式）。

（4）肾小管功能：尿 NAG 酶。

2. 视情况增加的肾脏安全性评价指标

（1）药理毒理研究提示有肾毒性或处方中含有肾毒性报道的药物，早期临床试验观察到药物可能对肾脏有潜在毒性的，可增加血清 cystatin C、EGFR。

（2）临床试验期间尿常规检查尿蛋白阳性、且 1~2 周后复查仍为阳性者,可增加 24 小时尿蛋白定量。

（3）临床试验期间尿沉渣镜检发现血尿、且 48 小时后复查仍有血尿者,可增加尿红细胞位相。

（4）临床试验期间连续 2 次尿 NAG 酶升高 2 倍及以上者,可增加其他肾小管功能检查指标,如尿 β_2-MG 等。

3. 检测时点

（1）疗程≤1 周者,治疗前、后各检测 1 次。

（2）疗程 >1 周者,治疗前、治疗后第 1~2 周各检测 1 次,以后每 4 周检测 1 次,12 周后至少每 12 周检测 1 次,直至疗程结束。

（3）非临床安全性研究提示有肾毒性或处方中含有肾毒性报道的药物以及易损人群等,应当酌情增加检测频度。

（五）药物性肾损伤的处理原则

1. 停止用药的指征

（1）急性肾损伤:参照 2012 年 KDIGO 关于 AKI 的诊断标准。

（2）3 个月内 Scr 升高 >50%、和 / 或 GFR 下降 >35%。

2. 评估　在临床试验过程中如以下检测指标发现异常,应及时复查予以确认,必要时咨询肾病专家做进一步评估。

（1）尿 NAG 酶升高 2 倍及以上。

（2）其他肾小管功能检测指标如尿 β_2-MG 等升高 2 倍及以上。

（3）新发生的尿蛋白、且 24 小时尿蛋白定量≥0.5g。

（4）新发生的尿微量白蛋白。

（5）新发生的血尿。

（6）血肌酐升高 25%~50%。

五、心脏安全性评价

（一）心脏安全性评价主要指标临床意义

1. 心电图　P 波为左右心房除极的电位和时间变化;P-R 间期为心房开始除极至心室开始除极的时间;P-R 段为心房除极结束到心室除极开始的一段时间;QRS 波群为左右心室除极的电位和时间变化;ST 段为心室早期复极的电位和时间变化;T 波为心室晚期复极电位的变化;Q-T 间期为心室除极和心室复极的总时间;U 波代表心室肌的激动后电位。

2. 动态心电图　动态心电图是一种可以长时间连续记录并编集分析人体心脏在活动和安静状态下心电图变化的方法。动态心电图技术于 1957 年由 Holter 首先应用于监测心脏电活动的研究,所以又称 Holter 监测心电图仪。与普通心电图相比,动态心电图于 24 小时内可连续记录多达 10 万次左右的心电信号,这样可以检出隐匿性心律失常、监测快速性心律失常、观察缓慢性心律失常、协助判断不同类型异位节律或传导阻滞的临床意义和检出短暂的心肌缺血发作；另外，动态心电图是研究评价抗心律失常药物可靠的临床指标。

3. 超声心动图 是一种非侵入性检查心脏的重要技术之一，对病人无痛苦、无损害，方法简便，可重复多次，显像清晰，诊断准确率高。心脏彩色多普勒能直观显示心脏结构和瓣膜病变，直观显示心肌的运动状况及心功能，向临床医生提示心肌缺血的部位，反映血流的途径及去向等。

4. 心肌损伤标记物检查 心肌损伤后 6 小时内血中心肌损伤标记物水平升高，用于心肌损伤的诊断。

（1）C- 反应蛋白（C-reactive protein, CRP）是在机体受到感染或组织损伤时血浆中急剧上升的蛋白质，近年的研究揭示了 CRP 直接参与炎症与动脉粥样硬化等心血管疾病，并且是心血管疾病有力的预示因子与危险因子。作为急性反应一个灵敏的指标，血浆中 CRP 浓度在创伤、感染、炎症、外科手术、肿瘤浸润时迅速显著地增高。

急性心肌梗死 C- 反应蛋白 24~48h 升高，3 天后下降，1~2 周后恢复正常；C 反应蛋白可预测心肌梗死的相对危险度，作为诊断急性心肌梗死指标灵敏但特异性差。

（2）肌红蛋白（myoglobin, Mb）是一种氧结合血红素蛋白，是肌肉内储存氧的蛋白质。在急性心肌损伤时，Mb 最先被释放入血液中，在症状出现 2~3 小时后，血中 Mb 可超出正常上限，9~12 小时达到峰值，24~36 小时后恢复正常。测定血清肌红蛋白可作为急性心肌梗死早期诊断灵敏的指标，但特异性差；骨骼肌损伤、创伤、肾功能衰竭等疾病都可导致其升高。

（3）肌酸激酶同工酶 MB（creatine kinase, MB Form; CK-MB）：肌酸激酶分子是由脑型亚单位（B）和肌型亚单位（M）组成的二聚体。正常人体组织中常含 3 种同工酶，按电泳快慢顺序分别为 CK-BB（CK1）、CK-MB（CK2）和 CK-MM（CK3）。CK-BB 主要存在于平滑肌和脑组织中，血清中几乎没有；CK-MB 主要存在于心肌组织中，占血清中 CK 的 0%~4%；CK-MM 主要存在于骨骼肌中，占血清中 CK 的 96%~100%。CK 和 CK-MB 是心肌组织损伤的敏感指标之一，特别是 CK-MB 更具特异性，心肌损伤过程中 CK 的升高主要是由于 CK-MB 的升高引起。当心肌组织损伤严重时，CK-MB 被释放入血，血清中的 CK-MB 即成为诊断急性心肌梗死的重要标准。此外，骨骼肌损伤、外伤、剧烈锻炼等其血清 CK-MB 也可见增高。

（4）心肌肌钙蛋白（cardiac troponin, cTn）：cTnT 和 cTnI 由于分子量小，发病后血中浓度迅速升高，其时间和 CK-MB 相当或稍早，且在血中保持较长时间的升高，cTn 因其特异性强、灵敏度高、发病后持续时间长，是目前诊断心肌损伤很好的确定标志物。主要用于心肌缺血损伤如隐性心绞痛、不稳定心绞痛以及急性心肌梗死等的临床诊断、危险性估计和预后判断，此外还可用于心肌梗死后临床溶栓治疗效果判断、心肌缺血损伤面积的估计、临床诊断心肌炎等。心肌以外的肌肉组织出现损伤或疾病时，CK 和 CK-MB 可能会升高，而 cTnT 和 cTnI 则不会超过其临界值。

5. 心功能血清标志物

（1）B 型脑钠肽（B-brain natriuretic peptide, B-BNP）：是由心肌细胞合成的具有生物学活性的天然激素，主要在心室表达。由于正常人血清 / 血浆 B-BNP 水平极低，故 B-BNP 水平的升高具有很好的诊断价值；B-BNP 主要用于诊断心力衰竭、监测病程进展、对疗效和预后进行评估，BNP 水平的持续升高或持续不降低，通常提示患者的心衰未纠正或加重。

（2）N 端脑钠肽前体（NT-proBNP）：脑钠肽前体（proBNP）是心脏为弥补收缩无力而增大时，心壁被拉伸时由心脏释放到血液中的化学物质。proBNP 从心脏释放到血液中，proBNP 就会分割为 NT-proBNP 和 BNP；BNP 是一种有生物活性的蛋白质，相反 NT-proBNP 生物学上不活跃，这意味着 NT-proBNP 能追溯更长的时间保持不变，可对其进行长时间跟踪，使用简便高效。BNP 的半衰期仅 20 分钟，其最多可监测的时间仅 1 小时。NT-proBNP 的半衰期为 60~120 分钟，可追踪的时间多达 24 小时，由于半衰期长，因此 NT-proBNP 检测提供更高的灵敏度，以便临床可以准确发现早期的和轻度的心力衰竭。

（二）药物性心脏损害

药物性心脏损伤是指在正常治疗或临床试验剂量范围内的药物在使用过程中出现的、与用药目的无关的、直接或间接的心脏损害，包括心律失常、心肌缺血、心脏收缩或舒张功能异常甚至心肌肥厚或心脏扩大等心脏病变。药物性心脏损伤的可能原因包括：

1. 药物直接毒性作用 可损害心肌兴奋－收缩偶联，影响线粒体的氧化磷酸化，从而影响心肌收缩和舒张功能。

2. 药物作用于离子通道 可能通过离子通道影响心脏起搏、传导系统，引起不同类型的心律失常。尤其多见于具有一定易感因素的患者，如老年、心力衰竭、电解质紊乱、缺氧、心肌缺血等患者。

3. 药物在特定人群中作用 可能表现出心脏冠状动脉收缩作用以及增加血小板聚集，促使血栓形成，从而加重心肌缺血，导致冠状动脉粥样硬化性心脏病病情加重。

4. 药物之间相互作用 影响药物代谢过程及血药浓度，致药物蓄积过量而引起药物性心脏损伤。

（三）药物性心脏损伤的诊断

1. 明确药物与不良反应之间的关系 包括评价受试药物的药理特性、合理剂量、疗程，心脏损伤与服药之间的时间关系，停药后心脏损害恢复情况等。

2. 患者自身情况 是否为易损人群，如老年、心肌缺血、心力衰竭、电解质紊乱、肝肾功能不全者等，合并用药情况（如延长 QT/QTc 药物）等。

3. 心血管相关临床表现

（1）症状：胸痛、胸闷、心悸、呼吸困难、重度乏力、晕厥等。

（2）体征：血压异常升高或降低，口唇发绀，颈静脉充盈，脉率及心率增快、减慢或节律紊乱，呼吸急促或微弱，呼吸音异常，出现啰音，心音增强或减弱，出现异常心音或附加音、心脏杂音，下肢水肿。

（3）实验室检查异常：心肌损伤标记物、ECG、超声心动图等。

4. 其他 需除外原发和其他继发心脏疾病以及心脏外疾病。

（四）心脏安全性评价指标选择

1. 常规心脏安全性评价指标

（1）生命体征：心率、血压、呼吸频率是评价心脏安全性最重要的观察指标，尤其血压异常升高或降低，心率、呼吸频率明显增快、减慢或节律紊乱，均应引起重视。

（2）十二导联心电图：十二导联心电图可作为常规心脏安全性评价的检查指标。ECG正常的病例暴露于受试药物后出现心电异常，或原有轻微心电异常暴露于受试药物后加重的病例，都应予以关注，包括 ST-T 改变，病理性 Q 波，各种心律失常，如窦性心动过速、心动过缓、室性期前收缩、房性期前收缩、心房颤动、室上性及室性心动过速以及各种传导阻滞等。此外 QT/QTc 应是 ECG 检查的必测内容，QTc 测量通常选择胸前导联或 Ⅱ 导联为宜，一般以 QTc 延长至 >450ms 或较基线增加 >30ms 为异常标准。检测时点为：疗程≤1 周，至少治疗前、后各 1 次；疗程 >1 周，治疗前、治疗开始后第 1 周，此后至少每 4 周 1 次，12 周后至少每 12 周 1 次，直至疗程结束。

2. 视情况增加的心脏安全性评价指标

（1）对于药理毒理研究及早期临床试验结果提示有潜在心脏毒性的药物，可考虑加做 cTnI 或 cTnT 等心肌损伤标记物指标；如前期研究提示对心功能有潜在影响者，可再加做 BNP 或 NT-proBNP，检测频度同上。

（2）在临床试验访视时如出现无法解释的 ECG 异常（例如新出现室性期前收缩，或室性期前收缩较入组时加重），特别是处方中含有既往报道有潜在心脏毒性的中药时，可考虑加做 cTnI 或 cTnT，必要时酌情进行动态心电图和 / 或超声心动图检查，以明确是否有药物性心脏损伤。

（3）对于药理毒理研究及早期临床试验结果提示有潜在延长 QT/QTc 作用的药物，应在目标适应证人群中充分观察药物对 QT/QTc 的影响，除一般时点的 QT/QTc 检测外，尤其要关注剂量效应关系，增加药物峰效应时点的 ECG 检查，并加强对药物性心脏损伤易损人群的监测和不良事件（如 QT/QTc>500ms、严重心律失常等）的记录。

（五）药物性心脏损伤的处理

在临床试验实施过程中，应预先告知患者需监测的症状，如心慌、胸闷、胸痛、喘憋、呼吸困难、重度乏力等，一旦发生以上不适，即使未到访视时间，也需及时联系研究者。研究者应酌情进行必要的 ECG、cTnI 或 cTnT、BNP 或 NT-proBNP、超声心动图、动态心电图等理化检查，并给予相应的对症处理，详细记录不适发生的时间、诱因、症状特点及药物服用情况。如果出现检测结果异常，不论有无临床症状，都应结合患者具体情况判断与药物的相关性及其临床意义，酌情予以停药退出试验或继续密切观察，定期随访，直至异常指标恢复正常。

六、其他安全性评价指标

1. 凝血功能　机体的止血功能是由血小板、凝血系统、纤溶系统和血管内皮系统等的共同作用来完成的。凝血功能检查主要包括血浆凝血酶原时间（PT）、国际标准化比值（INR）、纤维蛋白原（FIB）、活化部分凝血活酶时间（APTT）和血浆凝血酶时间（TT）。

（1）凝血酶原时间（prothrombin time，PT）：PT 主要是反映外源性凝血系统功能。PT 延长主要见于先天性凝血因子 Ⅱ、Ⅴ、Ⅶ、Ⅹ 减少及纤维蛋白原缺乏、获得性凝血因子缺乏（弥散性血管内凝血、原发性纤溶亢进、阻塞性黄疸、维生素 K 缺乏、血循环中抗凝物质增多等）；PT 缩短主要见于先天性凝血因子 Ⅴ 增多、弥散性血管内凝血（DIC）早期、血栓性疾病、口服避孕药等；监测 PT 可作为临床口服抗凝药物的监护。

（2）活化部分凝血活酶时间（APTT）：是内源性凝血因子缺乏最可靠的筛选试验。

APTT 延长主要见于血友病、DIC、肝病、大量输入库存血等；APTT 缩短主要见于 DIC、血栓前状态及血栓性疾病；APTT 可作为肝素治疗的监护指标。

（3）血浆凝血酶时间（TT）：延长见于低或无纤维蛋白原血症和异常纤维蛋白原血症、血中 FDP 增高（DIC）、血中有肝素和类肝素物质存在（如肝素治疗中、系统性红斑狼疮、肝脏疾病等）。

（4）纤维蛋白原（FIB）：主要反映纤维蛋白原的含量。增高见于急性心肌梗死；降低见于 DIC 消耗性低凝溶解期、原发性纤溶症、重症肝炎、肝硬化。

（5）国际标准化比值（International Normalized Ratio）：INR 是从凝血酶原时间（PT）和测定试剂的国际敏感指数（ISI）推算出来的。采用 INR 使不同实验室和不同试剂测定的 PT 具有可比性，便于统一用药标准。INR 的值越高，血液凝固所需的时间越长。

2. 其他生化指标

（1）血清淀粉酶（AMY）升高常见于急慢性胰腺炎、胰腺癌、胆道疾病、胃穿孔、肠梗阻、腮腺炎、唾液腺炎等。降低常见于肝脏疾病（如肝癌、肝硬化等）。

（2）血氨升高为重症肝损害，肝性脑病前期、活动性肝炎、急性病毒性肝炎常升高，肝性脑病时最高；下降提示长期低蛋白饮食。

（3）血钾升高见严重溶血及感染烧伤、组织破坏、胰岛素缺乏、组织缺氧、心功能不全、呼吸障碍、休克、肾功能衰竭及肾上腺皮质功能减退以及洋地黄素等药物大量服用。降低见于摄入减少、碱中毒、频繁呕吐腹泻、肾小管性酸中毒等。

（4）血清钠升高见于严重脱水、大量出汗、高热、烧伤、糖尿病性多尿、肾上腺皮质功能亢进、原发及继发性醛固酮增多症。降低见于肾皮质功能不全、重症肾盂肾炎、糖尿病、胃肠道引流、呕吐及腹泻、抗利尿激素药物使用过多。

（5）血清氯升高：常见于高钠血症、呼吸性碱中毒、高渗性脱水、肾炎少尿及尿道梗阻。降低见于低钠血症、严重呕吐、腹泻、胃液胰液胆汁液大量丢失、肾功能减退及肾上腺皮质功能减退症等。

（6）血清钙升高常见于骨肿瘤、甲状旁腺功能亢进、急性骨萎缩、肾上腺皮质功能减退及维生素 D 摄入过量等。降低常见于维生素 D 缺乏、佝偻病、软骨病、小儿手足抽搐症、老年骨质疏松、甲状旁腺功能减退、慢性肾炎、尿毒症、低钙饮食及吸收不良。

（7）血清镁升高常见于急慢性肾功能不全、甲状腺功能低下、肾上腺皮质功能减退症、多发性骨髓瘤、严重脱水及糖尿病昏迷。降低常见于先天家族性低镁血症、甲状腺功能亢进、长期腹泻、呕吐、吸收不良、糖尿病酸中毒、原发性醛固酮症以及长期使用皮质激素治疗后。

（8）血清磷升高常见于甲状旁腺功能减退、急慢性肾功能不全、尿毒症、骨髓瘤及骨折愈合期。降低常见于甲状腺功能亢进、代谢性酸中毒、佝偻病、肾功能衰竭、长期腹泻及吸收不良。

（9）血清二氧化碳结合力增高常见代谢性碱中毒如幽门梗阻、小肠上部梗阻、缺钾、服碱性药物过量（或中毒）。呼吸性酸中毒如呼吸道阻塞、重症肺气肿、支气管扩张、气胸、肺气肿、肺纤维化等。以及使用肾上腺皮质激素过多。代谢性酸中毒如糖尿病酮症酸中毒、肾功能衰竭、感染性休克、严重脱水和服用酸性药物过量等。呼吸性碱中毒如呼吸中枢兴奋呼吸增快、换气过度、吸入二氧化碳过多。

3. 其他安全性指标的选择

（1）根据观察药物特点选择：例如活血化瘀之类中药，临床观察要注意是否导致出血，可以检测凝血功能。泻下类药物观察，要注意是否导致电解质紊乱，所以有必要检测血钾、钠、氯等。

（2）根据观察疾病选择：如果观察的疾病容易出现某种变化，例如观察慢性阻塞性肺疾病患者，可能应该以血清二氧化碳结合力作为安全性指标。观察慢性肾功能不全的患者，要注意药物对血清钙、镁的水平影响。

（3）根据已有研究选择：基于临床研究之复杂，如果临床前动物试验有提示，或者前期临床试验结果有提示某些趋势，应该针对性选择安全性指标。

第二节　证候临床研究特有安全性评价

一、疾病预后与安全性关联性

证候临床研究与病证结合临床研究不同，安全性考察也不同，证候临床研究除一般常规安全性评价指标之外，还要考虑特有安全性评价指标。证候临床研究虽然关注点核心在于证候，但不代表可以完全抛开对疾病的观察。当证候改变与主要疾病进展不相关时，疾病变化与预后应该作为证候临床研究特有安全性评价指标予以关注。证候合并多种疾病时，如果其中一个或多个疾病出现恶化／加重，也应作为不良事件予以记录。即使是以改善证候中某个症状为主要目的之研究，因涉及疾病变化与预后，应作为特有安全性评价指标。

二、证候转化／变化与安全性关联性

疾病发生发展有一定规律，相应的中医证型演变也有一定规律，脏腑之间的生克制化传变，一般说来由腑及脏，其病较重，脏病难治；由脏及腑，其病较轻，腑病易医。疾病及其各阶段的证候，其主要性质不外寒、热、虚、实四种，疾病在发展过程中可以出现病性的转化，就是指由寒化热、由热转寒、由实转虚和因虚致实，可以是疾病发展，也可能是失治、误治、药物无效等因素导致，因此也要注意是否属于"不良事件"。临床中还有一种可能，即证候变化是由于治疗措施导致的，例如水肿——水湿浸渍证患者，可能服用利水之品太过，出现了阴虚证之表现，这类证候变化在证候类临床研究中应归属于"不良事件"，必须予以重视。证候转化／变化在临床很常见，但在以往"病证结合"模式中对这点关注很少，这是中医药临床所具有的独特要素；研究者应该根据中医理论，谨守病机，作为疗效和安全性评价的依据。

三、其他特有安全性评价

证候类临床研究甚为复杂，各类情况均可能出现，需要一一分析。例如评价药物对证型中的某些症状之疗效，临床试验发现该症状明显改善，但是证型中其他症状加重，或出现新的症状，则应归属于"不良事件"。例如以改善肾阳虚证夜尿频多症状为主要疗效指标的研究，经过治疗夜尿次数减少，但是出现腰酸痛加重，或者由于药物温煦太过出现牙龈肿痛症状，都应判断为不良事件。

第三节　证候临床研究主要风险考虑

一、基于风险考虑的证候临床研究人群选择

证候临床研究人群选择,受试者入组是以证候诊断作为标准,基于保护受试者原则,临床研究人群选择仍然需要考虑疾病情况。

（一）证候临床研究纳入人群主要考虑

进行证候临床研究时,临床研究人群的纳入主要考虑以下几个方面的问题:

1. 在中医证候临床研究模式和中医病证结合模式中,不仅仅需要观察证候、中医疾病情况,也需要了解其现代医学疾病诊断与病情,作为是否纳入该受试者之依据。

2. 证候临床研究中,某个证候病情如果很严重,基于受试者保护原则也是需要予以排除的,例如严重"阳明腑实"证,恐力不逮则生病变,不合适纳入研究。

3. 证候临床研究中,某些证候传变很快,或是一证未罢,又见他证者,均不宜纳入研究。

4. 证候临床研究中,兼夹证多于2个及以上者,一般不合适纳入。

5. 证候类研究一般不观察病情较重或疾病晚期患者。

6. 受试者患有严重疾病,或有心、脑、肝、肾及造血系统等严重原发性疾病者。

7. 高风险的人群,如孕妇、未成年人、高龄患者、过敏体质或有受试药物不良反应史者。

8. 不合作者,或因患有精神等疾患。

9. 依从性差,不能按期随访者。

（二）证候临床研究退出研究主要考虑

1. 研究者决定的退出　入选的受试者在研究过程中出现了不宜继续进行研究的情况,研究者决定该病例退出研究。但研究者决定该病例退出研究时,应依据预先制定的退出研究标准实施。在制订退出研究标准时可考虑以下情况:

（1）在一定时间内证候病情未达到某种程度的改善,以至于低于现有临床疗效,尽管尚未完成规定的疗程,但为了保护受试者,研究者可决定让该受试者退出研究,接受其他有效治疗。

（2）研究者发现证候转化不符合演变规律,出现"逆传",或出现病性转化,研究者认为不适宜继续研究。

（3）出现新的证候,研究者认为不适宜继续研究。

（4）疾病病情加重、进展或没有改善。

（5）在临床研究期间受试者发生了某些合并症、并发症或特殊生理变化。

（6）受试者在受试药物的使用、合并用药、接受随诊等方面违背临床研究方案的规定。

（7）在双盲的试验中破盲或需要紧急揭盲的情况。

（8）发生严重不良事件及重要不良事件等,不适宜继续研究。

2. 受试者自行退出试验　受试者随时退出研究,如自觉疗效不佳,对某些不良反应感到难以耐受等。

二、基于风险考虑证候临床研究药物剂量与疗程设计

（一）证候临床研究药物剂量考虑

用于证候临床研究的中药制剂,应该是符合中医理论组成的中药复方,已有的临床研究经验表明中药复方制剂进行剂量探索性研究往往难以得出结论,而在证候临床研究中,如果疗效判断主观指标多,则更难得出疗效 – 剂量关系,所以证候临床研究中药制剂用量,应该更多是基于已有的数据来确定。如果制剂是来源于医院制剂,一般来说按照医院制剂使用剂量是合适的。如果制剂是来源于经验方,可以按照原有处方剂量进行换算。

临床研究目标证候或症状也是剂量考虑因素,这需要研究者基于临床经验来确定,例如治疗"虚证"可能剂量宜小,所谓"缓补";治疗"实证"可能要剂量较大,所谓"峻下"。

如果处方中含有毒药材,或者拟定的中药制剂用量超过《药典》规定,则有必要进行探索性研究,确定该剂量是必须的和安全性的。

（二）证候临床研究药物疗程考虑

中医证型大致可以分为两种类别,一是群体表现较为一致,症状、舌脉持续较长时间,有一定的规律,比较恒定,姑且称为"恒证"。另外一类是症状舌脉持续时间短、演变快,姑且称为"变证"。一般来说证候临床研究以选"恒证"为宜,比较好评价;但同时这类证候治疗的疗程会较长。所以基于风险考虑要合理确定其疗程和随访点。

临床研究目标证候或症状是疗程设计的首要因素,基于已有的人用数据,或者同类中药制剂数据,或是研究者临床经验来确定。从安全性角度看,不适宜疗程太长,一般情况下不超过三个月。

由于中医证候复杂性和个体差异性,在研究中往往会发现每个受试者改善速度差异较大;如果研究中发现某个受试者证候或症状已经明显改善,可以及时终止该案例,作为合格及有效病例,没有必要完成疗程,体现中医"中病即止"精神。

随访时间设计,一是要参考应该研究目标证候或症状改善所需要时间,二是基于安全性保证需要。从安全性角度看,至少入组 2 周内要随访 1 次,入组 1 个月内至少进行安全性检验检查 1 次。如果处方中含有毒药材,或者使用中药制剂用量超过《药典》规定,或以往研究经验提示处方中含有可能导致肝肾功能损伤的药材等情况,则随访和安全性检查需要更为密集。

三、证候临床研究暂停与终止

证候临床研究中,如果发现以下情况应及时暂停与终止:

1. 证候 / 症状改善不明显者。
2. 治疗后出现较多对受试者不利的新证候。
3. 治疗后出现较多证候"逆传",或证候病性转化。
4. 发现疾病病情加重。
5. 发生较多严重不良事件及重要不良事件。

四、证候临床研究风险 / 获益评估

（一）进行证候临床研究风险 / 获益评估要求

证候临床研究应该充分评估风险 / 受益，受益主要体现在所治疗证候 / 症状的改善，风险主要包括不良反应的类型、严重程度、持续时间及发生频率等。

进行风险 / 受益评估至少应具备一个科学的、完整的、可供评价的安全性数据库。从安全性评价角度，优先推荐采用安慰剂对照。对受试者认真访视，特别是发生不良事件、退出研究和脱落病例的随访，查实退出研究的原因。

（二）证候临床研究风险 / 获益评估重点

临床研究目标证候或症状中医治疗有优势，证候或症状改善有利于疾病改善、生活质量提高等，满足中医临床需要。纳入人群代表目标证候，选择对照合理，主要疗效指标恰当，统计分析方法正确，研究结论确切，主要疗效指标与次要疗效指标一致性，体现出中药制剂的优势或特色。

一般来说，证候临床研究中，中药复方制剂应该是安全性比较有保障的产品，不良反应包括证型转化、证型变化、病性变化、疾病情况、理化指标改变应该较少且可接受。

风险 / 受益评估是一个动态的过程。不同阶段的临床研究结束时都进行风险 / 受益的评估，以及时评估药物风险的性质和与受益关联的风险程度，尽量减少风险，努力达到受益最大化。

五、证候临床研究伦理学考虑

证候临床研究的设计与实施应符合《赫尔辛基宣言》等国际公认的伦理原则，同时要符合我国相关法规、《药物临床试验质量管理规范》和《药物临床试验伦理审查工作指导原则》等要求。

同时在证候临床研究伦理审查中，需要重点关注以下几点：

1. 研究者的资质，是否具备中医证型诊断能力。
2. 保证中医证型诊断准确性的措施。
3. 涉及证候"逆传"和证候病性转化等不良事件的判断标准和中医处理措施。
4. 合并疾病的诊断、记录与处理措施。
5. 药物组方与主治中医证候的方证相应问题。
6. 有毒药材或长期临床使用的安全性问题等。

（杨忠奇　唐健元）

第九章

证候临床研究的实践

证候（简称证）是对疾病（泛指非健康）发展到一定阶段的病因、病性、病位及病势等的高度概括，具体表现为一组有内在联系的症状和体征，是临床诊断和治疗的依据。证候类中药新药是指主治为证候的中药复方制剂。为了更好地发扬中医药特色，明确中药复方制剂的临床实用性，我们需要对证候类中药新药开展临床试验，评价新药的临床有效性与安全性。本章节主要是通过总结分析王阶教授、高颖教授、段俊国教授分别对气滞血瘀证、肝郁化热证等进行的各项临床研究实践，进一步丰富和明确证候类中药新药开展临床研究的相关技术要求。

第一节　气滞血瘀证的中医证候临床研究与实践

气滞血瘀证，是由于气滞不行以致血运障碍，而出现既有气滞又有血瘀的证候，以胸胁胀满走窜疼痛、性情急躁、舌质紫暗、脉弦涩为主要临床表现。气滞血瘀证是中医临床常见证候之一，据研究显示，涉及心血管疾病、消化系统疾病、妇科疾病等至少76种临床疾病。因此，以气滞血瘀证为切入点开展中医证候的临床研究具有一定代表性。目前，气滞血瘀证临床研究同样面临诊断标准不明确、疗效评价标准缺乏等中医证候临床研究常见的相关问题。因此，我们从文献、诊断标准、疗效评价、临床试验等方面对气滞血瘀证及其相关方药进行研究。

一、气滞血瘀证文献研究

文献研究有助于对气滞血瘀证的源流、发展以及研究情况有更为充分地了解，通过古今文献研究，对气滞血瘀证的临床表现特征以及理法方药规律进行系统梳理，既为后期开展相关临床研究做好铺垫，也为气滞血瘀证的证候类新药研发提供理论基础。

（一）对气滞血瘀证的病因、临床表现、疾病范畴、治法原则进行文献研究

通过中国知网数据库、《中华医典》以及其他相关现代医学书籍，搜索气滞血瘀证相关文献，对气滞血瘀证致病因素、症状体征、疾病分布、治法治则进行研究。

第一，使用《中华医典》查阅气滞血瘀证相关古代文献，对103部古代文献中论述气滞血瘀证病因、临床表现及治法的内容进行梳理与总结。研究显示，在病因方面，气滞血瘀证的病因是多端的，可包括外伤、情志不遂、寒邪、过于安逸、误治或误食药物、房事不当以及产后失调，其中以情志不遂、外伤在古代文献的论述中多见。在临床表现方面，气滞血瘀证所

表现的病症是复杂的,痛症是气滞血瘀证常见症状,具体可见心痛、胃痛、腹痛、身痛、胸胁痛等,癥瘕积聚、瘿瘤等肿块在文献中亦不少见,咳喘、呕吐、痈肿等症状亦有描述为气滞血瘀证的记载。在治法方面,气滞血瘀证的治法是多元的,行气活血是其基本治法,注重对于调气药和活血药的使用,并适当运用补法,以及根据病因、兼证,或兼以清热,或兼以温中,或兼以化痰,随证加减。

第二,以中国知网(http://www.cnki.net/)的数据库对篇名含有"气滞血瘀"的1974—2016年期间发表的文章进行检索,运用 Note Express 2.0 文献管理软件进行文献计量分析,在纳入的1 121篇气滞血瘀文献中,共有841篇与疾病有关,主要涉及76个病种,并主要集中在妇科、外科/骨科、心血管疾病及消化疾病等,见表9-1,可认为气滞血瘀证是涉及疾病种类较广的中医常见证候。

表 9-1 气滞血瘀证相关病种分布情况

类别	病种(频次)
心血管疾病	心绞痛(115),高脂血症(19),高血压(16),心律失常(3),心力衰竭(2),心肌梗死(1)
消化疾病	肝炎(15),胃炎(11),胃痛(6),酒精性脂肪肝(6),溃疡性结肠炎(4),肝纤维化(4),胆囊炎(3),胆绞痛(2),急性胰腺炎(2),食道炎(1)
妇科疾病	痛经(187),盆腔炎(54),子宫肌瘤(28),子宫内膜异位症(24),乳腺增生(20),不孕症(12),附件性包块(4),卵巢早衰(2),滑胎(1),月经过少(1)
外科/骨科	颈椎病(47),软组织损伤(14),关节炎(14),淋证(13),骨折(11),股骨头坏死(7),直肠肛门疾病(5),肠梗阻(5),腰扭伤(2),阑尾炎(2),骨科围手术期(2),肾结石(2),下肢静脉曲张(1),腰椎间盘突出(1),脑外伤综合征(1),梨状肌综合征(1),扭挫伤(1),运动性腰肌劳损(1),漏肩风(1)
神经科	眩晕(8),眠差(8),偏头痛(8),血管性痴呆(5),慢性脑供血不足(3),反射性交感神经营养不良(2),三叉神经痛(2),紧张性头痛(2),老年颤证(1)
男科	慢性前列腺炎(56),睾丸囊肿(5),勃起功能障碍(3),少弱精症(3)
内分泌	糖尿病(8),单纯性肥胖(2),骨质疏松(2)
皮科	黄褐斑(28),带状疱疹(12),白癜风(12),痤疮后色素沉着(6),斑秃(3),银屑病(1)
其他	突发性耳聋(12),视网膜静脉病变(10),肝癌(6),肺癌(5),癌痛(2),肥厚性鼻炎(2),小儿腺样体肥大(1),小儿肠系膜淋巴结炎(2),再生障碍性贫血(1)

第三,检索中国知网、中医诊断学、中医内科学、中药新药临床指导原则、实用血瘀证学、耳科学、中医病证疗效评价标准、中医外科学、中医眼科学、中医耳鼻咽喉科学、中医美容学、内科学、现代中医治疗学中所有关于气滞血瘀证诊断标准的文献,运用归一化等相关统计方法总结出现代文献中气滞血瘀证常见的症状及体征,在文献中出现频数排名前十的症状体征分别为:胀痛或刺痛、痛处固定、疼痛拒按、肿块或包块、局部青紫肿胀、情志抑郁、急躁易怒、皮肤青筋暴露、口唇青紫、皮肤瘀斑,见表9-2。

表 9-2　气滞血瘀证常见的症状及体征

条目	次数	百分数 /%	条目	次数	百分数 /%
胀痛或刺痛	94	92.16	情志抑郁	35	34.31
舌紫暗或有瘀斑	94	92.16	食少	34	33.33
脉弦涩	93	91.18	情绪激动痛甚	33	32.25
面色异常	77	75.49	善太息	33	32.35
性急易怒	74	72.55	经血量少夹血块	32	31.37
胸闷不舒	73	71.57	局部活动受限	32	31.37
痛处固定	65	63.73	肢体麻木	31	30.39
苔薄白或薄黄	43	42.16	局部青紫肿胀	30	29.41
疼痛拒按	38	37.25	乏力	29	28.43
有肿块或包块	37	36.27	易感疲劳	29	28.43

（二）对治疗气滞血瘀证的方药规律进行文献研究

中药组方规律研究是分析用药思路以及挖掘核心药物的重要方法,从现有气滞血瘀方药中挖掘核心药物组合,将为寻找潜在的气滞血瘀证证候类方药提供更可靠的依据。通过分析古典医籍中记载的气滞血瘀证方剂、已上市气滞血瘀证中成药以及国家专利数据库中的气滞血瘀证专利药物,对气滞血瘀证常用药对、角药以及核心组方开展如下研究。

第一,检索东汉至近代古籍中关于治疗气滞血瘀证的方药,筛选出包括《伤寒论》《金匮要略》《仙授理伤续断秘方》《太平惠民和剂局方》《普济本事方》《素问病机气宜保命集》《丹溪心法附余》《万氏女科》《寿世保元》《医林改错》等书籍,共筛选出血府逐瘀汤等 31 首方剂,中药频次统计发现:当归、红花、桃仁、甘草、赤芍、川芎、枳壳、香附、木香、柴胡为在 31 首方剂出现频次较高的中药。在上述 31 方中分布频次最高的 5 对药对分别为:桃仁 - 红花:13 次;当归 - 川芎:7 次;当归 - 白芍:4 次;乳香 - 没药:3 次;三棱 - 莪术:2 次。在上述 31 方中,组合频次较高的两组角药分别为:川芎 - 当归 - 芍药:6 次;当归 - 香附 - 红花:6 次。

其次,对筛选出的古代文献中治疗气滞血瘀证的方剂进行组方规律分析,支持度个数设为 6,置信度设为 0.6,按照药物组合出现的频次高低进行排序,得到古代文献中气滞血瘀方剂中出现频次较高的对药组合为:红花 - 当归 11 次,红花 - 桃仁 11 次,红花 - 赤芍 9 次,甘草 - 当归 8 次,桃仁 - 甘草 8 次,桃仁 - 当归 8 次,红花 - 甘草 7 次,赤芍 - 当归 7 次,赤芍 - 桃仁 7 次,红花 - 柴胡 6 次,桃仁 - 柴胡 6 次等,出现频次较高的角药组合为:红花 - 桃仁 - 当归 8 次,红花 - 甘草 - 当归 7 次,桃仁 - 甘草 - 当归 7 次,红花 - 桃仁 - 甘草 7 次,红花 - 赤芍 - 桃仁 7 次,红花 - 赤芍 - 当归 6 次,红花 - 桃仁 - 柴胡 6 次等。

其后,以改进的互信息法分析结果为基础,按相关系数与惩罚系数的约束(相关系数为 8,惩罚系数为 2),将古代医籍中涉及气滞血瘀证的方剂,基于复杂系统熵聚类,演化出 3~4 味药的核心组合,共计 20 个,分别为桃仁 – 赤芍 – 枳壳;桃仁 – 当归 – 牛膝;桃仁 – 牛膝 – 穿山甲;桃仁 – 柴胡 – 穿山甲;赤芍 – 生地黄 – 连翘;赤芍 – 红花 – 枳壳;五灵脂 – 没药 – 小茴香;当归 – 红花 – 枳壳;当归 – 红花 – 牛膝;当归 – 红花 – 柴胡;当归 – 延胡索 – 茜草;红花 – 牛膝 – 穿山甲;红花 – 柴胡 – 穿山甲;木香 – 紫苏 – 丁香皮;木香 – 紫苏 – 厚朴;木香 – 紫苏 – 白术;木香 – 紫苏 – 木通;木香 – 紫苏 – 大腹皮;桃仁 – 当归 – 甘草 – 枳壳;桃仁 – 当归 – 甘草 – 柴胡等组合。关于古代气滞血瘀证的治疗方剂,在以上核心组合的基础上,使用系统的"提取组合"功能,通过无监督的熵层次聚类算法,提取用于新方聚类的核心组合 4 个,分别为:桃仁 – 当归 – 牛膝;木香 – 紫苏 – 丁香皮;桃仁 – 当归 – 甘草 – 枳壳;木香 – 紫苏 – 厚朴等。

表 9-3　古代文献中治疗气滞血瘀证新方聚类的核心组合

编号	药物组合 1	药物组合 2
1	桃仁,当归,牛膝	桃仁,当归,甘草,枳壳
2	木香,紫苏,丁香皮	木香,紫苏,厚朴

基于熵层次聚类,表 9-3 中的 4 个核心组合,可进一步演化,形成治疗气滞血瘀证的 2 个新处方,处方一:桃仁、当归、牛膝、甘草、枳壳;处方二:木香、紫苏、丁香、厚朴,如图 9-1。

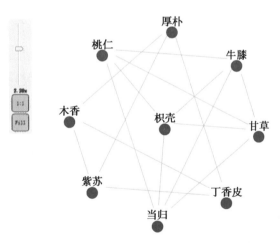

图 9-1　古代文献中治疗气滞血瘀证新方组合

第二,检索 2015 年版《中国药典》《中华人民共和国卫生部药品标准·中药成方制剂》中治疗气滞血瘀证的中成药,使用中医传承辅助系统(V2.5)进行组方规律分析,在 79 首中成药 221 味中药中,使排在前频次在 10 以上的中药依次是:丹参(26 次)、川芎(21 次)、三七(14 次)、当归(14 次)、延胡索(12 次)、木香(11 次)、赤芍(11 次)、红花(11 次)、冰片(10 次)。经过统计分析后同时得到气滞血瘀证治疗中常用的药对有(桃仁、红花)(丹参、川芎)(川芎、三七)(乳香、没药)(延胡索、郁金)(丹参、三七)(三七、降香)(三七、木香）。药物组合是当归 – 川芎、丹参 – 红花、川芎 – 红花,其中红花 – 川芎 – 丹参 – 当归 – 香附 – 延胡索是核心药物组合。

第三,检索中国专利数据库中气滞血瘀证相关的专利,在 497 项专利中,涉及疾病 99 种,涵盖内、外、妇科常见疾病,其中妇科疾病 91 项,占 31.4%;心脑血管内科疾病 55 项,占 19.0%;消化系统疾病及癌症 41 项,占 14.1%,普通外科疾病 20 项,占 6.9%,泌尿外科疾病 16 项,占 5.5%;各类疼痛 11 项,占 3.8%;保健类 10 项,占 3.4%;其余杂类 46 项,占 15.9%。在口服中药 290 项中,出现频次中最多的 15 味药依次为当归、丹参、川芎、延胡索、红花、赤芍、香附、黄芪、甘草、桃仁、白芍、柴胡、三七、莪术、郁金。

根据本次国家专利数据库中治疗气滞血瘀证方剂的数量、结合经验判断和不同参数提取出数据的预读,选择相关系数为 8、惩罚系数为 2 进行聚类分析,得到国家专利数据库中治疗气滞血瘀证方剂中 389 味中药两两之间的关联度,将其中关联系数大于 0.015 的 67 个药对提取出来,关联系数较大的药对主要包括:菟丝子 – 山药、菟丝子 – 白芍、独活 – 牛膝、独活 – 没药等。关于国家专利数据库中治疗气滞血瘀证的方剂,在以上核心组合的基础上,使用系统的"提取组合"功能,通过无监督的熵层次聚类算法,提取用于新方聚类的核心组合 60 个,见表 9-4。

表 9-4 国家专利数据库中治疗气滞血瘀证新方聚类的核心组合(前 20)

编号	药物组合 1	药物组合 2
1	红参,虻虫,朱砂	虻虫,水蛭,杏仁
2	厚朴,干姜,肉豆蔻	厚朴,干姜,清半夏
3	皂角刺,金银花,蒲公英	金银花,玄参,蒲公英
4	皂角刺,王不留行,橘叶	皂角刺,王不留行,蒲公英,三棱
5	巴戟天,续断,熟地黄	巴戟天,熟地黄,山茱萸
6	木香,沉香,神曲	木香,白及,仙鹤草
7	蜈蚣,全蝎,狗脊	蜈蚣,全蝎,桑寄生,制草乌
8	川芎,延胡索,香附	延胡索,佛手,五灵脂
9	金银花,紫花地丁,没药	皂角刺,金银花,黄芩,紫花地丁
10	金荞麦,大血藤,紫珠	金荞麦,大血藤,鸡矢藤

根据聚类分析的核心组合,可使用平台软件中的"网络展示"模块功能,导出网络可视化展示,直观展示出药物不同组合之间的关系,见图 9-2。

气滞血瘀证是古代医籍记载且临床常见的中医证候,分析气滞血瘀证致病因素、症状体征、疾病分布、治法治则以及理法方药规律,包括单味中药、中药组合、核心组合、新方组合等内容,可为临床指导气滞血瘀证的对证治疗提供有价值的参考。

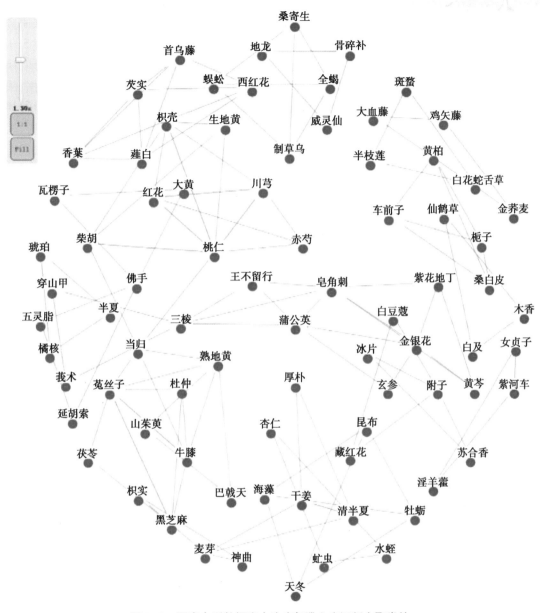

图 9-2 国家专利数据库中治疗气滞血瘀证新方聚类的
核心组合药物关系

二、气滞血瘀证诊断量表研究

在气滞血瘀证的临床、科研、药物研发过程中,其诊断标准的确立是基础。气滞血瘀证涉及病种广泛,目前其诊断标准尚不明确。因此,我们根据诊断量表制定的国际规则,对气滞血瘀证诊断量表的研制进行了系统研究。

首先,根据以上文献研究的结果形成初始条目池,根据初始条目池设计封闭式结合开放式问卷,针对副高级以上职称医师及研究者进行问卷调查,了解气滞血瘀证诊断标准形成的形式及内容,为开展气滞血瘀证临床研究提供意见。根据文献研究与专家咨询结果,初步确立气滞血瘀证的 42 个条目池,并以此条目池设计半封闭型《气滞血瘀证患者临床研究调查表》,明确研究人员资质、调查对象的纳入及排除标准、规范调查问卷填写的方式。于中国中医科学院广安门医院收集住院及门诊病例 1 076 例,采集患者年龄、性别、出身地、病程等一般情况,生活习惯、症状与体征、血常规及凝血四项实验室指标。根据临床数据,采用统计学分析结合专家咨询的方法,对初步形成的诊断条目池进行筛选及判定,并通过界值形成《量表》。其中统计学分析主要运用 SPSS20.0 及 R 软件中频数分析、相关性分析、聚类分析、主成分分析、因子分析、区分度、相关系数、logistic 逐步回归、ROC 曲线等方法进行分析。

在收集的 1 076 例临床病例中,男性 467 人,占 43.40%,女性 609 人,占 56.60%,年龄最大 89 岁,最小 18 岁,平均年龄为 57.44 岁;出身地共涉及 21 个省及直辖市;病程最短为 1 个月,病程最长 57 年,平均病程 6.6 年;共涉及中西医疾病 120 种,中医疾病主要涉及 60 种。在汇总的 146 个症状中,频次较高的症状有疼痛(871 次)、性情急躁(671 次)、头晕(419 次)、乏力(393 次)、胸闷(389 次)、口干(356 次)等;共涉及舌象 20 个,其中暗红(476 次)、薄白(399 次)、薄白腻(210 次)等;共涉及脉象 12 个,其中脉细(414 次)、弦(290 次)、沉(187 次)、涩(149 次)等。为对条目池进一步归类与降维,针对症状的聚类分析可分为 4 类,其中代表典型的为第 4 类"疼痛";因子及主成分分析可分为 9 类因子,根据变量特点,可将疼痛、性情急躁、痛经、月经色暗、腹痛、胸闷、胸痛、胃痛、反酸、烧心、尿痛等视为气滞血瘀证的潜在因素。脉象聚类可分为 3 类,其中代表典型的为第 3 类"沉""涩";因子及主成分分析可分为 3 类因子,其中脉沉、脉涩可视为气滞血瘀证的潜在因素。舌象聚类可分为 3 类,舌紫暗、舌上瘀点或瘀斑以及舌淡紫为一类;因子及主成分分析,舌紫暗被视为气滞血瘀证的潜在因素。为对条目池进一步筛选:结合专家咨询、区分度及相关系数法,将采集到的 178 个临床信息进行筛选与判定,同时满足专家意见、相关系数以及区分度法有疼痛、性情急躁、腰痛、胃痛、腹痛、局部活动受限、肿块或包块、舌质紫暗共 8 个条目。满足相关系数及区分度法的有疼痛、性情急躁、口干、反酸、烧心、尿频、腰痛、胃痛等共 22 个条目,最终确立 34 个条目。

气滞血瘀证 Logistic 诊断模型为 Y=2.726+1.555×疼痛+2.637×情志不遂+0.330×胀痛+1.081×窜痛+0.051×胸闷+1.257×肿块或包块+0.700×舌上瘀斑或瘀点+0.207×舌质紫暗+0.630×脉涩+0.318×脉沉。使用该模型诊断所产生的数据与医生判断的数据绘制气滞血瘀证的 ROC 曲线,其 ROC 曲线下的面积为 0.852。约登指数(Youden index)又称为正确指数,是敏感度和特异度两者的最大时的界值所对应的指数,是找出最佳诊断点的一种方法。该模型的约登指数值为 0.631,相应的敏感度 78.7%,特异度为 84.4%。依据气滞血瘀证诊断模型 ROC 曲线分析的诊断界值对应数据计算每一个诊断界值对应的约登指数,选取其指数最大时的诊断临界值以作为气滞血瘀证诊断成立的界值。为实际情况使用方便,将界值 3.173 设定为 30 分,即扩大了 9.454 倍,相应各条目等比扩大 9.454 倍。最终形成诊断量表,见表 9-5。量表构建与性能评价表明:该量表的敏感度为 77.21%,特异度为 84.84%,判断准确率为 80.11%,结果达到预期目标。

表 9-5　气滞血瘀证诊断量表

症状及体征	有	无	得分
疼痛	10	0	
性情急躁	21	0	
胀痛	2	0	
窜痛	5	0	
胸闷	1	0	
肿块或包块	7	0	
舌上瘀斑或瘀点	4	0	
舌质紫暗	1	0	
脉涩	1	0	
脉沉	2	0	

得分≥20 分即诊断为气滞血瘀证。　得分：

注：疼痛可包括胃痛、腹痛、腰痛、痛经、乳房胀痛、肢体疼痛等常见疼痛。

三、气滞血瘀证 PRO 疗效评价量表研究

在气滞血瘀证证候要素研发过程中的临床研究中,气滞血瘀证的疗效评价方法的确立是临床研究设计的基础,对于评价证候药物的有效性至关重要。目前气滞血瘀证的疗效评价量表尚不成熟。因此,根据疗效评价量表的国际规则,对气滞血瘀证 PRO 疗效评价量表进行了系统研制。

通过设置专家指导组、构建量表的理论框架(包括生理、心理、社会、独立性 4 个领域)、查阅文献并对文献中包含气滞血瘀证的症状体征进行归类、整理、病例回顾、专家咨询等形成条目池,最终形成条目 61 条,其中生理领域 41 条,心理领域 11 条,独立性领域 1 条,社会领域 8 条。其后,通过小样本临床调查访谈形成初选量表,并通过扩大样本问卷调查形成终选量表,通过分布考察法、离散趋势法、因子分析法、克朗巴赫系数法、分辨力系数法、t 检验法和逐步回归法 7 种统计学方法以及专家调查法分别从集中趋势、敏感性、代表性、内部一致性、区分度、独立性、影响力、分辨力、重要性、确定性等角度对条目进行综合评价和筛选。最终,共得到 37 条条目,形成气滞血瘀证 PRO 终选量表,其中包括生理领域 22 条,心理领域 9 条,独立性领域 1 条,社会领域 5 条。

通过临床问卷调查,对气滞血瘀证 PRO 终选量表进行科学性考评。对来自中国中医科学院广安门医院门诊和住院气滞血瘀证患者 213 例、非气滞血瘀证患者 100 例进行问卷调查(气滞血瘀证患者纳入排除标准同上)。根据问卷调查结果,对终选量表从可实行性、信度(一致性信度、分半信度)、效度(结构效度、内容效度)、区分度方面进行评估。

最终形成的气滞血瘀证 PRO 量表,共包涵 37 个问题,其中生理领域 22 个,心理领域 9 个,独立性领域 1 个,社会领域 5 个。具体使用方法为:以下每个问题选项中,从"没有"至"总是"分别给予 1~5 分的赋分。其中第 36 项为反向,其赋分为 5~1 分。根据量表框架结构,本量表可以得到 4 个领域的评分。四大项的原始得分相加,领域得分为其所属领域得

分相加。因为各领域包含条目数不同，领域最高分不等，所以简单累积领域总分，不利于领域间得分比较，故量表计分方法，采取计算领域标准分的方法，即将每一领域实际得分总和（原始分），除以该领域各条目的总分（满分），乘以 100，计算得该领域的标准分，如生理领域标准分为：各项实际得分总合 / 各条目满分总分 ×100，即 $S_1+S_2+\cdots\cdots S_{22}/（22×5）×100$。

量表的科学性考评结果：本量表生理领域、心理领域和总量表的 Cronbach's alpha 是 0.716 和 Guttman Split-half 是 0.666，均大于 0.5，表明其具有较好的一致性和可信度。本量表 64.70% 的变量能被因子分析法提取的公因子所解释，表明量表结构效度符合研制标准；除独立性领域外，其余条目与其所属领域的相关系数均大于 0.2，且 $P<0.01$，表明量表所包含的条目与各自领域具有显著的相关性。t 检验结果显示：本量表的生理领域、心理领域、独立化领域、社会领域和总量表的 P 值均小于 0.01，表明气滞血瘀证中医 PRO 量表具有较好的区分度。

四、血府逐瘀胶囊干预气滞血瘀证随机对照试验

为进一步评价气滞血瘀证 PRO 量表评价证候药物有效性的可行性，在探索性研究中寻找单纯中医证候药物的最优目标适应证和常用剂量、疗程的可行性，我们设计血府逐瘀胶囊干预气滞血瘀证随机双盲、安慰剂平行对照、多中心临床试验，以没有疾病限制的气滞血瘀证患者为研究对象，使用气滞血瘀证诊断量表作为诊断气滞血瘀证的依据，以气滞血瘀证 PRO 量表为主要疗效指标，探索一个上市药物作为证候药物模式在不同疾病中的起效时间、痊愈时间等，并关注干预过程中的证候转化情况以及与疾病预后的相关性。

（一）试验方法

1. 研究对象　纳入中国中医科学院广安门医院、中国中医科学院望京医院、北京中医药大学附属护国寺中医医院气滞血瘀证患者 120 例。

2. 诊断标准　同时参考《气滞血瘀证诊断量表》与 2002 年《中药新药临床指导原则》中气滞血瘀证辨证要求（主症：胸胁胀闷、走窜疼痛、心前刺痛。次症：心烦不安。舌象：舌质暗或紫暗或有瘀斑瘀点，苔薄白。脉象：沉涩。符合主症一项，舌质任一项或脉象可诊断气滞血瘀）。由 2 位副主任医师独立辨证，若同时满足以上两种气滞血瘀证诊断标准，可以纳入研究；若有意见不统一处，征求第三位副主任医师，形成诊断意见。

3. 入选标准　①中医辨证为气滞血瘀证者；②年龄在 18~65 岁之间；③无明显兼夹证候；④签署知情同意书。

4. 排除标准　①经检查证实为急性心肌梗死、主动脉夹层、脑梗死急性期等危重症者；②高血压控制不良（收缩压≥160mmHg 或舒张压≥100mmHg）、重度心肺功能不全、重度心律失常（快速房颤、房扑、阵发性室速、二度Ⅱ型以上房室传导阻滞、完全性束支传导阻滞）者；③合并心、脑、肝、肾、造血系统等严重原发性疾病，肝功能 ALT 或 AST 值 > 正常值上限的 1.5 倍者，肾功能异常者；④抑郁症或焦虑症患者；⑤妊娠或哺乳期妇女者；⑥合并有神经、精神疾患而无法合作或不愿合作者；⑦近 4 周内做过手术者；⑧有出血倾向或 DIC 或 INR 值异常或低血小板症；⑨近 1 个月内参加其他临床试验者；⑩过敏体质或对试验药物成分过敏者；⑪严重失语影响信息采集者。

5. 治疗方案　①试验药品来源：血府逐瘀胶囊（规格：0.4g/ 粒），天津宏仁堂公司提供

（批号：国药准字 Z12020223）；血府逐瘀胶囊模拟剂（规格：0.4g/ 粒），天津宏仁堂公司提供。②试验药品用法：血府逐瘀胶囊 6 粒 / 次，每日 2 次；血府逐瘀胶囊模拟剂 6 粒 / 次，每日 2 次。③疗程：导入期为 1 周，疗程为 7 周。导入期停服其他治疗气滞血瘀证的中成药。特别说明，疗程自适应原则：每周给予气滞血瘀证患者辨证 1 次，若气滞血瘀证消失，即停止治疗。停药 2 日后，再予辨证，2 次辨证都判定气滞血瘀证消失，则记录为气滞血瘀证消失。

（二）试验结果

1. 一般情况 本试验共入组受试者 120 例，其中血府逐瘀胶囊试验组 60 例、血府逐瘀胶囊安慰剂组 60 例。进入 ITT 分析 120 例。106 例进入 PP 分析。14 例未能进入 PP 分析的情况：未完成临床试验（其他及失访）13 例，未完成临床试验（不良事件）1 例。脱落率为 8.5%，在控制范围内。两组患者在人口学、病史、治疗史、现有治疗、疗效评价指标的基线水平方面，差异均无统计学意义，两组具有可比性。

2. 有效性评价

（1）气滞血瘀证 PRO 量表疗效：服药 7 周后，试验组气滞血瘀证 PRO 量表由治疗前的 36.21 ± 12.10 降至治疗后的 24.56 ± 15.02（$P<0.05$）；对照组气滞血瘀证 PRO 量表由治疗前的 31.10 ± 12.53 降至治疗后的 24.13 ± 11.78（$P<0.05$）。配对 t 检验分析现实，2 组治疗前后变化值比较，差别均具有统计学意义（$P<0.05$）。治疗组与对照组的治疗前后变化值之差具有统计学意义（$P<0.05$）。说明血府逐瘀胶囊较安慰剂具有较好的改善气滞血瘀证候的作用。除 14 例脱落患者，所有患者治疗后填写了 PRO 量表，说明该量表具有较好的可行性。

（2）VAS 评分：服药 7 周后，试验组 VAS 评分由治疗前的 5.15 ± 2.40 降至治疗后的 2.82 ± 1.98（$P<0.05$），对照组 VAS 评分由治疗前的 5.58 ± 2.47 升至治疗后的 5.74 ± 8.63（$P>0.05$）。配对 t 检验显示，治疗前后变化比较，治疗组差别具有统计学意义（$P<0.05$），安慰剂组差别没有统计学意义（$P>0.05$）。治疗组与对照组的治疗前后变化值之差具有统计学意义（$P<0.05$）。说明血府逐瘀胶囊较安慰剂具有较好的改善气滞血瘀证疼痛症状的作用。

（3）气滞血瘀证症状疗效：服药 7 周后，试验组气滞血瘀证症状评分由治疗前的 30.85 ± 12.11 降至治疗后的 18.87 ± 12.57（$P<0.05$）；对照组气滞血瘀证症状评分由治疗前的 27.52 ± 7.81 降至治疗后的 20.48 ± 11.64（$P<0.05$）。配对 t 检验显示，治疗前后变化比较，治疗组与对照组治疗前后差异具有统计学意义（$P<0.05$）。治疗组与对照组的治疗前后变化值之差具有统计学意义（$P<0.05$）。说明血府逐瘀胶囊较安慰剂具有较好的改善气滞血瘀证症状的作用，见表 9–6。

表 9–6 疗效评价比较表

	试验组	对照组	P
治疗前 PRO	36.21 ± 12.10	31.10 ± 12.53	
治疗后 PRO	24.56 ± 15.02	24.13 ± 11.78	
PRO 变化值	−11.64 ± 11.80（$P=0.000$）	−6.97 ± 8.5（$P=0.007$）	0.019
治疗前 VAS	5.15 ± 2.40	5.58 ± 2.47	
治疗后 VAS	2.82 ± 1.98	5.74 ± 8.63	
VAS 变化值	−2.33 ± 2.20（$P=0.000$）	0.16 ± 7.63（$P=0.907$）	0.023

续表

	试验组	对照组	P
治疗前症状积分	30.85 ± 12.11	27.52 ± 7.81	
治疗后症状积分	18.87 ± 12.57	20.48 ± 11.64	
症状积分变化值	−11.97 ± 10.19（P=0.000）	−7.03 ± 7.19（P=0.008）	0.048

注：PRO：Patient-Reported Outcome；VAS：Visual Analogue Scale

3. 安全性评价　试验组与对照组服药7周后，血常规、生化、凝血功能、尿常规、尿生化、便常规、心电图检查均未发生明显变化与异常。试验组与对照组不良事件发生率相当，主要为牙痛、胸闷、头晕、皮疹、皮下出血、口疮、发热、眼干、失眠等。试验组出现牙痛1例，胸闷1例，头晕1例，皮疹1例，皮下出血1例，口疮1例；对照组出现发热1例，眼干2例，失眠2例。

（三）结论

根据以上结果，我们发现对于以气滞血瘀证诊断量表确定的气滞血瘀证患者，血府逐瘀胶囊较安慰剂具有较好的改善气滞血瘀证证候的作用，不良反应发生率较低。因此，推荐血府逐瘀胶囊作为气滞血瘀证的证候类新药进行Ⅲ期临床试验。并且，气滞血瘀证PRO量表对于评价气滞血瘀证证候的改善具有较好的可行性。因此，推荐气滞血瘀证PRO量表作为气滞血瘀证的证候类新药临床试验的主要疗效指标。

综上所述，我们围绕气滞血瘀证候类中药的主题，从文献研究入手，采用定性与定量研究相结合的方法，通过专家咨询、横断面研究、随机对照试验等具体手段，得到以下创新性成果。第一，诊断标准，气滞血瘀证诊断量表对于气滞血瘀证候的诊断具有重要的临床及科研价值。第二，疗效评价，气滞血瘀PRO量表是评价气滞血瘀证临床疗效的关键疗效指标。第三，临床试验，使用血府逐瘀胶囊改善气滞血瘀证证候具有一定安全性及有效性。第四，深度挖掘，通过临床验证，筛选出评价气滞血瘀证的相关症状、体征、客观指标以及生物学基础。第五，临证推广，针对气滞血瘀证，使用理气活血法，临床可使用血府逐瘀汤进行治疗。通过本次系统研究，对于证候类中药新药研发的临床研究，我们做如下总结：第一，以临床问题为导向进行新药研发，明确待研发的证候类中药新药拟解决的关键临床问题；第二，证候类中药新药的目标适应证应在干预层次方面符合中医理论，待研发的证候类中药新药应在方剂适应证范围方面符合方剂理论；第三，证候类中药新药的临床试验可以目标适应证候为诊断标准，证候疗效为主要疗效指标。

（王阶　陈光）

第二节　证病结合模式的证候类中药新药临床研究方法探讨

现代中药新药的研发多采用病证结合的模式，即在明确疾病诊断的前提下，结合新药功能主治，选择适应证候。而临床应用日久的传统中成药，是将常见证候作为临床适应证，十分符合中医辨证论治的临床诊治模式,即遣方用药均是首先针对证候。如六味地黄丸治疗肾阴虚证,在临床中广为应用,并在长期的临床实践中得到发展,应用范围不断扩大,肿瘤、慢性肾炎、更年期综合征、自身免疫病如红斑狼疮、重症肌无力等数十种疾病表现为肾阴虚证者均可运用其进行治疗。探索以证候为中心的、符合中医诊疗模式的中药新药研发模式,对于发展中医药原创优势具有重要意义。聚焦到证候类中药新药的临床研究,本研究团队重点探讨了证病结合模式的研究方法,在此就我们的实践经验与研究认知进行简要介绍,供学人借鉴。

一、证病结合模式研究中的证候与疾病的选择

病证结合模式是将中成药的适应证范围局限在了所研究的疾病,例如消栓颗粒的药物组成来源于著名方剂补阳还五汤,补阳还五汤作为益气活血法的代表方剂,除了可以治疗中风病气虚血瘀证以外,对于冠心病、糖尿病肾病的气虚血瘀证也有较好的疗效。但采取病证结合的研究模式研制出的中成药消栓颗粒,被批准的适应证范围仅限于中风病的气虚血瘀证,在一定程度上降低了补阳还五汤的临床应用价值。因此证候类中药的研究模式应当从借鉴化药的病证结合模式转化到符合中医诊疗理念的证病结合模式。其研究应当在明确证候诊断的前提下确定可以反映同一证候特点的不同疾病来进行研究,即在同一个证候下选择若干个疾病进行新药研究。证候的选择应当具有代表性,既要临床常见又要容易辨识;疾病的选择需要充分参考前期证候学研究基础,所选择的若干疾病需病因病机相似,预后转归相仿,以便于访视点及疗程的统一设定,使得临床观察具有可比性。例如本团队针对气虚血瘀证进行证候类新药研究,即选择中风病、冠心病、糖尿病肾病来进行研究,此三种疾病病因病机相似,均为慢性病程,且气虚血瘀证为此三种疾病的常见证候,符合证病结合模式的要求。再如:本研究团队还进行了针对肝郁化热证的证候类中药新药研究模式的探索,选择了偏头痛、焦虑症、失眠三种疾病开展研究,取得了较好的结果。

二、证病结合模式研究中证候诊断标准的确立

病证结合模式的中药新药研究中将疾病的因素纳入了诊断标准,而证候诊断仅限于特定疾病的特定证候。如在证病结合模式下进行中药新药研究,现有的证候诊断标准存在不够全面的问题,缺乏基本或常见证候的诊断标准研究。考虑到西医疾病由于其发病机制及临床特点的不同,其证候分布特征也存在差异,同一个证候在不同疾病中除核心共性症状外还会出现特异性表现,如脑梗死的气虚血瘀证会出现肢体肿胀、肢体瘫软、肢体麻木,冠心病的气虚血瘀证胸闷、气短等症状更为明显,糖尿病肾病的气虚血瘀证会出现肌肤甲错等特异性症状。因此,我们认为在证病结合模式下针对证候类中药,其证候诊断标准的确立,当以证候为中心,兼顾疾病的不同特点,形成共性证候诊断标准。

首先,核心证候诊断标准需确立,此核心证候诊断标准即单纯的证候诊断标准,暂不考虑病(包括中医和西医的病)的特性;其次,根据所选择的纳入临床研究的疾病,充分考虑其西医病理因素,总结证候在疾病中的不同特异性表现,将其纳入诊断标准中。形成"证"+"病"的诊断模式,以证候为核心,以疾病为外延,逐渐将外延放宽,纳入疾病因素,丰富诊断标准。在上述研究思路基础上,本研究团队重点对气虚血瘀证和肝郁化热证进行了证候诊断标准确立方法的探讨,具有一定可行性。

研究案例：

本研究组进行了肝郁化热证的证候诊断量表的研制,目标是研制跨越疾病层面的普适性证候量表,所以在证候量表研制的各环节尽可能地降低基础疾病、背景疾病对证候的影响,减少证候的症状是某些病种特定的症状的情况。为了达成这个目标,我们从文献资料收集、专家选择以及患者临床信息采集这3个阶段都充分考虑到普适性证候量表的要求。编制的《肝郁化热证证候诊断量表》具有较好的敏感度、特异度和判断准确率,具有一定的临床科研实用价值,可为今后更进一步地探讨证候类新药临床研究所需标准的研制提供参考。

诊断量表研制过程：

1. 明确研究目的,设立研究工作组

(1)研究目的：以肝郁化热证为例,探讨与疾病缺乏——对应关系的证候,即部分临床常见的脱离疾病而被广泛独立应用的证候的诊断量表的研制方法。

(2)研究工作组：本项研究的研究工作组以北京中医药大学创新团队发展计划之脑病中医临床评价研究团队为人员基础,研究工作组核心成员有5位,包括中医内科主任医师1名、临床循证研究专家1名、统计学博士1名、中医内科学博士2名。

2. 形成条目池,确定条目的形式、回答选项及专家资质,完成调查

(1)形成条目池：本研究工作组采用文献回顾法形成条目池,较为系统全面地检索、统计和分析了与肝郁化热证相关的文献。

1)资料来源与检索方法：电子检索中文医学文献数据库：中国知识资源总库(CNKI)(1979—)、中国生物医学文献数据库(CBM)(1978—)、维普数据库(VIP)(1989—)、万方数据库(1982—)。检索截止日期：2013年9月。检索词包括：肝经郁热、肝郁化热、肝郁化火、肝火上炎、肝阳亢盛、肝郁气滞、肝气郁滞,共7个关键词。下载并阅读所检索到文献的题录,根据纳入标准纳入相关文献并下载其全文,构成产生肝郁化热证证候诊断量表电子数据库来源条目的文献库。

2)纳入标准：以肝郁化热或其近义词为主要研究内容的临床研究。根据相关文献的定义,临床研究指任何在人体(病人或健康志愿者)进行药品的系统性研究或其他干预措施,以证实或揭示试验用药品或其他干预措施的作用、不良反应及/或试验用药品的吸收、分布、代谢和排泄,目的是确定试验用药品或其他干预措施的疗效与安全性。

3)排除标准：①以肝郁化热证为兼夹证候而不是主要研究证候的文献。②重复文献。

4)资料提取及分析方法：应用Note Express 2标准版(版本2.8.1.2024)文献管理软件,进行统计与分析。同时建立Excel资料提取表。提取表内容为文献题目、所涉及疾病、证候诊断标准。

5)检索结果：共检索出相关文献964篇。排除库间重复发表文献660篇,共有304篇。其中①理论探讨/经验总结/综述类文献45篇;②文献分析类文献3篇;③横断面研究类文献3篇;④动物实验类文献7篇;⑤方法学研究类文献5篇;⑥临床研究类文献241篇。在临床研究的241篇文献中,排除以肝郁化热证为兼夹证候而不是主要研究的文献28篇,剩余文献213篇。排除掉不能获得全文的文献8篇。最终进入构成产生肝经郁热证证候诊断量表电子数据库来源条目的文献库。文献库内包含文献全文205篇。

6)条目池的产生：根据检索出来的文章,通过记录肝郁化热证以及肝郁化热证常见病种在不同诊断标准中各症状和体征的出现频次,将出现频率大于6次以上的症状或体征纳入备选条目池。共纳入 34 个症状和体征。

这 34 个症状和体征可以按照肝郁化热证表现出的证候特点分为以下 3 个部分:①情志障碍:易怒、心烦、急躁、烦躁、症状随情志变化、善郁、善太息;②肝经循行部位上的不适:头痛、口苦、目赤、胸闷、面红、胁胀、胁痛、胸胀、胸痛、胃痛窜攻胁背、头胀、乳房胀、乳房痛、小腹胀、咽干、口干、脘闷不舒、纳少、嗳气、反酸、嘈杂;③全身症状:便秘、尿黄、眠差(入睡困难、睡而易醒、彻夜不眠、多梦、晨起困乏、白天精神差)、舌红、苔黄、脉弦。

(2)确定条目的形式、回答选项及专家资质,完成调查:诊断量表的形成需要借助主观法条目筛选法和客观法条目筛选法。所以我们先后设计 2 套调查问卷,分别针对专家和患者两个群体采集信息。

1)专家调查问卷条目形式及回答选项的确定与调查:①预调查专家问卷阶段:根据前期文献回顾所产生的 34 个条目,针对肝郁化热证的诊断量表,课题组研制了《肝郁化热证证候诊断量表专家问卷》预调查稿以进行专家意见的收集。问卷主要包括专家对证候诊断性指标重要性的判断。重点关注了专家对问卷形式上的意见,最终形成正式版《肝郁化热证证候诊断量表专家问卷》。②正式专家问卷阶段:正式专家问卷重点在于专家对问卷内容上的意见,即肝郁化热证诊断相关条目重要性的判断。研究工作组于 2013 年 12 月采用邮寄问卷的方式在全国范围内进行了《肝郁化热证证候诊断量表专家问卷》定稿的专家问卷调查。共有 15 家单位的专家参与调查,涉及北京、河南、天津、贵州、浙江、四川、安徽、广州、山东等地。参与问卷调查的专家均为中华中医药学会内科分会第六届委员会常务委员,共有 15 人,均为主任医师。15 位专家对列出的 34 个条目进行肝郁化热证证候诊断重要性的判断,非常不重要为 0 分,比较不重要为 1 分,一般重要为 2 分,比较重要为 3 分,非常重要为 4 分。34 个条目的平均值为 2.623 8,标准差为 0.637 12。34 个条目只有胸痛这 5 个条目(便秘、嘈杂、反酸、胸痛、纳少)分数的均值小于 2 分,被认为是达不到一般重要的标准的,而其他 29 个条目平均分都大于 2 分。

2)患者信息采集表条目形式及回答选项的确定与调查:患者临床信息采集表的产生:根据前期文献回顾所产生的 34 个条目及由专家问卷而来的部分补充信息,针对肝郁化热证的诊断量表,研究工作组研制了《肝郁化热证诊断量表患者临床信息采集表》以进行临床数据的采集。

患者临床信息采集表的调查与回收:研究工作组在 2013 年 11 月至 12 月期间在北京中医药大学东直门医院范围内进行患者临床数据的采集。研究组拟采集 200 例患者信息,即采集到合格的 200 例病例为止。依据调查问卷的数目 5~10 倍于所调查的条目,本研究选择 5 倍于条目数,即 34×5=170,根据计算出的样本量结合临床实际可操作性,计划收集 200 例患者信息,故调查问卷的样本量定为 200 例。临床实际操作过程中尽量对肝郁化热证患者与非肝郁化热证患者拟按照 1∶1 的比例进行搜集。

调查结果:研究工作组共完成了 208 例患者临床信息的采集,剔出不合格的 8 例,共有 200 例合格问卷。合格率 =200/208=96.15%。这 200 例患者临床信息的采集表提供的数据均可用于肝郁化热证证候诊断量表的研制。将这 200 例患者的临床信息录入诊断量表患者信息数据库,并进行分析统计。

一共 200 例患者,其中:①性别:男性 57 位(28.5%),女性 143 位(71.5%)。②年龄:最大患者 83 岁,最小患者 15 岁,平均年龄为 46.49±17.42 岁,中位数年龄为 49 岁。③种族:

汉族患者 187 例,少数民族患者 13 例,少数民族主要为满族、回族患者。④文化程度:小学及以下学历的 13 例(6.5%),初中学历的 25 例(12.5%),高中及中专学历的 49 例(24.5%),大学本科及大专学历的 64 例(32.0%),硕士研究生学历的 46 例(23.0%),博士研究生学历及以上的 3 例(1.5%)。⑤病程:病程最短的 0.1 个月,病程最长的 360 个月,病程中位数为 12 个月,平均病程 31.62±49.59 个月。病程的标准差大于平均值,意味着该组资料离散程度较大。

200 例患者中,有 116 例肝郁化热证患者,84 例非肝郁化热证患者。调查共涉及 85 种西医诊断,56 种中医诊断,涉及心内科、肾病内分泌科、脑病科、脾胃科、妇科、外科、皮科、骨伤科、眼科、耳鼻喉科、针灸科等科室的所属病种。涉及病种相当广泛,不局限于特定科室和特定病种,达到本研究的目的是针对跨越疾病层面的证候诊断和证候评价。

3. 条目筛选及分析 目前条目筛选的方法一般分为主观筛选法和客观筛选法。我们采用了专家问卷法、区分度法和相关系数法三种方法。

(1)三种条目筛选方法

1)专家问卷法:15 位专家对列出的 34 个条目进行肝郁化热证证候诊断重要性的判断,非常不重要为 0 分,比较不重要为 1 分,一般重要为 2 分,比较重要为 3 分,非常重要为 4 分。算出平均分后,将超过均数 2(即一般重要)的条目作为肝郁化热证诊断性指标的条目进行保留。专家意见平均分低于 2 分以下的共有 5 个条目,它们是:胸痛、纳少、反酸、嘈杂和便秘,保留 29 个条目。

2)区分度法:使用显著性检验来筛选条目。采用卡方检验的方法,观察某一条目在肝郁化热证患者与非肝郁化热证患者 2 组之间的分布有无显著性差异。53 个临床信息可删除:纳少、睡而易醒、彻夜不眠、畏寒肢冷、舌淡有齿痕、脉沉迟、舌质淡黯、舌苔白、倦怠乏力等 9 个临床信息,保留 44 个临床信息。

3)相关系数法:将 53 个条目与医生判断是否为肝郁化热证这两者做 Spearman 相关性分析。将 $P>0.05$ 的条目删除,故纳少、睡而易醒、彻夜不眠、畏寒肢冷、舌淡有齿痕、脉沉迟、舌质淡黯、舌苔白、倦怠乏力等 9 个临床信息被删除,保留 44 个临床信息。

(2)综合以上三种条目筛选法筛选条目的结果:经 3 种条目筛选法筛选条目后,3 种方法均可保留的条目有:易怒、心烦、急躁、烦躁、症状随情志变化、善郁、善太息、头痛、口苦、目赤、胸闷、面红、胁胀、胁痛、胸胀、胃痛窜攻胁背、头胀、乳房胀、乳房痛、小腹胀、咽干、口干、脘闷不舒、嗳气、尿黄、入睡困难、多梦、晨起困乏、白天精神差、舌红、苔黄、脉弦、眩晕、双目干涩、头晕、舌边尖有泡沫、舌苔腻、胸胁胀满、大便干、小便清长共 40 个临床信息。

4. 赋权 将筛选后的 40 个临床信息进行 Fisher 判别。

前期研究结果表明,相较于等权赋权法和专家经验赋权法而言,Fisher 判别和 Logistic 判别造模赋权方法建立的诊断模型更适用于中医证候诊断量表条目的赋权。本研究这里采用 Fisher 判别造模赋权方法。由 Fisher 判别得到的肝郁化热证的非标准化的典则判别函数是:Y=0.846×烦躁 +0.591×口苦 +0.543×胁胀 +0.447×眠差之白天精神差 +0.986×舌红 +0.935×苔黄 +0.527×脉弦 +0.611×双目干涩 +(-3.313)。

使用肝郁化热证的非标准化的典则判别函数所产生的数据与医生判断的数据绘制 Fisher 判别诊断肝郁化热证 ROC 曲线(Receiver Operator Characteristic Curve,受试者工作特性曲线)。请见图 9-3。

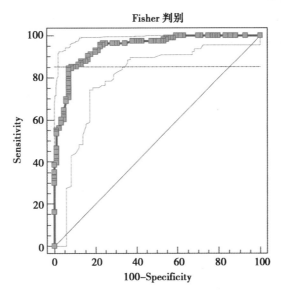

图 9-3　基于临床数据的 Fisher 判别诊断肝郁化热证的 ROC 曲线

注:该 ROC 曲线下面积为 0.943。

5. 界值的确定　通过图 9-3 基于临床数据的 Fisher 判别诊断肝郁化热证的 ROC 曲线来确立诊断模型的诊断界值,然后根据实际需要将诊断模型的判别系数权重和诊断阈值取整,作为量表条目的最终权重和诊断阈值。通过 MedCalc 软件计算,敏感度和特异度两者之和最大时的界值是 0.045 4,这时 Youden 指数为 0.773 4,相应的敏感度为 84.48%,特异度为 92.86%。

6. 量表构造成型　根据诊断模型 ROC 曲线分析的诊断临界值对应数据计算每一个诊断临界值对应的 Youden 指数,选取 Youden 指数最大时的诊断临界值作为证候诊断成立的界值。

为量表使用方便,将调整后的界值 3.358 4 设定为 30 分,即扩大了 8.93 倍,相应各个条目等比扩大 8.93 倍,再四舍五入进行赋分。

综合以上内容,肝郁化热证证候诊断量表表达如下,请见表 9-7。

表 9-7　肝郁化热证证候诊断量表

症状	无	有	单项得分
1. 烦躁	0	7.5	
2. 口苦	0	5.0	
3. 胁胀	0	5.0	
4. 双目干涩	0	5.5	
5. 眠差之白天精神差	0	4.0	
6. 舌红	0	9.0	
7. 苔黄	0	8.0	
8. 脉弦	0	5.0	
达到 30 分肝郁化热证证候即成立			总分:＿＿＿＿

7. 量表的性能评价　将所采集的 200 例患者的临床信息回代到肝郁化热证证候诊断量表,得到一份由诊断量表判断的患者是否辨证属于肝郁化热证的数据。通过该数据,计算出肝郁化热证证候诊断量表的各项相关指标。①敏感度为 93.91%;②特异度为 92.94%;③判断准确率为 93.50%;④阳性似然比为 13.30;⑤阴性似然比为 0.065;⑥阳性预测值为 94.74%;⑦阴性预测值为 91.86%,结果令人满意。

综合以上研制诊断量表的 7 个步骤,可以说我们以团队前期在编制《缺血性中风证候要素诊断量表》时总结的方法和经验,研制出的《肝郁化热证证候诊断量表》性能令人基本满意。

《肝郁化热证证候诊断量表》是在团队前期量表相关研究的基础之上研制而成的,有较为坚实的理论基础和实践经验。每一个环节都选用能够做到的最为规范的方法,特别是在量表研制的关键环节,我们都恪尽规范。例如,在形成条目池的过程中,我们采用的是文献回顾法,借用国际上指导系统综述(Systematic Review)写作的 PRISMA 声明中推荐的系统综述各阶段信息收集流程,完成了肝郁化热证相关文献的检索。对如何检索、如何筛选、如何纳入和排除都进行了清晰的说明,每一个环节都有据可循。本次诊断量表研制的 7 个环节是在量表具体实施之前就设计完成的,环环相扣,并且在实际操作的过程中严格记录信息采集的流程,做到了数据的可溯源性,保证了本次研究的质量和科学性。

三、证病结合模式研究中的疗效评价方法的选择

目前应用的证候评价方法有四级标准法、量表法等方法。四级标准法是以证候计分的形式进行疗效评价,其内容由若干症状组成(一般被分为主症项和次症项),症状可按无、轻、中、重分为四级,赋予相应分数,并作为干预前后疗效判定的依据。但此种评价方法并没有将证候的诊断与评价进行区分,且证候计分的分级级差目前仍没有统一的标准。因证候具有"恒动性",故而不能简单以非此即彼的定性方法来区分,还要依赖定量分析,所以通过量表法来评价临床疗效,更能适合体现以证候表现的软指标为主要证据的中医诊疗过程。本研究团队主张明确诊断量表和评价量表两个不同的概念,将证候的诊断和评价两者区别开来,建立了证候量表研制方法与研究模式。包括将专家问卷调查与临床信息采集同步进行、传统德尔菲法与数据挖掘技术有机结合、借鉴吸收诊断学试验方法和心理测量学方法的中医证候量表研究方法;创立中医证候诊断量表 4+1(4 位医师 +1 位患者)临床验证新模式,以及边研究、边验证、边推广的中医证候量表推广应用新模式。率先按照国际认可的方法研制《基于中风病患者报告的临床结局评价量表》,并构建了包括疾病评价、证候评价和基于患者报告的结局评价的中风病病证结合评价体系;通过科学研究、临床诊疗过程及中药临床试验推广应用,创新中医病证结合评价体系成果转化、推广应用模式。

证候类中药的证候评价方法设计,考虑到中医证候和疾病间的复杂关联,疗效评价应当涵盖证候评价与疾病评价。在证病结合模式下,实现共性与个性的结合,评价证候的改善与疾病转归之间的关系。共性指中医证候评价标准的统一性,而个性指西医疾病终点指标设定的个体性。各个疾病组别应当制定统一的证候评价标准因各疾病而异分别制其疾病评价标准,可采用已在行业内得到公认的西医量表或者相关理化指标等对疾病变化进行评价,如

美国国立卫生院神经功能缺损评分（NIHSS）、生活自理能力评定 Barthel 指数（BI）、简易精神状态量表（MMSE）、西雅图心绞痛量表、尿微量白蛋白等。

对于证候类中药而言更重要的是证候评价。应当将中药干预前后证候的变化作为主要评价指标，而疾病的变化应当作为次要评价指标。而且中医证候观察是中药新药研究的技术关键，新药对证候的疗效是决定证候类新药是否可获批的关键。因此，证候类中药新药研究应当将中药干预前后证候的变化情况，例如证候平均起效时间、平均痊愈时间等与证候相关的指标作为主要疗效性观测指标。对于证候的疗效评估，为了保证证候评价的客观化，可同时采用四级标准法、量表法对证候进行评价，并可引入 PRO 量表将患者自评与医生他评相结合。量表法的使用是目前较为认可的临床疗效方法，但是因为量表编制的复杂性，目前的证候量表多针对某一疾病下的证候要素而研制，较为局限，尚无法满足临床研究中复杂证候的评价。如果使用量表法，可参照现有的量表研制方法，在临床研究前针对所研究证候及疾病先行研制量表，并经过临床验证，验证其灵敏度、特异度后，投入临床研究使用。证候的标准化与客观化研究是一项艰巨的工作，证候评价无法做到客观全面的问题亦屡屡被提及。为使得证候疗效评价更加客观以及全面，疗效评价研究中可同时使用医生评价和患者自评两种模式，以综合考虑医生的客观评价与患者的主观感受。例如 PRO 量表（患者报告的结局指标）即为突出患者主观感受的量表，可以将其引入到证候类中药新药疗效评价的体系中来，或根据其思路制定相关的量表，对证候疗效进行评价，例如《基于中风病患者报告的结局评价量表》。以此来评价证候改善时患者自我感受的变化，从而对证候类中药的临床疗效的评价做到客观、全面。证候属性演变转化，并不一定提示疾病的好转或痊愈，疾病的好转或痊愈亦不一定伴随证候属性的相应变化，证候的变化与疾病的变化之间有何关系尚需要进行分析。

研制证候评价量表，其中条目筛选是重要环节。在前期研究基础上，我们收集 15 位专家问卷数据和 140 例患者临床信息数据，通过专家问卷法、区分度法、相关系数法和克朗巴赫系数法进行条目筛选。综合 4 种方法结果，删除 4 种方法中 2 种及以上方法提示删除的条目，筛选后保留条目 21 个。基于专家共识与临床调查资料，气虚血瘀证评价量表条目筛选可结合多种统计方法进行，可为复合证候评价量表研制提供借鉴。

四、证病结合模式研究中的疗程设定问题

中医证候的动态变化与临床试验的要求相对稳定之间存在矛盾。有些证候的阶段性特点非常明显，如外感风寒证易迅速入里化热，气虚血瘀证多出现在中风病发病 1 个月左右。因此疗程合理设置十分重要。同时，疗程的设置尚需结合疾病的特点，同一个证候在不同的疾病中往往有其特异性表现，病情转归预后均有不同。如血瘀证出现在外科疾病和内科疾病中时，其病因病机并不相同，疗程亦不可一概而论。证候类新药研究可采用动态疗程，可以在综合考虑证候因素与疾病因素的基础上，通过前期预实验探索疗程的上限与下限，依据证候疗效评价标准，在服药过程中达到临床痊愈标准，即中医临床症状消失或基本消失，即可停药。但痊愈标准的设定仍需商榷，目前较为通用的是按照尼莫地平法，疗效指数 =（疗前总积分 − 疗后总积分）/疗前总积分 × 100%，证候积分减少≥95%，停止观察。但是证候是动态变化的，尚需考虑在疗程内出现证候转化需要停药的问题，因此可设定一个证候要素诊断量表形式的证候判定标准，在证候出现转化不适合继续服药时停药。如：本研究团队在

进行气虚血瘀证的证候类中药新药研究探索中,采用动态疗程的设定方法,发现冠心病组疗程最短,其次为脑梗死,而糖尿病肾病疗程最长,与临床实际十分吻合,也进一步表明相同的证候在不同疾病中的内在病机定位不同,值得深入研究探讨。

五、证病结合模式研究中的安全性指标的设置

证候类中药新药主要疗效性指标应当是证候的改善,次要疗效性指标是疾病的变化,还应当将与疾病变化密切相关的一些指标例如血压、血糖、心脑血管事件等作为安全性指标,观察证候改善后疾病的变化。与此同时应当关注患者服用药物后出现的证候变化,是否出现证候不良事件,例如患者服用补气药物后是否"上火"而出现口舌生疮、便秘腹胀等症状,患者服用泻下药物是否出现纳呆、胃脘冷痛等苦寒伤胃的症状。因此,安全性指标的设置应当同时考虑证候不良事件与疾病不良事件,对证候和疾病进行综合评价。

六、证病结合模式研究中的对照组的设置

对照组的设置应根据研究目的而确定。对照药的选择是关系到临床试验的质量的一个重要环节。如果仅是评价或回答中药干预证候是否可以改善证候,在符合伦理要求的基础上可以设置对照组为中药模拟剂。根据涉及的疾病情况,可以采用加载试验的研究设计,也可以采用单一药物的随机对照设计。

如需要比较证候类中药新药与已经上市的针对证候的中成药的效果,在证病结合的模式下,纳入临床研究的不同疾病可以均使用同一种药物来进行对照,如针对脾气虚证的中药新药可以将四君子丸作为对照药物,针对血虚证的中药新药可以将八珍颗粒作为对照药物。如需要比较证候类中药新药与已经上市的针对疾病的中成药的效果,则针对不同疾病设置不同药物来进行对照,如研究针对气虚血瘀证的中药新药,对照组中风病可选用消栓颗粒或脑安胶囊做对照药,冠心病可选用通心络胶囊做对照药。

七、证候类中药研究中生物学指标采集时点的选择

针对证候进行新药的研发,核心对象是证候的变化,因此生物学指标的采集时点应当打破化药的采集模式,寻求在证候的拐点进行生物学标本的采集,以动态观察证候的变化与生物学指标的变化的关系。

中医药的发展不仅需要溯源求本,更加需要开拓创新,证候类中药新药理念的提出便是中药新药研发的一大创新,虽然其研究方法仍在探索之中。要改革创新,便必须打破常规,挣脱化药固有研究模式的束缚,建立可体现中医特色与精髓的新模式。

(高　颖)

第三节　气滞血瘀证中药新药临床试验研究

一、气滞血瘀证候研究现状

气滞血瘀证是气血同病的常见临床证候之一,指的是气机郁滞导致血行受阻的病理表现。凡气血流经之处,均为气滞血瘀证可发病的部位,故而《杂病源流犀烛》用"诸变百

出"来形容气滞血瘀涉及病位和病种的广泛性。气滞血瘀证涉及人体多个系统和学科的疾病,与抑郁症、冠心病、糖尿病、高血压、疼痛等疾病的发生发展密切相关,直观表现为各种痛症和痹证。由于气滞血瘀证涉及现代医学的多个学科和多种病证,是临床多种疾病的共同证候,是研究和防治复杂疾病的切入点,因此气滞血瘀证候客观化研究是当前中西医结合研究的热点。理论上气滞的发生早于血瘀,是血瘀形成的重要病理因素之一,"气为血之帅",由于血液、体液需要借助于气的推动力量运行全身,气机阻滞则血行不利,瘀血阻滞经络,反过来进一步加重了气滞的现象。近几十年来,国内外许多研究者进行了气滞血瘀证的临床和实验室研究,并部分揭示了气滞血瘀证与疾病、病理生理学的相关性。许多活血化瘀的方剂如血府逐瘀汤、桂枝茯苓丸、当归须散等已被证明对多种气滞血瘀疾病疗效显著,活血化瘀方剂对血液流变学、血栓、炎症和内皮衍生血管活性因子的影响有了一定的研究进展。经过研究者们多年的努力和探索,目前气滞血瘀证候的研究已经取得了一定的成就,多种生理化学指标和蛋白组学指标已被证实与气滞血瘀证候具有相关性,为气滞血瘀证本质研究提供了参考意见。但是目前的研究仍存在许多的不足之处,大多数评价指标缺乏特异性和敏感性,对于该指标在气滞血瘀的证候演变中的参与机制并不清楚。多病种之间难以进行指标的差异性研究,关于同证候不同病种的研究较少,无法建立统一的气滞血瘀诊断标准和疗效评价标准,此种现状不利于气滞血瘀证候研究的发展。因此探索科学合理的证候诊断方法,建立符合临床实践的证候诊断标准,对于规范证候研究具有重要的指导意义。国家食品药品监督管理总局药品审评中心于 2012 年启动了"证候类中药新药疗效评价方法研究"并列入国家中医药公益行业科研专项,课题编号:201207009。本次研究为公益行业专项的临床实践之一,旨在已有证候研究方法的基础之上,运用文献挖掘的方法对气滞血瘀证候分布规律进行探索,制定相关诊断标准和疗效评价方法。在"异病同治"辨证思维的指导下,通过丹红化瘀口服液对同证候系不同疾病的随机对照试验,对气滞血瘀证候进行舌象、脉象、眼底图像的客观化采集和评价,分析气滞血瘀证候的特征和内部关联性,评估该方法用于中医证候客观化研究的可行性,为日后的证候研究提供参考意见。

二、病种和研究用药选择的原因

(一)文献检索的资料与方法

1. 资料来源 为向本次临床实践的研究者提供客观性依据,在进行临床方案设计之前对气滞血瘀相关文献进行检索,并结合本次研究特点进行分析。应用计算机检索 2006—2016 年公开发布于 CNKI、中国学术期刊全文数据库及万方数据库中的期刊和硕博士文献。本次文献检索以气滞血瘀证候为中心,根据研究目的制定检索策略,检索分为几个步骤进行:①对气滞血瘀证候的主要症状和体征进行采集,分别以"气滞血瘀""气滞血瘀证""气滞证""血瘀证"作为搜索主题词,了解症状分布规律。②围绕典型症状进行检索,以"痛证""疼痛""辨证""分型""证型"为主题词,了解疾病和证型分布情况。③围绕已筛选出的研究病种进行检索,以"原发性痛经""原发性头痛""视网膜静脉阻塞""气滞血瘀"作为主题词,了解 3 个研究病种中药方剂使用情况。为避免遗漏,在检索同时补充"医案""个案""医话"等主题词。④在已初步筛选的原发性痛经、原发性头痛的文献中选择涉及血府逐瘀汤的 RCT 研究。将符合纳入标准的文献进行整理和分析。

2. 文献纳入标准　①包含完整的证型名、病名、药物名、方剂名；②公开发表于 2006—2016 年的正规期刊文献；③符合气滞血瘀证或痛症的中医诊断标准；④所运用的方剂种类包含经方、自拟方剂、成方；⑤中药剂型不限；⑥包含医话、医案和个案；⑦方剂须罗列详细药物组成。

3. 文献排除标准　①治疗手段不以中药方剂为主的文献；②重复发表的论文，或同一研究团队针对相同研究对象发表多篇相近领域的论文，仅取其中 1 篇；③理论探讨文献、综述和系统评价、动物研究试验；④病例重要信息缺失、无病名、无辨证分型的文献。

4. 数据的预处理　原始文献由于其来源复杂，研究者的水平有较大差异，因此对于证候名称、疾病名称、方剂名、药物名称等各不相同。同一证候可能应对多种疾病，同一方剂组成可能有不同的自拟方命名，中药由于产地和用药部位不同也有不同的名称。故而在数据录入之前要先进行预规范化处理，是保障数据挖掘的前提。

（1）病名的预处理：中医病名、证型名称参照中医内、外、妇、儿学（全国统编教材，第 6 版）进行处理。在以上教材中未涉及的中西医病名的处理尽量遵照原始资料。

（2）证型的预处理：证型部分是参照《中华人民共和国国家标准·中医临床诊疗术语》予以规范，证型一般根据病机来命名。处理原则以原始记录为依据，八纲、脏腑、卫气营血辨证为标准，进行统一处理并归纳。

（3）方剂名的预处理：参照《中医方剂大辞典·精选本》及《方剂学》（全国统编教材，第 6 版）。方剂名包括成方和加减方，成方是《中医方剂大辞典·精选本》所收录的方剂，主要是成方和加减方的统一。加减方是在成方的基础上进行加减，范围内的加减方归为成方，如果加减频次超过成方，即归为自拟方。

（4）中药名的预处理：参照《中华人民共和国药典》和全国统编 6 版教材《中药学》内容予以规范，处理主要涉及以下几个方面：①中药别名俗称：如云苓和川苓都写为茯苓；②中药合写：如二地包括生地、熟地，二术包括苍术和白术；③加工或炮制以后的名称：如大黄和酒大黄统一为大黄；④药名书写不规范：如羚羊角写作野零羊角，统一为羚羊角。

5. 数据库　数据库的创建使用 SPSS Statistics 25.0 软件，需要进行数据分析的变量以二分类变量的形式表达并建立与之相对应的数据表，每个疾病名、药物名、证候名、方剂名都是一个独立的变量，将每个独立变量赋值为 1，未出现的则赋值为 0，如气滞血瘀用药中使用红花者标记为"1"，未使用者标记为"0"。

（二）文献检索结果

1. 病种分布　在对痛症进行检索得到的 1 015 篇文献中，567 篇文献涉及 48 种中医病名，716 篇文献涉及 140 种西医病名。反映了临床上多常用西医辨病与中医辨证相结合来进行遣方用药。在文献调研基础上对通过频数分析发现，痛症涉及全身多处部位和多个系统的疾病，痹证位列痛症中中医病名首位，位于西医病名首位的是慢性胃炎。痛症疾病分布情况见图 9-4 及表 9-8。

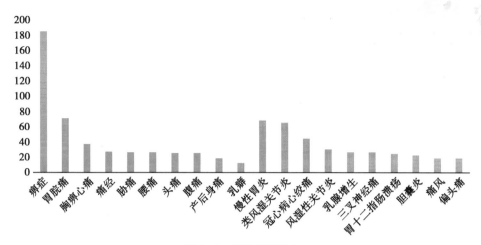

图 9-4　痛症疾病分布

表 9-8　痛症疾病分布

中医病名	频数	百分比（%）	西医病名	频数	百分比（%）
痹证	186	18.33	慢性胃炎	69	6.80
胃脘痛	72	7.09	类风湿关节炎	66	6.50
胸痹心痛	38	3.74	冠心病心绞痛	45	4.43
痛经	28	2.76	风湿性关节炎	31	3.05
胁痛	27	2.66	乳腺增生	27	2.66
腰痛	27	2.66	三叉神经痛	27	2.66
头痛	26	2.56	胃十二指肠溃疡	25	2.46
腹痛	26	2.56	胆囊炎	23	2.27
产后身痛	19	1.87	痛风	19	1.87
乳癖	13	1.28	偏头痛	19	1.87

2. 证候分布　对痛症文献进行拆分处理共获得证型 241 个,总的频数为 1 450 次,位列首位的证型为气滞血瘀证,其次为风寒湿痹证和瘀血阻络证。见图 9-5 及表 9-9。

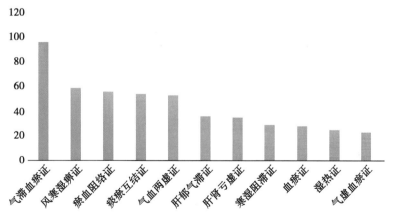

图 9-5　痛症主要证型分布

表9-9　痛症主要证型分布

证型	频数	百分比（%）	证型	频数	百分比（%）
气滞血瘀证	98	6.75	肝肾亏虚证	35	2.41
风寒湿痹证	60	4.13	寒湿阻滞证	29	2.00
瘀血阻络证	58	4.00	血瘀证	28	1.93
痰瘀互结证	54	3.72	湿热证	25	1.72
气血两虚证	53	3.66	气虚血瘀证	23	1.58
肝郁气滞证	36	2.48			

3. 药物频次分析、关联性分析　经过之前的文献挖掘步骤我们发现,气滞血瘀证以疼痛为典型表现,而痛症的首要证型也为气滞血瘀型,提示临床病种的选取应该围绕着痛症进行。故初步确定研究病种为原发性头痛、原发性痛经和视网膜经脉阻塞,并对3个病种的用药规律进行探索,以寻求研究用药的合理性。应用 Clementine 12.0 软件对符合纳入条件的 132 篇文献进行药物使用频次分析及关联性分析,治疗气滞血瘀证药物频次在 8 以上的药物共 32 味,其中使用频次最高的前十位药物依次是川芎、当归、红花、甘草、柴胡、赤芍、桃仁、枳壳、延胡索、香附(见图 9-6 及 9-7)。关联性分析设置最低条件支持度为 20%,最小规则置信度为 90%,获得 53 条关联规则。按支持度从高到低取前 32 条进行展示。支持度表示前后项同时出现的概率,例如"红花→川芎"的支持度最高,支持度表示红花和川芎同时在 132 篇文献中出现的频率是 81.06%,置信度表示药物组合在前项是红花的条件下,后项是川芎的概率为 92.75%。置信度为 100% 则说明在药物组合中有了前项,后项一定存在。

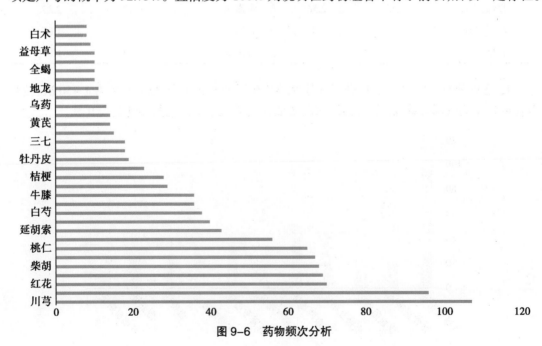

图 9-6　药物频次分析

如表9-10及图9-8所示,支持度最高的药物组合为红花→川芎,其次为柴胡→川芎、当归–川芎→红花、红花–当归→川芎、柴胡–当归→红花等,置信度最高的药物组合为枳壳→柴胡,其次为桃仁–红花–当归→川芎、赤芍–红花→川芎、赤芍–红花→当归等。综合支持度和关联度可知,三个病种气滞血瘀证候最常使用的药物组合为川芎、当归、红花、桃仁、柴胡、枳壳,药物核心组合为血府逐瘀汤。

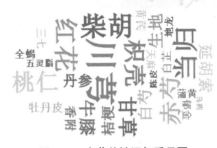

图9-7　中药关键词权重云图

4. 方剂频次分析　对132篇中出现频次≥2次以上的方剂进行频次分析发现,血府逐瘀汤在所有方剂中出现频次最高,占比27%(涉及文献33篇),其次为柴胡疏肝散,占比6%(涉及文献8篇),丹红化瘀口服液占比5%(涉及文献7篇),所有频次在1次以下或自拟方总共占比23%(涉及文献30篇)。方剂频次分析结果提示在临床运用中药治疗气滞血瘀型原发性头痛、原发性痛经、视网膜静脉阻塞中,以运用成方和经典方居多,其中血府逐瘀汤及其类方、加减方占据主要地位。方剂频次分布见图9-9。

表9-10　药物相关性分析

后项	前项	支持度/%	置信度/%	后项	前项	支持度/%	置信度/%
川芎	红花	66.99	92.75	红花	桃仁–川芎	46.60	93.75
川芎	柴胡	64.08	90.91	当归	桃仁–川芎	46.60	93.75
红花	当归–川芎	60.19	91.94	川芎	桃仁–红花	45.63	95.75
川芎	红花–当归	59.22	93.44	当归	桃仁–红花	45.63	93.62
红花	柴胡–当归	51.36	92.45	红花	赤芍–川芎	45.63	91.39
川芎	柴胡–当归	51.36	92.45	当归	赤芍–川芎	45.63	91.39
当归	柴胡–红花	50.49	94.23	川芎	桃仁–当归	44.66	97.83
川芎	柴胡–红花	50.49	94.23	红花	桃仁–当归	44.66	95.65
川芎	桃仁	48.54	96.00	红花	赤芍–当归	43.69	95.56
红花	桃仁	48.54	94.00	川芎	赤芍–当归	43.69	95.56
当归	桃仁	48.54	92.00	当归	桃仁–红花–川芎	43.69	95.56
川芎	赤芍	47.57	95.92	红花	桃仁–当归–川芎	43.69	95.56
川芎	柴胡–红花–当归	47.57	93.88	柴胡	枳壳	42.72	100.00
当归	柴胡–红花–川芎	47.57	93.88	当归	赤芍–红花	42.72	97.73
红花	柴胡–当归–川芎	47.57	93.88	川芎	赤芍–红花	42.72	97.73
当归	赤芍	47.57	91.84	川芎	桃仁–红花–当归	42.72	97.73

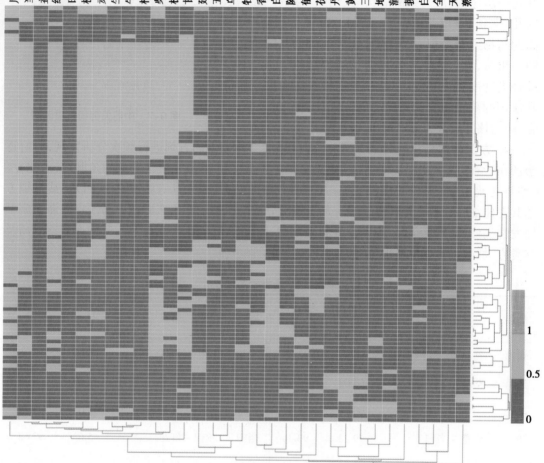

图 9-8　中药聚类分析热图

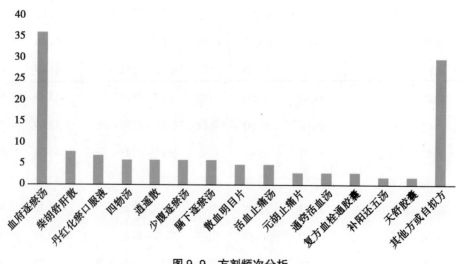

图 9-9　方剂频次分析

5. Meta- 分析

（1）原发性头痛：丹红化瘀口服液是血府逐瘀汤的加减方，但临床上除视网膜血管病变以外，直接用丹红化瘀口服液治疗原发性痛经和原发性头痛的临床文献较少，为了探索丹红化瘀口服液用于气滞血瘀型原发性痛经和原发性头痛的可行性，特对血府逐瘀汤治疗原发性头痛和原发性痛经的临床随机对照试验相关文献进行系统评价，以作为本次研究方案制定的参考依据。纳入 Jadad 评分在 7 分以上关于血府逐瘀汤治疗气滞血瘀型原发性头痛的RCT 文献共 12 篇，合并有效率进行 Meta- 分析，异质性检验 $I^2=0\%$，对同质性数据选取固定效应模型进行检测。如图 9-10 所示，所有菱形标记均位于中线右侧，表明血府逐瘀汤治疗气滞血瘀型原发性头痛的总有效率高于对照组，且疗效差异有统计学意义。根据 Meta- 分析结果所绘制的漏斗图可知，图形呈现偏态分布，非倒漏斗形态，提示可能有发表偏倚风险的存在。（见图 9-11 ）

Study or Subgroup	治疗组 Events	治疗组 Total	对照组 Events	对照组 Total	Weight	Odds Ratio M-H, Fixed, 95% CI
冯耀文2007	48	51	37	51	7.2%	6.05 [1.62, 22.63]
包晓丹2008	28	30	24	28	5.5%	2.33 [0.39, 13.88]
吴凤嘉2015	28	30	20	30	4.4%	7.00 [1.38, 35.48]
左恭宣2008	60	64	46	60	9.8%	4.57 [1.41, 14.79]
张细球2013	28	30	22	30	4.9%	5.09 [0.98, 26.43]
张继江2012	25	30	19	30	10.5%	2.89 [0.86, 9.74]
杨晓莲2012	47	50	38	50	7.6%	4.95 [1.30, 18.81]
潘立强2016	82	91	71	91	23.3%	2.57 [1.10, 6.00]
秦会生2007	26	30	18	30	8.0%	4.33 [1.20, 15.61]
置宏利2009	25	30	20	30	11.1%	2.50 [0.74, 8.50]
蔡圣军2008	36	38	30	38	5.2%	4.80 [0.95, 24.34]
邓占会2013	49	50	38	50	2.5%	15.47 [1.93, 124.30]
Total (95% CI)		**524**		**518**	**100.0%**	**4.11 [2.83, 5.98]**
Total events	482		383			

Heterogeneity: Chi² = 5.04, df = 11 (*P* = 0.93); I² = 0%
Test for overall effect: Z = 7.39 (*P* < 0.00001)

图 9-10　有效率分析

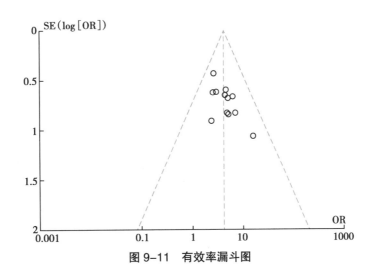

图 9-11　有效率漏斗图

（2）原发性痛经：纳入 Jadad 评分在 7 分以上关于血府逐瘀汤治疗气滞血瘀型原发性痛经的 RCT 文献共 8 篇，合并有效率进行 Meta- 分析，异质性检验 $I^2=0\%$，对同质性数据选取固定效应模型进行检测。如图 9-12 所示，所有菱形标记均位于中线右侧，表明血府逐瘀汤治疗气滞血瘀型原发性痛经的总有效率高于对照组，且疗效差异有统计学意义。根据 Meta- 分析结果所绘制的漏斗图可知，图形呈现偏态分布，非倒漏斗形态，提示可能有发表偏倚风险的存在。（见图 9-13）

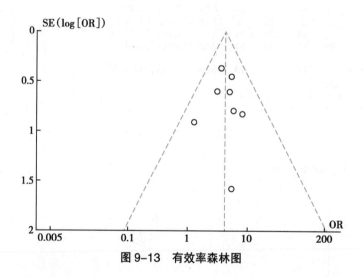

Study or Subgroup	治疗组 Events	Total	对照组 Events	Total	Weight	Odds Ratio M-H, Fixed, 95% CI
仇燕飞2015	46	50	18	20	8.3%	1.28 [0.21, 7.60]
刘苗2015	116	123	79	104	19.6%	5.24 [2.16, 12.71]
吕伟霞2013	28	30	19	30	5.1%	8.11 [1.61, 40.77]
吴金萍2014	30	35	23	35	13.2%	3.13 [0.97, 10.15]
李延付2014	87	100	65	100	33.9%	3.60 [1.77, 7.35]
王玉香2015	62	64	54	64	6.8%	5.74 [1.20, 27.36]
赵登科2016	30	30	28	30	1.8%	5.35 [0.25, 116.31]
陈嬴2006	47	51	36	51	11.3%	4.90 [1.50, 16.02]
Total (95% CI)		483		434	100.0%	4.22 [2.82, 6.33]
Total events	446		322			

Heterogeneity: Chi² = 3.25, df = 7 (*P* = 0.86); I² = 0%
Test for overall effect: Z = 6.97 (*P* < 0.00001)

图 9-12　有效率分析

图 9-13　有效率森林图

三、中医证候量表制定

经过文献阅读和筛选，按照中医异病同证原则的指导，获得明确陈列气滞血瘀证候诊断标准的临床研究文献共计 298 篇，获得气滞血瘀症状 / 体征 50 余条。为了方便中医证候量表的制作，将相近症状合并为 1 条，如"性急易怒""性情急躁""情绪激动"等均归纳为"急躁易怒"。经过对文献进行整理后发现，按照气血辨证，气滞血瘀证可以分为气滞证和血瘀证两组症状群：气滞证：以胀痛、急躁易怒、情志抑郁、胸胁胀闷、脘腹不舒、舌苔薄白、脉弦等症状为主；血瘀证：以痛处固定、肿块不移、皮肤瘀斑、青紫肿胀、舌紫暗有瘀斑、脉沉涩等症状为代表。按现代医学划分,气滞血瘀症状群主要分为舌脉症状和躯体症状。从表9-11可见,疼痛是气滞血瘀证候最突出和最典型的表现,在所有的症状和体征中出现频次最高,这提示对气滞血瘀证候进行研究应选取以疼痛为主要表现的疾病,有助于观察其典型的临床表现和变化趋势。

表 9-11　症状 / 体征分布情况

症状 / 体征	频次	百分比（%）	症状 / 体征	频次	百分比（%）
胀痛或刺痛	48	16.10	皮肤瘀斑出血	6	2.01
痛处固定	19	6.37	肢体麻木	6	2.01
急躁易怒	15	5.03	面色晦暗 / 紫暗 / 黑	5	1.67
有肿块 / 包块坚定不移	9	3.02	局部青紫肿胀	5	1.67
疼痛拒按	8	2.68	舌色紫暗 / 暗红,有瘀斑 / 瘀点	47	15.77
不欲饮食 / 渴不多饮	8	2.68	舌苔薄白 / 薄黄	6	2.01
情志抑郁 / 不舒	8	2.68	脉 / 弦 / 沉 / 涩 / 紧 / 细	45	15.10
胸协 / 脘腹胀闷不舒	6	2.01			

参考《中医临床诊疗术语证候部分》（GB/T 16751.2—1997）和2002年《中药新药临床研究指导原则》、文献调研结果及专家意见制定本次证候临床实践气滞血瘀证候中医诊断标准如下:

（1）主症:①头痛或腹痛;②眼底脉络瘀阻,或伴视物模糊。

（2）次症:气滞:①情志抑郁;②急躁易怒;③善太息;④嗳气;⑤胸胁胀满;⑥脘腹胀闷;⑦癥块时聚时散;⑧乳房胀痛;⑨经行不畅。血瘀:①痛有定处;②刺痛;③经色暗红或紫暗、有块;④面色晦暗;⑤青筋暴露;⑥皮肤瘀斑;⑦口唇紫绀。

（3）舌象:舌质紫暗或暗红、有瘀点或瘀斑。

（4）脉象:脉弦、涩、沉、滑等。

（5）眼底图像:眼底血管迂曲扩张、脉络瘀阻、眼底出血色暗红。

气滞血瘀证候诊断量表总共18个条目,其中主症条目根据轻重程度分为3级,次症条目分有、无2个等级。以上主症2项中必备1项,次症中气滞和血瘀各具备2项或2项以上,结合舌象、脉象、眼底图像即可诊断为气滞血瘀证。气滞血瘀证候诊断量表如表9-12所示。

表 9-12　中医证候诊断量表

症状		分值	症状分级计分标准
主症（原发性痛经）	腹痛		0分:无腹痛;3分:VAS 评分 <3 分,轻微腹痛,时作时止,不影响工作及休息;6分:VAS 评分 3~7 分,腹痛可忍,发作频繁,影响工作及休息;9分:VAS 评分 >7 分,腹痛难忍,持续不止,常需服用止痛药缓解
	腹痛持续时间		0分:无腹痛;3分:腹痛时间≤12 小时;6分:12 小时 < 腹痛时间≤24 小时;9分:腹痛时间 >24 小时

续表

	症状	分值	症状分级计分标准
主症（原发性头痛）	头痛		0分：无头痛；3分：VAS评分 <3分,轻微头痛,时作时止,不影响工作及休息；6分：VAS评分 3~7分,头痛可忍,发作频繁,影响工作及休息；9分：VAS评分 >7分,头痛难忍,持续不止,常需服用止痛药缓解
	头痛持续时间		0分：无头痛；3分：头痛时间≤12小时；6分：12小时 < 头痛时间≤24小时；9分：头痛时间 >24小时
主症（视网膜静脉阻塞）	视物昏花		0分：视物如常；3分：眼前有小黑影,无视物模糊或变形；6分：眼前有多个小黑影或轻度视物模糊或变形；9分：眼前有大块黑影或严重视物模糊或变形
	眼底脉络瘀阻		0分：眼底如常；3分：分支静脉阻塞,视网膜出血；6分：分支静脉阻塞,视网膜出血、渗出；9分：中央静脉阻塞,视网膜出血、渗出和 / 或黄斑水肿
次症（气滞）	情志抑郁		0分：无　　2分：有
	急躁易怒		0分：无　　2分：有
	嗳气		0分：无　　2分：有
	胸胁胀满		0分：无　　2分：有
	脘腹胀闷		0分：无　　2分：有
	有痞块时聚时散		0分：无　　2分：有
	经行不畅		0分：无　　2分：有
	太息		0分：无　　2分：有
	乳房胀痛		0分：无　　2分：有
次症（血瘀）	痛有定处		0分：无　　2分：有
	刺痛		0分：无　　2分：有
	经色暗红或紫暗、有块		0分：无　　2分：有
	面色晦暗		0分：无　　2分：有
	青筋暴露		0分：无　　2分：有
	皮肤瘀斑		0分：无　　2分：有
	口唇发绀		0分：无　　2分：有

其他症状 / 体征：请描述：_____

（1）主症：①疼痛程度：采用视觉模拟评分（visual analogue score，VAS），患者通过在长10cm 的标尺上根据自己的疼痛程度进行定点，定点处即为患者自评的疼痛程度。②视力程度：采用标准对数视力表测量。③眼底图像：采用眼底照相机采集眼底图像，由第三方眼底读片中心分析。每一主症按轻重程度计 0、3、6、9 分。

（2）次症：按照有无进行计分，有计 2 分，无计 0 分。

（3）舌、脉详细记录，不记分。

四、研究方案

（一）研究设计

多中心、随机、安慰剂对照试验。

（二）受试人群

1. 符合中医气滞血瘀证诊断标准。
2. 诊断为原发性痛经，或原发性头痛，或视网膜静脉阻塞。
3. 年龄在 18~65 岁之间（原发性痛经须在 18~30 岁之间，优先纳入月经周期规律者）。
4. 受试者知情，自愿签署知情同意书。

（三）样本量

本次临床观察预计纳入气滞血瘀原发性头痛、原发性痛经、视网膜经脉阻塞的受试者120 例，包含 20% 的脱落率，试验组：空白对照组 =1∶1。

（四）随机方法

本次试验采用中央随机化系统，受试者的分组和研究药物的分配均由中央随机系统进行安排。

（五）药物和材料

丹红化瘀口服液及其模拟剂（由广州白云山和记黄埔中药有限公司提供），规格：10ml/ 支，眼底照相机［上海国际贸易有限公司，注册号国食药监械（进）字 2003 第 2220170 号］，中医四诊仪中的舌面仪和脉象仪（上海道生医疗科技有限公司，沪械注准 20152270430）。

（六）治疗方法

试验组：丹红化瘀口服液，口服，一次 10ml，一日 3 次。
对照组：丹红化瘀口服液模拟剂，口服，一次 10ml，一日 3 次。

（七）疗程

考虑到气滞血瘀证候涉及 3 个不同的病种，根据疾病特点分别确定疗程。原发性痛经：经前 5 天开始服药，持续服用 7 天，治疗 3 个月经周期，随访 1 个月经周期；视网膜静脉阻塞：治疗 12 周，无随访；原发性头痛：治疗 4 周，随访 4 周。所有受试者治疗期间均中病即止,即症状消失或证候完全治愈,停服药物。

(八)观察指标

1. 客观评价指标

(1)舌象:评价治疗前后舌质的复常率。

(2)脉象:评价治疗前后脉象的变化。

(3)眼底图像:评价治疗前后动静脉管径变化的情况。

(4)证候特征分析:对客观采集的主症、次症进行关联性分析,聚类分析。

(5)主症消失率:疼痛消失率的定义:治疗前疼痛 VAS≥3 分,停药时为 0 分。随访1月未复发;脉络瘀阻消失率的定义:眼底检查疗前有脉络瘀阻,疗后脉络瘀阻消失;视网膜模糊定义:疗后视力恢复到发病前视力水平。

(6)次症消失率:对气滞血瘀次症进行统计,如"痛有定处"治疗前为"有",治疗后为"无",则视为该项次症消失。

2. 其他指标　VAS 评分变化,疼痛发作频率,疼痛持续时间,CMSS 量表积分,中医证候积分。

3. 疗效性指标(通过对中医证候积分进行计算)

(1)临床痊愈:中医临床症状消失或基本消失,证候积分≥95%。

(2)显效:中医临床症状明显改善,证候积分≥70% 且 <95%。

(3)有效:中医临床症状有所好转,证候积分≥30% 且 <70%。

(4)无效:中医临床症状无明显改善,甚或加重,证候积分 <30%。

注:计算公式(尼莫地平法):[(治疗前总积分 – 治疗后总积分)/ 治疗前总积分]×100%。

4. 疗效指标观测时点(见表 9–13)

5. 安全性指标及监测时点　血常规、尿常规及尿沉渣镜检、大便常规及隐血、肝功能(ALT,AST,TBL,ALP,γ–GT)、肾功能(BUN、Cr)、凝血四项(PT、APTT、TT、FIB)治疗前后各检查一次,凝血四项(PT、APTT、TT、FIB)均于入组前和治疗结束后各检查一次;已婚育龄期妇女还须在入组前进行血 HCG 检测以排除妊娠可能;随时对发生的不良事件进行记录。

(九)伦理学原则

该临床研究遵照《赫尔辛基宣言》,在临床试验开始之前通过了项目主办单位和参与单位伦理审查委员会的许可。参与试验的研究者对每位参与咨询的受试者提供了关于研究的全面信息和可能出现的风险,受试者了解后自愿签署知情同意书,并有权利随时退出研究。

(十)统计分析方法

本次试验研究的数据交由第三方进行独立统计并出具统计报告。

表 9-13　疗效指标观测时点

观测指标	观测时点					
	V1	V2	V3	V4	V5	V6
原发性痛经	基线采集和入组（-60—第0次月经前）实验室检查，VAS评分、腹痛持续时间、中医证候评分、眼底照相、CMSS量表。	第1次月经干净后（0-3天）采集VAS评分、腹痛持续时间、中医证候评分、眼底照相、CMSS量表。	第2次月经干净后（0-3天）采集VAS评分、腹痛持续时间、中医证候评分、眼底照相、CMSS量表。	第3次月经干净后（0-3天）实验室检查，采集VAS评分、腹痛持续时间、中医证候评分、眼底照相、CMSS量表	（V4腹痛需在第4次月经干净后0-3天进行）进行随访，采集VAS评分、腹痛持续时间、中医证候评分、眼底照相、CMSS量表。	/
原发性头痛	筛选期：基线采集和入组 实验室检查，采集头痛程度（VAS评分）、头痛发作次数、头痛发作天数、中医证候评分、眼底照相。	治疗第1周 采集头痛程度（VAS评分）、头痛发作次数、头痛发作天数、中医证候评分、眼底照相。	治疗第2周 采集头痛程度（VAS评分）、头痛发作次数、头痛发作天数、中医证候评分、眼底照相。	治疗第3周 采集头痛程度（VAS评分）、头痛发作次数、头痛发作天数、中医证候评分、眼底照相。	治疗第4周 实验室检查，采集头痛程度（VAS评分）、头痛发作次数、头痛发作天数、中医证候评分、眼底照相。	V5期头痛VAS为0者，结束后第4周进行随访）采集头痛程度（VAS评分）、头痛发作次数、头痛发作天数、中医证候评分、眼底照相。
视网膜静脉阻塞	筛选期：基线采集和入组 实验室检查，采集眼底照相、眼底荧光血管造影、眼科检查、中医证候评分。	治疗第4周 采集眼底照相、眼底荧光血管造影、眼科检查、中医证候评分。	治疗第8周 采集眼底照相、眼底荧光血管造影、眼科检查、中医证候评分。	治疗第12周 采集眼底照相、眼底荧光血管造影、眼科检查、中医证候评分。		/

五、证候客观化研究结果

因本次临床研究观察指标较多,在此仅叙述与中医气滞血瘀证候相关的客观性研究结果,重点阐述气滞血瘀受试者中医四诊信息采集情况,证候特征及其内部关联性。

(一)舌脉象

舌脉象使用中医四诊仪中的舌面采集仪和脉象采集仪进行客观化检测,仅进行组间比较,不进行病种区分。在参考人民卫生出版社教材《中医诊断学》的基础上,设定舌色"暗红""紫"属于气滞血瘀舌象,"淡红""红"属于正常舌象,弦脉、促脉、涩脉、沉脉、代脉、结脉属于气滞血瘀脉象。滑脉、虚脉、缓脉、平脉、其他脉属正常脉象。因四诊仪采集的脉象为双手,故只要受试者出现单手气滞血瘀脉象,即判定该受试者为气滞血瘀受试者,双手均为气滞血瘀脉象者,亦按1例进行统计,脉象复常要求为治疗后双手气滞血瘀脉象均消失,舌象复常要求恢复正常舌色(见图9-15)。由表9-14可知,治疗前两组受试者舌脉象异常率无显著差异,气滞血瘀典型舌象在受试者中发生率较低,主要以苔白、舌淡红为主(见图9-14),提示气滞血瘀患者不一定有气滞血瘀典型舌象,而气滞血瘀脉象的出现率较高,可考虑为较敏感的参考指标之一。由表9-15可知,治疗后对照组受试者舌象复常率和脉象复常率均高于对照组,脉象复常率组间差异有统计学意义(P<0.05)。

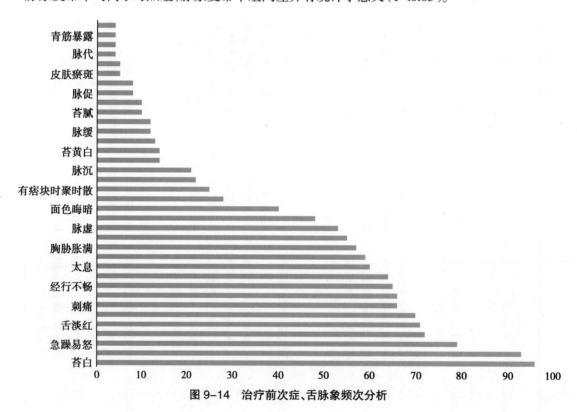

图9-14　治疗前次症、舌脉象频次分析

表 9-14 两组治疗前舌脉象异常率

体征	组别	异常	正常	异常率 /%	P 值（组间）
舌象	试验组	15	9	24.60	$P>0.05$
	对照组	10	8	18.52	
脉象	试验组	47	14	77.05	$P>0.05$
	对照组	37	17	68.52	

表 9-15 两组治疗后舌脉象复常率

体征	组别	复常	未复常	复常率 /%	P 值（组间）
舌象	试验组	6	9	40.0	$P>0.05$
	对照组	2	8	20.0	
脉象	试验组	16	31	34.04	$P<0.05$
	对照组	4	33	10.81	

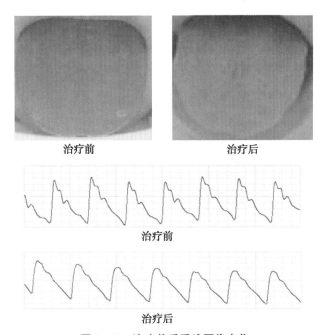

治疗前　　　　　　治疗后

治疗前

治疗后

图 9-15 治疗前后舌脉图像变化

（二）眼底图像分析

眼底图像采集由各协作医院分别采集后,统一上传到第三方平台进行读片。6 个分中心共上传 105 例受试者的眼底图像。由表 9-16 可知,组间眼底图像数据组间差异无统计学意义（ $P>0.05$ ）,但试验组治疗后与治疗前、与对照组相比静脉管径（PX）差值有统计学意义（ $P<0.05$ ）。气滞血瘀证候在眼底图像中可能表现为静脉管径的扩张、瘀血（见图 9-16）。静脉管径的前后差异表明丹红化瘀口服液可能使气滞血瘀患者扩张的眼底静脉管径得以恢复,提示视网膜图像分析可能作为判定气滞血瘀证候的客观证据和评价指标之一,但其具体机制还须进一步深入挖掘。

表 9-16　两组治疗前后眼底照相数据的比较

指标	试验组		对照组		P 值
	治疗前	治疗后	治疗前	治疗后	（疗后组间对比）
动脉管径（PX）	16.62 ± 6.17	16.35 ± 5.74	17.27 ± 5.68	17.06 ± 5.28	$P>0.05$
静脉管径（PX）	24.76 ± 8.50	24.42 ± 1.05 △	25.43 ± 8.87	25.18 ± 1.15	$P<0.05$
管径比	0.67 ± 0.06	0.67 ± 0.06	0.68 ± 0.06	0.68 ± 0.07	$P>0.05$
视盘直径（PX）	95.96 ± 34.24	94.13 ± 32.94	101.99 ± 35.45	100.42 ± 34.00	$P>0.05$

注：△与治疗前相比，$P<0.05$，差异有统计学意义

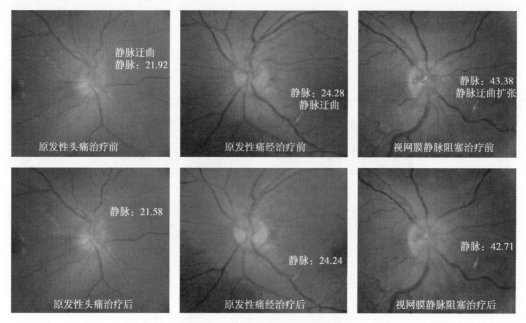

图 9-16　治疗前后眼底图像变化

（三）气滞血瘀证候聚类分析

中医四诊信息是气滞血瘀证候诊断的基础，证候在躯体外部表现为各种各样的症状和体征。不同的症状和体征的组合构成了不同证候的判断特征和依据。例如气滞证主要表现为舌苔薄白、脉弦、情志抑郁、腹胀闷等特点，而气虚证则主要表现为舌淡、苔薄白、少气乏力、自汗等特点。本次研究中根据中医证候量表及四诊仪对 115 名气滞血瘀受试者基线期中医证候进行采集，应用 SPSS 25.0 统计软件对出现频次 >4 次的 13 个次症进行聚类分析。"聚类分析"又被称为"群落分析"，是研究中医证候客观性的有效方法之一，聚类分析可将中医四诊信息根据相关程度按照"物以类聚"方法逐步合并，直至合并为一类。聚类分析可灵活地根据临床实际情况进行，有利于避免研究者辨证的主观局限性，更贴合实际研究需要，从而提高了辨证分析结果的可信度和客观度。经聚类分析得树状图（图 9-17）和热图（图 9-18）。由分析结果可以得出以下 5 个有效次症聚类群：面色晦暗 – 有瘀块时聚时散 – 脘腹胀闷，胸胁胀满 – 嗳气，乳房胀痛 – 经色暗红或紫暗、有块 – 经行不畅，刺痛 – 痛有定处 – 急躁易怒，太息 – 情志抑郁。

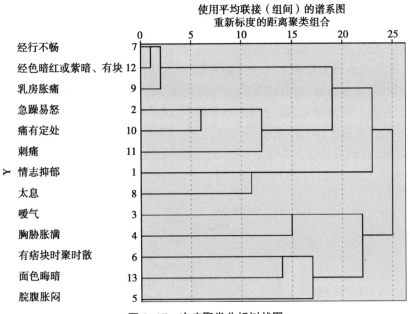

图 9-17 次症聚类分析树状图

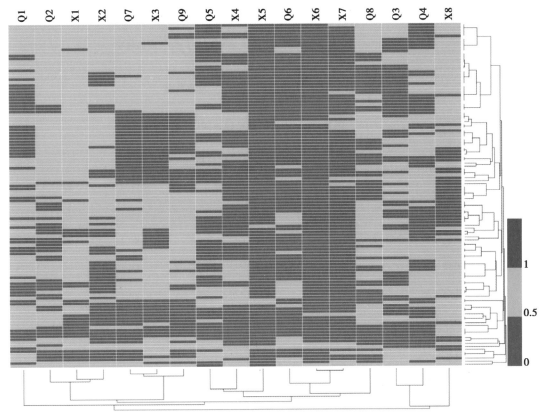

图 9-18 次症聚类分析热图

（四）气滞血瘀证候关联性分析

1. 次症关联性　应用 Clementine 12.0 软件,将出现频次 >4 次的 13 个次症采用 Apriori 算法进行关联规则分析,设置最低条件支持度为 60%,最小规则置信度为 50%,获得 30 条关联规则。置信度最高为痛有定处→急躁易怒,其次为痛有定处→经色暗红或紫暗、有块,痛有定处→刺痛,痛有定处→乳房胀痛等。支持度最高为急躁易怒→痛有定处,其次为经色暗红或紫暗、有块→痛有定处,经色暗红或紫暗、有块→经行不畅,经色暗红或紫暗、有块→乳房胀痛等,结合置信度和支持度发现,痛有定处,急躁易怒,经色暗红或紫暗、有块,乳房胀痛为气滞血瘀证候最常见的次症组合。中医证候关联性网络见图 9-19,关联性分析情况见表 9-17。

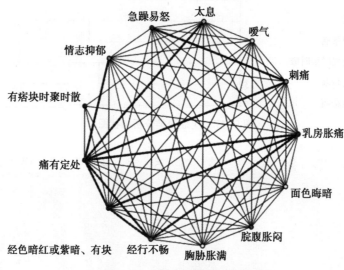

图 9-19　次症关联性网络图

表 9-17　中医证候关联性分析

序号	后项	前项	支持度 /%	置信度 /%
1	急躁易怒	痛有定处	80.17	75.27
2	经色暗红或紫暗、有块	痛有定处	80.17	66.67
3	刺痛	痛有定处	80.17	64.52
4	乳房胀痛	痛有定处	80.17	62.37
5	经行不畅	痛有定处	80.17	61.29
6	太息	痛有定处	80.17	54.84
7	情志抑郁	痛有定处	80.17	54.84
8	胸胁胀满	痛有定处	80.17	51.61
9	痛有定处	急躁易怒	68.10	88.61

续表

序号	后项	前项	支持度/%	置信度/%
10	刺痛	急躁易怒	68.10	65.82
11	经色暗红或紫暗、有块	急躁易怒	68.10	59.49
12	情志抑郁	急躁易怒	68.10	56.96
13	经行不畅	急躁易怒	68.10	55.70
14	太息	急躁易怒	68.10	53.17
15	乳房胀痛	急躁易怒	68.10	51.90
16	痛有定处	经色暗红或紫暗、有块	60.35	88.57
17	经行不畅	经色暗红或紫暗、有块	60.35	78.57
18	乳房胀痛	经色暗红或紫暗、有块	60.35	77.14
19	刺痛	急躁易怒 – 痛有定处	60.35	70.00
20	急躁易怒	经色暗红或紫暗、有块	60.35	67.14
21	经色暗红或紫暗、有块	急躁易怒 – 痛有定处	60.35	62.86
22	经行不畅	急躁易怒 – 痛有定处	60.35	60.00
23	情志抑郁	经色暗红或紫暗、有块	60.35	55.71
24	刺痛	经色暗红或紫暗、有块	60.35	55.71
25	情志抑郁	急躁易怒 – 痛有定处	60.35	55.71
26	乳房胀痛	急躁易怒 – 痛有定处	60.35	54.29
27	胸胁胀满	经色暗红或紫暗、有块	60.35	51.33
28	胸胁胀满	急躁易怒 – 痛有定处	60.35	51.33
29	太息	急躁易怒 – 痛有定处	60.35	51.33
30	太息	经色暗红或紫暗、有块	60.35	50.00

2. 舌脉象关联性 将出现频次 >4 次的 20 个舌脉象采用 Apriori 算法进行关联规则分析,设置最低条件支持度为 25%,最小规则置信度为 60%,获得 30 条关联规则。由表 9-18 可知,气滞血瘀患者舌脉象相关性置信度最高为苔白→苔薄,其次为苔白→舌淡红、苔薄→苔白等。支持度最高为脉弦 – 苔薄→苔白、苔薄→苔白、脉虚 – 苔薄→苔白等,关联系分析发现气滞血瘀证候舌脉象组合最常见为脉弦、舌淡红、苔白、苔薄。这一舌脉象特征与气滞证相符合,提示舌脉象可作为证候的参考依据之一,但与证候特征并不一定完全相等。舌脉象关联性网络见图 9-20,聚类分析热图见图 9-21,关联性分析情况见表 9-18。

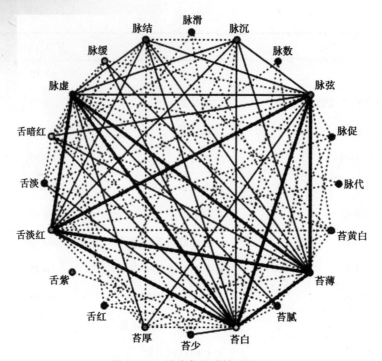

图 9-20　舌脉象关联性网络图

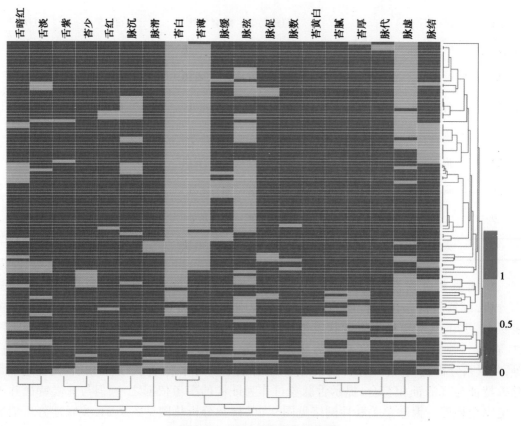

图 9-21　舌脉象聚类分析热图

表 9-18　舌脉象关联性分析

序号	后项	前项	支持度 /%	置信度 /%
1	苔薄	苔白	83.48	80.21
2	舌淡红	苔白	83.48	68.75
3	苔白	苔薄	67.83	98.72
4	苔白	舌淡红	67.83	84.62
5	苔薄	舌淡红	67.83	70.51
6	舌淡红	苔薄	67.83	70.51
7	舌淡红	苔薄 - 苔白	66.96	70.13
8	苔薄	舌淡红 - 苔白	57.39	81.82
9	苔白	脉虚	56.52	80.00
10	舌淡红	脉虚	56.52	70.77
11	苔薄	脉虚	56.52	61.54
12	苔白	脉弦	54.78	82.54
13	苔薄	脉弦	54.78	66.67
14	舌淡红	脉弦	54.78	60.32
15	苔白	舌淡红 - 苔薄	47.83	98.18
16	苔薄	脉弦 - 苔白	45.22	80.77
17	苔薄	脉虚 - 苔白	45.22	75.00
18	舌淡红	脉虚 - 苔白	45.22	71.15
19	苔白	脉虚 - 舌淡红	40.00	80.44
20	苔薄	脉虚 - 舌淡红	40.00	63.04
21	苔白	脉弦 - 苔薄	36.52	100.00
22	苔白	脉虚 - 苔薄	34.78	97.50
23	舌淡红	脉虚 - 苔薄	34.78	72.50
24	舌淡红	脉虚 - 苔薄 - 苔白	33.91	71.80
25	苔白	脉弦 - 舌淡红	33.04	81.58
26	苔薄	脉弦 - 舌淡红	33.04	65.79
27	苔薄	脉虚 - 舌淡红 - 苔白	32.17	75.68
28	苔白	脉弦 - 脉虚	27.83	84.38
29	苔薄	脉弦 - 舌淡红 - 苔白	26.96	80.65
30	苔白	脉虚 - 舌淡红 - 苔薄	25.22	96.55

（五）主症消失率

主症消失率仅进行组间比较，不进行病种区分。原发性头痛、原发性痛经主症消失率计算疼痛消失率，视网膜静脉阻塞主症消失率计算脉络瘀阻消失率，试验组受试者主症消失率高于对照组且组间差异有统计学意义（$P<0.05$），见表 9-19。

表 9-19　两组受试者主症消失率比较

组别	未消失	消失	消失率/%	P值（组间）
试验组	48	11	18.64	P<0.05
对照组	49	2	3.92	

（六）次症消失率

次症消失率仅进行组间比较，不进行病种区分。在所有气滞血瘀证受试者中，试验组受试者大部分次症消失率均高于对照组（如图 9-22、图 9-23）。气滞证中的次症"嗳气"和血瘀证中的次症"痛有定处"组间比较差异有意义（P<0.05）（见表 9-20、表 9-21）。对照组

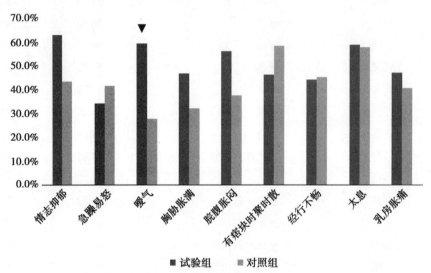

图 9-22　两组气滞证消失情况比较

注：▼与对照组相比，P<0.05，差异有统计学意义

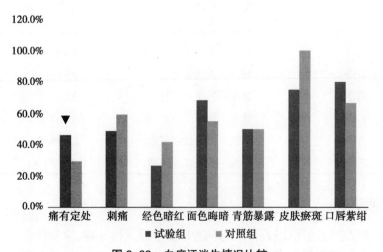

图 9-23　血瘀证消失情况比较

注：▼与对照组相比，P<0.05，差异有统计学意义

表 9-20　气滞证消失情况

次症	组别	消失	未消失	总例数	消失率（%）	P
情志抑郁	试验组	22	13	35	62.9	P>0.05
	对照组	13	17	30	43.3	
急躁易怒	试验组	13	25	38	34.2	P>0.05
	对照组	17	24	41	41.5	
嗳气	试验组	16	11	27	59.3	P<0.05
	对照组	8	21	29	27.6	
胸胁胀满	试验组	14	16	30	46.7	P>0.05
	对照组	9	19	28	32.1	
脘腹胀闷	试验组	14	11	25	56.0	P>0.05
	对照组	9	15	24	37.5	
有痞块时聚时散	试验组	6	7	13	46.2	P>0.05
	对照组	7	5	12	58.3	
经行不畅	试验组	15	19	34	44.1	P>0.05
	对照组	14	17	31	45.2	
太息	试验组	20	14	34	58.8	P>0.05
	对照组	15	11	26	57.7	
乳房胀痛	试验组	16	18	34	47.1	P>0.05
	对照组	13	19	32	40.6	

表 9-21　血瘀证消失情况

次症	组别	消失	未消失	总例数	消失率（%）	P
痛有定处	试验组	24	28	52	46.2	P<0.05
	对照组	12	29	41	29.3	
刺痛	试验组	19	20	39	48.7	P>0.05
	对照组	16	11	27	59.3	
经色暗红	试验组	9	25	34	26.5	P>0.05
	对照组	15	21	36	41.7	
面色晦暗	试验组	13	6	19	68.4	P>0.05
	对照组	11	9	20	55.0	
青筋暴露	试验组	1	1	2	50.0	—
	对照组	1	1	2	50.0	
皮肤瘀斑	试验组	3	1	4	75.0	—
	对照组	1	0	1	100.0	
口唇紫绀	试验组	8	2	10	80.0	P>0.05
	对照组	4	2	6	66.7	

受试者"有痞块时聚时散""皮肤瘀斑""青筋暴露"3个次症消失率高于对照组,但"皮肤瘀斑""青筋暴露"由于出现频次较低,不具有统计学可比性。提示丹红化瘀口服液能够改善患者气滞血瘀相关症状。

（七）中医疗效比较

中医证候疗效评价根据尼莫地平公式计算,仅进行组间比较,不进行病种区分。两组均无完全痊愈的受试者,试验组有效率显著高于对照组(P<0.01),提示丹红化瘀口服液相比安慰剂治疗气滞血瘀证具有更好的疗效。（见表9-22）

表9-22　两组受试者有效率比较

疗效 组别	治愈	显效	有效	无效	总有效率
试验组（n=61）	0（0%）	12（19.67%）	25（40.98%）	24（39.34%）	60.66%▼
对照组（n=54）	0（0%）	4（7.41%）	12（22.22%）	38（70.37%）	29.63%

▼与对照组相比,P<0.01,差异有显著统计学意义

六、研究过程及结果分析

（一）异病同治的思维指导下的方案设计

"异病同治"是指不同的疾病,在其发展过程中,由于出现了相同的病机,因而采用同一方法治疗的法则。又有《简明中医辞典》解释为:"异病同治,是指不同的疾病,若促使发病的病机相同,可用同一种方法治疗。"纵览古今文献中对异病同治内涵的诠释为:不同的疾病,若促使发病的病机相同,可用同一种方法治疗。异病之所以能够同治,实际上是因为异病有病机相似的证候,故异病同治的前提必须是异病同证。中医治病的法则,不是着眼于病的异同,而是着眼于病机的区别。在辨证论治的过程中会面对不同的疾病,但是由于病因病机相同,或者病变性质相同时,医生会采取相同的治法来施治。而当不同的疾病在某一阶段为体质共性所影响时,就会产生相同的病理变化,表现为相同的证,或者不同的病因或疾病,在其发展过程中,因患者体质等影响,可出现相同的病机变化和证候,在治疗上则采用相同的方法进行治疗。这种实事求是、个体化的治疗方式,也就是异病同治,是中医辨证的精髓,经过千年来反复的验证而依然屹立。异病同治体现了中医的诊疗特色,展示了中医辨证论治的精神。在本次研究的前期准备工作中我们试图采用数据挖掘的方法在气滞血瘀临床文献中提取辅助决策的关键性数据,寻找隐藏的、未知的或验证已知的规律性。文献调研发现疼痛类疾病在气滞血瘀证候所涉及的病种中占据主要地位,疼痛是气滞血瘀的典型体征表现之一,气滞血瘀证在所有痛症之中位居首位。气滞血瘀临床用药以活血药、行气药、温经药的组合为主,方剂以血府逐瘀汤及其变方、加减方为主,核心药物组合为红花→川芎、枳壳→柴胡,文献分析结果提示应选择包含有"血府逐瘀汤"成分的药物。临床试验用药须综合考虑药物有效性、安全性与用药规范化,故应在活血化瘀类的上市中成药制剂中进行遴选甄别。丹红化瘀口服液是血府逐瘀汤的加减方,原适应证是视网膜中央静脉阻塞的气滞血瘀

型。Meta- 分析的结果表明临床运用血府逐瘀汤治疗气滞血瘀型原发性头痛和原发性痛经有良好疗效。因此本次研究在选择原适应病种的基础上，还根据文献挖掘的结果和临床实际情况，另外选择了痛症中的原发性头痛和原发性痛经两个病种。原发性头痛和原发性痛经发病率较高，其气滞血瘀症状较为典型，且患病人群以青壮年居多，方便进行证候的客观化观察和评价。除 2002 年版的《中药新药临床研究指导原则》以外，目前气滞血瘀证证候研究尚且没有一个权威性的研究标准。从文献分析的结果看来，大部分文献采用的标准杂乱不一，甚或是自拟诊断标准。诊断标准的缺失导致后续疗效评价标准的混乱，各个研究选取不同的指标进行结局评价，使研究结果的不确定性增加。因此，采集已有文献对于症状和体征的分布频次，有利于为本次研究的疗效评价标准、气滞血瘀量表制定、主次症赋分、权重等提供参考意见。

（二）客观化研究在证候研究中的重要地位

望闻问切是中医使用至今的传统诊断手段，也是中医诊断的基础，证候客观化研究的前提和先决条件是四诊信息采集的客观化。但是在临床医疗实践的过程中，四诊信息采集通常依赖于医生的主观判断，难以客观量化，这一现状逐渐成为束缚中医发展的重要原因之一。科技设备是四诊客观化采集的技术基础，在技术进步的宏观时代背景下，以多学科思想融汇整合而成的研究方法作为理论指导，一系列面向四诊信息客观化、规范化采集的设备如四诊仪、脉象仪、舌象仪等，逐渐被应用于临床研究。有研究者对中医学脉象进行分析发现，血流动力学可以作为脉象形成机制的重要切入点，心血管系统的状态在脉象中扮演着重要的角色。眼底血管作为全身心血管系统的一部分，在反映微血管病变中具有较高的敏感性，气滞血瘀患者的眼底血管情况可能作为客观辨证指标的一部分，为全身辨证提供参考意见。在人工智能迅速发展的情况下，研究者将其与中医基础理论相结合起来，使中医药的智能查询得以成为现实。与此同时，现代医学影像学手段的发展和广泛应用，也为四诊信息的客观化研究提供了新的途径。现代的中医学者认为，辨证体系除了整体辨证和局部辨证以外，还应该涵盖微观辨证。辨证论治系统中的主体部分是整体辨证，也是从古代一直使用至今的辨证方法；另一个重要组成部分则是局部辨证，尤其是针对具体疾病的专科辨证；而微观辨证则是新时代对辨证体系的拓展和创新。目前微观辨证已成为辨证系统不可或缺的一部分，填补了整体辨证和局部辨证的领域空白。微观辨证是相对于中医学传统的宏观辨证而言，是现代中医研究者受到西方还原理论的启发，借助于现代先进的科学技术手段，从分子细胞、影像学、蛋白组学、基因表达等方面作为入手点，对疾病发生的原因和证候的本质进行认识，目的在于在研究过程中找到一些具有高度特异性的研究指标，从而作为证候研究的客观依据。微观辨证的出现对于中医传统宏观辨证进行了深化和补充，使原本应用于现代西医的检验方法成为研究中医证候和中医诊断的辅助手段。由于时代的发展和中西医融合的不断深入，微观辨证的出现具有必然性。随着研究的深入，微观辨证逐渐深入涉及中医临床的诊断和治疗、证候学、循证医学等各个学科。但是，在微观辨证发展的过程中，研究者也发现其具有一定的缺陷性，例如所选取的指标缺乏高度特异性、难以对实验室结果进行重复操作、现有的研究系统层次较为薄弱等，因此难以用微观辨证阐述中医证候的全部科学内涵。尽管微观辨证自身所带来的争议从其出现之初就从未停止，但其对于证候客观化研究的重要意义却已被公认，它的存在有利于促进中医评价、证候的现代化研究和病证结合的发展，未来还需要进一步的研究和完善。

（三）研究结果分析

本次临床研究发现，试验组治疗后眼底静脉管径相比治疗前减小，提示丹红化瘀口服液可能使气滞血瘀患者迂曲扩张的眼底静脉管径得到一定恢复，试验组受试者治疗后舌象复常率和脉象复常率均高于对照组受试者，提示丹红化瘀口服液相比安慰剂能更有效改善气滞血瘀患者客观体征。舌象、脉象、视网膜静脉管径可作为判定气滞血瘀证候的客观化指标之一。对患者的症状/体征进行关联性分析发现气滞血瘀患者痛有定处－急躁易怒－经色暗红或紫暗、有块－乳房胀痛为气滞血瘀证最常见的次症组合，脉弦－舌淡红－苔白－苔薄为气滞血瘀证最常见的舌脉象组合，表明气滞血瘀症状/体征之间存在一定的内部关联性，且其出现和组合呈现规律性，与已有文献挖掘结果保持一致。试验组受试者主症消失率高于对照组，大部分次症消失率也高于对照组；提示丹红化瘀口服液相比安慰剂能够更有效改善气滞血瘀证相关主症和次症；且对临床症状的改善具有更好的疗效。本研究的主要创新点有：①引入四诊技术、视网膜图像技术对证候进行客观化研究，避免了人为采集信息的主观性与局限性；②对活血化瘀药物治疗同证候不同病种的研究方法进行了探讨，验证中医辨证论治"异病同治"的可行性；③对气滞血瘀患者舌象、脉象、主症、次症进行了内部关联性的分析，有利于发现气滞血瘀证候的代表性特征。本研究的不足主要有：①不同疾病具有各自的生理病理机制，同一种中医治疗手段难以顾及所有病种的特殊性；②对患者进行舌象、脉象、眼底图像的客观化采集还不足够满足证候客观化研究的需要，主症与次症的采集仍存在一定的主观性；③证候的复杂性要求研究者对证候研究方案进行多层次复杂设计，由于本次研究的时间和精力所限，未能纳入更多具有特异性的指标。

七、结论与展望

中医研究的核心在于辨证论治，辨证论治的关键在于证候，因此证候研究是中医临床研究的热点问题。但也正因为中医辨证系统的非线性、层次性、多元性和复杂性，导致证候的规范化研究一直是中医临床研究中的难点。气滞血瘀证是临床常见的气血病证之一，涉及多个西医病种和学科，也是国内最早开始进行研究的证候之一。目前研究者已在冠心病、微血管循环等方面初步揭示了气滞血瘀的证候特征，然而至今没有一个权威性的证候诊断标准用于指导临床实践，这一现状不利于中医临床诊疗水平的提高，对于证候类中药新药的开发也有一定的阻碍。证候诊断标准的确立是中医证候规范化研究的主要内容，有利于发挥辨证论治的特色和优势。证候诊断标准的确立需要来从临床中来，并回归到临床，才能提高中医药疗效，符合和满足实际的诊断需要。研究者们通过多年对证候诊断标准的研究，目前已初步形成文献研究、专家共识、临床研究、多元统计学方法使用等方法体系。诊断标准制定的基础在于文献研究，文献研究可以为症状和体征的频次和分布规律提供重要的参考意见，在根据文献调研结果形成了初步的证候诊断量表之后，应就诊断标准和研究方案向专家提起咨询，以提高研究方案的权威性和可行性。证候的研究归根结底在于证候本质的研究，而证本质的阐释需要对证候研究进行概念、诊断标准、疗效评价标准等一系列流程的规范化。在本次研究中，我们试图发掘证候内部的关联性，为不同疾病制定了统一的研究方案。在今后的研究中，应该在共性标准的框架下对各个疾病的特色进行解析。在证候规范化的进程中,系统生物学、还原理论、数据挖掘等多个学科和多种技术都可以作为重要的工具,但前提在于必须坚持中医整体性和宏观性的指导思想,方能够对证候进行深入完整的研究。根据本研究结果,对未来中医证候研究思路和策略有如下建议:①紧跟国际医学的前沿领域,追踪国内外研究热点,提高中医药预防和治疗难治性疾病的能力;②推进中医药对疾病的预防和控制战略,提高常见疾病的疗效;③挖掘中医经典理论,对现代医学治疗体系进行补充和拓展;④在中医经典处方和中草药的基础上,提高新型高效中药新药的创新水平;⑤重新认识与中医证候相对应的公式理论,并提高基于循证医学的临床研究证据水平。虽然将循证医学应用于中医证候研究还存在许多挑战,但随着基础医学技术的进步和临床研究方法学的发展,现有的难题可通过各种方法加以克服。中医作为一门古老的科学,未来有望提供更高质量的临床相关证据,为人类健康作出更大的贡献。

（段俊国　刘丽莎）

第十章

证候新药的注册监管

第一节　证候新药的监管历史及背景

一、证候新药研发相关政策法规的历史演变

与证候药物研发相关的概念最早出现在 1987 年 4 月卫生部发布的《新药审批办法——有关中药问题的补充规定和说明》中，此补充规定是对 1985 年卫生部颁布的《新药审批办法》中的有关中药新药的分类和申报资料项目，药材引种和试种栽培品种申报资料项目，中药新药药理、毒理研究的技术要求，中药新药稳定性试验资料的补充规定，中药新药临床研究的技术要求等五个方面进行了补充规定和说明。其中在对第五个方面"新药（中药）临床研究的技术要求补充说明"中的病例选择要求部分首次提到以证候为主体的中药临床研究："根据目前情况，在中医药临床研究中，存在着辨证论治和辨病论治两种情况。前者是以证候为主体，后者是以中医或西医的病名为主体。在病例选择时，必须制定严格的辨证或诊断标准。凡有全国性统一标准者，均应遵照执行，若无统一标准应当分别制定。以证候为主体：可参考高等中医院校统编教材的有关内容和《中医诊断学》，结合临床实际，制定证候判定标准。"其内容较为简略，但这是中国药监历史上首次涉及以证候为主体的中药新药研究的最早法规论述。

对于证候新药的注册分类首次正式提出是在 2007 年的《药品注册管理办法》附件 1（中药、天然药物注册分类及申报资料要求）中。在附件 1 中其全称为"主治为证候的中药复方制剂"，所属的注册分类为第 6 类"未在国内上市销售的中药、天然药物复方制剂"下的"6.1 中药复方制剂"中，主治为证候的中药复方制剂与来源于古典经典名方的中药复方制剂、主治为病证结合的中药复方制剂并列，为中药复方制剂中的主要分类之一，其注册申报资料按照中药复方制剂相关要求进行申报。

为遵循中医药研究规律，体现中药注册特点，规范中药注册行为，促进中医药和民族医药事业发展，根据《药品注册管理办法》的有关规定，国家局组织制定了《中药注册管理补充规定》，于 2008 年正式发布。在补充规定的第八条当中明确了"主治为证候的中药复方制剂"的具体概念，即指在中医药理论指导下，用于治疗中医证候的中药复方制剂，包括治疗中医学的病或症状的中药复方制剂。除明确定义外，补充规定也对其注册管理、临床研究、评价等方面明确了一般要求："第八条　主治为证候的中药复方制剂，是指在中医药理论指导下，用于治疗中医证候的中药复方制剂，包括治疗中医学的病或症状的中药复方制剂。

（一）该类中药复方制剂的处方组成应当符合中医药理论，并具有一定的临床应用基

础,功能主治须以中医术语表述。

（二）该类中药复方制剂的处方来源、组方合理性、临床应用情况、功能主治、用法用量等内容由国家食品药品监督管理局药品审评中心组织中医药专家审评。

（三）疗效评价应以中医证候为主。验证证候疗效的临床试验可采取多种设计方法,但应充分说明其科学性,病例数应符合生物统计学要求,临床试验结果应具有生物统计学意义。

（四）具有充分的临床应用资料支持,且生产工艺、用法用量与既往临床应用基本一致的,可仅提供非临床安全性试验资料;临床研究可直接进行Ⅲ期临床试验。

（五）生产工艺、用法用量与既往临床应用不一致的,应提供非临床安全性试验资料和药效学研究资料。药效学研究应采用中医证候的动物模型进行;如缺乏成熟的中医证候动物模型,鼓励进行与药物功能主治相关的主要药效学试验。临床研究应当进行Ⅱ、Ⅲ期临床试验。

（六）该类中药复方制剂的药品说明书【临床试验】项内容重点描述对中医证候的疗效,并可说明对相关疾病的影响。

2008年《中药注册管理补充规定》中对证候新药的相关规定是目前要求最为详细的。归纳起来,证候新药的申请应符合传统中医药理论,具有一定临床应用基础,需由药品审评中心组织中医药专家对其处方的来源、组方合理性、应用基础等进行审评;临床试验设计方法可在科学的范围内进行创新和突破,疗效评价以中医证候为主,并具有生物统计学意义;临床应用有较为充分的数据支持,工艺、用法与临床使用一致的,可在非临床安全性数据支持的情况下直接开展确证性临床研究。不一致者需按照新药要求提供药效毒理研究资料,临床研究按照新药开展进行。此后,尚无更新的证候新药相关的政策法规出台。

二、证候新药相关技术要求的发展情况

在1987年4月卫生部发布的《新药审批办法——有关中药问题的补充规定和说明》中的第五个问题"新药（中药）临床研究的技术要求补充说明"首次明确了诊断标准、证候判定标准的制定依据:病例选择以证候为主体时可参考高等中医院校统编教材的有关内容和《中医诊断学》,结合临床实际,制定证候判定标准。以中医病名为主体时可参考高等中医院校教材的有关内容,结合临床实际制定诊断标准,尽可能选择一些特异性检测标准做参考。这是关于证候新药研发最早的技术要求,均为原则性的指导,并无更加具体的技术细则要求。

1987年6月卫生部下发了首批《20个病证的中药临床研究指导原则（试行）》,开启了中药新药临床研究向科学化、标准化和规范化迈进的新纪元。其中包括了首个证候新药的临床研究技术要求,即脾虚证的指导原则。随后1988年卫生部下发了第二批《29个病证的新药（中药）临床研究指导原则（试行）》,其中制定了肝胃不和证、寒湿困脾证、湿热蕴脾证、胃热证、胃阴虚证、脾虚肝郁证共6个用于中医证候的新药临床研究指导原则。

1993年卫生部对1987和1988年发布的中药新药临床研究指导原则进行了修订,形成了《中药新药临床研究指导原则》（第一辑）,其中包括以上7个证候的指导原则。

以《中药新药治疗脾虚证的临床研究指导原则》为例,此版指导原则的主要内容包括:

本证常见于现代医学的慢性胃炎、消化性溃疡、上消化道出血、胃下垂、慢性结肠炎、吸收功能不良综合征、血小板减少性紫癜、再生障碍性贫血等。

1. 病例的选择标准

（1）诊断标准：①中医辨证：证型包括脾气虚证（脾虚、气虚两部分）、脾虚中气下陷证、脾气虚夹湿证、脾不统血证、脾阳虚证、脾阴虚证。诊断包括主症和次症；②西医疾病的诊断：本证设计的西医疾病，须按照该病最新的诊断标准执行。

（2）试验病例标准：纳入符合脾虚证的诊断及辨证的患者；排除合并有肝郁、肾虚的脾虚证患者，18 岁以下或 65 岁以上者及其他常规排除项。

2. 观测指标

（1）安全性指标：一般体检项目检查，血、尿、便常规检查，心电图、肝、肾功能检查。

（2）疗效性指标：脾虚证的症状及舌脉变化、唾液淀粉酶活性负荷试验、木糖吸收试验、纤维胃镜、纤维肠镜检查、骨髓细胞学检查等。

3. 疗效判定标准

（1）脾虚主症轻重分级标准：分为轻、中、重三级。

（2）疗效判定标准：采用脾虚症状＋西医诊断主要疾病的客观诊断指标＋脾虚参考指标三项的变化程度，判定为临床痊愈、显效、有效、无效的四分法评价方法。

4. 临床试验分期、病例数、研究单位资质的相关规定　指导原则对临床试验分期、病例数、研究单位资质进行了相关规定，如：Ⅰ期临床试验观察人体对新药的反应和耐受性，探索合理剂量，提出合理给药方案和注意事项。Ⅱ期临床试验单位应为 3~5 个，每个单位病例不少于 30 例。治疗组病例不少于 300 例，其中主要病种不少于 100 例。住院病例不少于总例数的 2/3。对照组与治疗组病例比不低于 1∶3，且对照组不少于 30 例。尽量采用双盲法。药物剂量可依据Ⅰ期临床试验结果或根据中医药理论和临床经验而定。以 2~6 周为 1 个疗程。临床试验负责医院应是卫生部临床药理基地，参加单位应以二甲以上医院为主，临床研究负责人应具备副主任医师以上职称等。

整体上看，是采用证病结合、以证统病的研究模式，但在证候诊断标准、四诊信息如何采集、采集的客观化要求、疗效评价指标的选择以及疗效评价标准等方面的要求较为模糊，已不适用于现代药物研发的需求。

1995 年《中药新药临床研究指导原则》（第二辑）制订了气虚证、血虚证、血瘀证、肾阳虚证、肾阴虚证、肺阴虚证的指导原则。与 1993 年第一辑的要求基本一致。

2002 年《中药新药临床研究指导原则（试行）》中新制定了肝胃不和证、寒湿困脾证、湿热蕴脾证、胃热证、胃阴虚证、肝郁脾虚证、脾气虚证、肺气虚证等 8 个证候的指导原则，修订了气虚证、血虚证、血瘀证、肾阳虚证、肾阴虚证等 5 个证候的指导原则。

该版指导原则在总论中明确提出了，证候诊断标准应分主症、次症，规定了诊断成立的必要条件。若涉及中西医疾病，应注意证候见于不同疾病诊断标准之异同，以及同一症状见于不同证候的特点。主治证候为复杂的兼并证候时，可建立必要的鉴别诊断，有助于提高诊断的准确性。受试新药处方中药物的证候禁忌，在试验病例排除标准的制定、安全性观测指标设计时亦不容忽视。

以脾气虚证为例，该版指导原则主要内容包括：

（1）病例选择：①中医证候诊断标准，分为证候诊断标准和症状分级量化（分轻、中、重

三级);②本证涉及的中西医疾病诊断标准;③纳入、排除标准等。

（2）观测指标:包括安全性指标和有效性指标。①安全性指标:一般体检项目检查,血、尿、便常规检查,心电图,肝、肾功能检查和可能出现的不良反应;②有效性指标:包括本试验要求的相关症状及舌象、脉象,相关的实验室检测指标,特别注意选用证候本质研究中发现的与脾气虚证相关性密切的实验室检测指标,若涉及中西医疾病可选择相关指标。

（3）疗效判定:①证候疗效判定:分为临床痊愈、显效、有效、无效,采用尼莫地平法;②中医症状和体征指标:每个症状和体征均做单独评价,根据具体情况选择合适的联系判定方法;③若涉及与脾气虚证相关的实验室检测指标,可根据试验目的制定具体评价标准;④可对所涉及的西医疾病及相关检测指标进行相应评价。

2003 年至今,尚无新的证候药物技术指导原则的出台。历年的技术要求与现今药物研发的科学要求已经存在较大的差距,在客观化、科学性、共识性等方面已无法起到指导的作用,有待更多的新技术、新共识、新标准的建立和应用。

三、证候新药的研发现状

（一）证候研究在业内难以形成共识,疗效评价欠客观

对于"证候"而言,其概念、名称,因中医各家学说不一,也呈现出各种不同的内涵外延。从证候的本质、证候变化规律、基础等方面的研究,目前整体上较为缺乏。对于证候新药研发,中医诊断标准、四诊采集客观化标准、有效性指标的选择到疗效的评价标准等方面,可供用于药物研发的行业共识和标准较为欠缺,即便形成共识,其在临床上的科学性也需要得到进一步验证,难以大范围应用,造成目前在中医行业内共识难以形成的不利局面。究其原因可能存在以下几点:

首先,证候名称不一致。在中医学多年的发展历程中,使用不同的名称表达同一证候的情况一直存在。证候诊断标准、疾病证候分类（分型）等大多存在循证医学证据不充分或循证医学证据级别不高的情况,主要是在专家共识的基础上制定的,"软指标"太多,缺少客观量化的硬指标,出现与临床脱节、实用性较差、推广应用困难的问题。目前关于标准化的内容有国家技术监督局发布的,1996 年 1 月 1 日实施的编号为 GB/T 15657—1995 的《中医病证分类和代码》,以及 1997 年 10 月 1 日实施的国家标准 GB/T 16751.2—1997《中医临床诊疗术语证候部分》等。

中药新药治疗的"证""病""症",缺乏规范的界定。有专家认为证候要素（证素）是指构成证候类型或证候名称的最基本因素。证候要素分为病位证候要素及病性证候要素两大类。病性证候要素包括病因和病机。病因如风、寒、暑、湿、燥、火;病机如气滞、血瘀、阳虚、津亏等。病位证候要素包括心、肺、脾、肝、肾、胃、胆、小肠、大肠、膀胱、胞宫、精室、咽喉、口齿、鼻、耳、目、肌肤、筋骨、经络、胸膈等。主症、次症、兼症、反症都属于证候要素,一个或多个病性证候要素加上一个或多个病位证候要素,组成了证候。

其次,证候评价缺乏客观指标,多为主观指标的问题。证候类中药疗效评价主要采用自评和他评的症状评价方法,具有较高的主观性,干扰因素较多。证候量化标准的制定,从多维度对证候进行评价,更具有科学性。因证候评价多为医师主观评价,影响了证候评价的客

观性,因此可借鉴现代临床流行病学、生存质量量表研究、患者报告结局(PRO)量表研究、心理量表研究等方法及研究模式。量表须是新药临床研究中应用成熟并经行业或学会认可的。

例如目前证候疗效指标的建立方法具有多种,各有优劣:

1. 症状量化分级赋分法 症状量化的分级按轻重程度分级。症状量化的方法:根据症状出现的频率、症状持续时间、症状的性质程度、症状与外界刺激的关系、发生部位的多少、体征的直径、面积和体积的大小结合西医症状标准等。症状分级赋分法的缺点是:分级赋分法仍属于半定量统计方法,即不是连续性量化指标,仍是等级资料,并且其所得评分是对原始信息二次加工的结果,损失了部分信息。

其中细分为四种:①症状量化分级赋分法:按等级赋分症状等级分别为无、轻、中、重4级;赋分为0、1、2、3 主要症状单项纪录:分为0、Ⅰ、Ⅱ、Ⅲ共4级。0级:没有症状,积0分。Ⅰ级:症状轻微,不影响日常生活和工作,积1分。Ⅱ级:症状中等,部分影响日常生活和工作,积2分。Ⅲ级:症状严重,影响到日常生活,难以坚持工作,积3分。②症状分级赋分法:根据单个症状有效率判定。分为:临床痊愈为原有症状消失;显效为原有症状改善2级;有效为原有症状改善1级;无效为原有症状无改善或原有症状加重。③主症、次症在证候诊断中的贡献大小确定其评分标准:加大主症在总体疗效评价中的权重。即主症赋以0、2、4、6分或0、3、6、9分,次症赋以0、1、2、3分。缺点:这种赋权方式遗漏了主症、次症的个数对主症、次症对权重的影响,当次症个数较多时就会削弱主症在证候积分中所占的比重,体现不出主症权重应大于次证权重的基本原则。④对主症、次症合计评分综合评价中医证候疗效。特点:强调主症的有效,弱化次症的有效,仍属于等级资料。

2. 症状变化程度比较法 症状的变化程度划分为加重、无明显变化、减轻、消失4个等级。优点:医患均容易区分和把握,可操作性强,也是临床最常见的表达方式。缺点:不能量化症状的变化程度。

3. 症状积分评价 症状积分评价应用尼莫地平法:疗效指数 = [(治疗前积分 – 治疗后积分)/ 治疗前积分] × 100%,分为临床痊愈、显效、有效、无效共4级。痊愈:主要症状、体征消失或基本消失,疗效指数 ≥ 95%。显效:主要症状、体征明显改善,70% ≤ 疗效指数 < 95%。有效:主要症状、体征明显好转,30% ≤ 疗效指数 < 70%。无效:主要症状、体征无明显改善,甚或加重,疗效指数 < 30%。目前较少推荐和使用。

4. 量表法 量表学方法尤其是生存质量(QOL)评价可较好地适用于中医证候的临床疗效评价。心理量表、神经功能缺损评分标准、心功能分级标准等在中医病证结合临床研究中得到了普遍的应用。

(二)证候研究缺乏系统性,基础研究不深入、不系统

中医证候有单一证候、复合证候,同时还存在兼证。通过每一个证型的识别,是每一个证型所面临的问题。除去外在表现,如何通过客观指标来揭示证的内在本质,而不局限于生物标记物方面,尚且需要进一步的思考和探讨。目前对于证候分布规律、证候演变规律、生物学基础研究等方面理论尚不充分、不系统,证候药物研究较为缺乏完善、成熟的标准体系支撑。

（三）基础研究与应用领域脱节

中医证候是通过四诊所获得的表现为一组有相互关联的症状、体征群的信息归纳整理而得，缺乏客观化指标，人们期望通过现代科学方法来解读证候的内涵。目前有不少的中医证候研究利用基因组学、蛋白质组学、代谢组学等系统生物学研究来揭示证候的本质与变化规律，取得了一定的成果，但从基础研究到临床实际应用还有很长的路要走。目前产业界在新药研发中也缺少创新意识，尚未将已有的基础性研究与实际应用紧密结合，只有在临床研究中大范围使用并进行验证，才有助于客观、科学的证候相关标准的建立。另外，中药证候研究少有建立在循证医学的证据链上，循证医学的证据至今仍较为薄弱。

（四）证候获益与真正临床获益的关系不明朗

证是疾病本质阶段性的反映，有时不能反映疾病最终的真实情况，证候获益并不完全等同于真正的临床获益。临床终点通常是可以直接反映临床获益的终点指标，证候的获益在既往研究中多为次要终点，并不是终点指标。证候指标与临床指标之间存在差异，不能找到能够灵敏地反映证候获益的指标。

证候疗效评价是开发证候类中药新药的基础，目前这也是制约证候类中药新药开发的瓶颈。证候疗效评价要解决三个关键问题：一是证候的分级（证候量化）；二是疾病证候演变规律；三是证候演变与疾病预后的关联。如中风病痰热腑实证运用下法后，腑气通，但病人出现四肢逆冷，脉微，由痰热腑实证转为脱证，病情转危，很显然，证候的疗效与疾病的疗效不一致。

总之，目前证候概念的公认性，诊断方法、评价方法缺少客观指标和业内共识等情况，导致证候新药研究风险较大。证候新药研究缺少成熟的研发路径，研发积极性不高。2008年提出"主治为证候的中药复方制剂"注册分类以来，尚无按此分类批准上市的药物，对于证候新药的研究方法、评价方法常年止于"争鸣"。目前已上市的证候类中药均为药物监管早期的转正标准，缺乏更加科学规范的临床研究设计和数据支持。2016—2017年，国家食品药品监督管理总局已批准3个证候新药进入了临床研究阶段，其中两个证候新药"附杞固本膏""补气通络颗粒"的处方来源于现代名医的临床经验方，另一个处方"黄连解毒丸"来源于中医经典方。

第二节　证候新药研发中的关键问题

一、证候新药的成药性问题

证候新药不同于化学药物以先导化合物筛选为代表的化学合成药的研发模式，化学药物一般经过药效作用机制研究，明确作用靶点、通路，进一步筛选、合成新的化合物，历经非临床安全性和有效性评价后才能进入上市前的临床研究，而证候药物是基于中医理论指导和人用经验开展的中药复方新药研发，需要弱化对于药用物质成分、药效学研究、早期的安全性研究等方面的要求，而注重对处方合理性、临床应用数据总结等方面的要求。目前在成药性方面、处方和临床应用经验之外，仍存在研究模式不明确、关键技术缺乏等客观问题，例如中医证候的选择、处方合理性、研究模式的确定、各项评价工具的建立等,而这些问题是制约证候新药研发的关键环节。

对于证候新药的成药性而言,最先需要解决的问题是选择何种证候作为研究目标。基于证候研究基础相对薄弱,证候变化规律研究尚不成熟的情况,不建议将虚证、复杂的兼夹证作为首选,应该结合研究模式首先从实证、单一证候进行考虑,从明显影响患者生活质量的主要临床表现入手,选择易于观察到症状改善的中医证候,同时证病结合的研究模式还要考虑从功能性疾病、简单疾病来着眼,总之要从易于观察到转归的证候和疾病作为证候新药立题的出发点。

其次,合理的组方是决定中药复方新药研发成败的关键。主治为证候的复方制剂应该大多来源于临床实践,或为古方、名方,或为临床经验方和院内制剂等。要注重处方的原创基因,重视处方演变及筛选的支持依据。

再次,人用经验数据是支持证候新药临床试验申请的重要组成部分。它不同于人用经验,涵盖了更为丰富的信息,是证候新药的研究模式确立、证候选择、疗效评价指标选择的重要依据,为研发勾画了基本框架、指明了研究目的。故而要十分重视人用数据的积累和对数据的分析挖掘,为证候药物后续的研发设计奠定良好基础。

最后,证候新药成药性的关键,也是证候新药成药性的核心内容是有效性和安全性的评价。

(一)证候新药的有效性

选择符合证候新药功能主治特点的评价指标对证候新药有效性评价至关重要。在应用现代药理学技术方法研究中药的实践中,已经创建了一批能够反映证候新药药效的药理学指标,这些评价技术方法和指标主要基于中医对疾病和中药功效主治的认识,如活血化瘀药,则多评价其凝血系统和血栓形成相关试验;对补虚药,则多采用抗疲劳试验等。但由于现代药理学指标与传统功能主治不能一一对应,方法学的局限性严重制约了证候新药的研发。因此,对于证候新药有效性的评价,可以不局限于功能主治的限制,一方面采用相关的现代药理学指标,从不同的侧面认识和发现中药新药的药理作用,另一方面,不断创造更能反映其药效的新的技术方法和评价指标,实现对证候新药的有效性准确评价。特别是基于中医疾病表现和药物功效的现代药理学指标可更好地评价证候新药的有效性,如评价活血化瘀中药,不仅需要考虑凝血系统、溶血系统,也要考虑血管功能、心脏功能、肾脏功能等相关因素,通过综合评价确定证候新药的有效性,这不仅是方法的需要,也能够反映中药治疗的特点和优势。

(二)证候新药的药效确证

药效确证是证候新药成药性评价的重要内容,是研发中药新药的基础。中药新药药效确证与药效评价一样,要根据中药新药研究的特殊性,采取相应的技术方法。事实上,确证药效比有效性评价难度更大,因此,针对不同类型的中药新药,可以采取直接药效确证、间接药效确证和整合药效确证的技术策略进行评价。直接确证中药新药药效的策略,适用于中药传统的功能主治,与现代药理学评价方法和指标密切相关,应用现代已经成熟的药理学动物模型就可以实现对其疗效比较准确的评价。

（三）证候新药成药性的物质基础

中药新药成药性评价中物质基础研究是不可或缺的内容，物质基础研究关系到药效评价结果和药物的安全性，决定了质量标准对药效的可控程度。表面上物质基础研究是药学问题，实则与药理学密不可分，对于中药复方新药的研究更是如此，根据中药复方的特点和用药要求，寻找疾病相关的成分确保药效评价的可靠性。中药新药的物质基础是一个复杂体系，至今尚未有成熟的理论指导和有效的技术支撑，但是，经过研发过程的不断深入，对复杂体系治疗疾病的认识将会不断完善，可以探索出符合中药新药复杂体系的研究策略和方法。

（四）证候新药成药性的作用机制研究

长久以来，靶点学说影响着新药研发的方向，但是，对靶点特异性强、活性高的药物在临床上失败的诸多案例表明，过分强调单一靶点的研发模式已阻碍新药的研发进程。特别是对于中药新药这一复杂体系，单靶点的药物研发模式是不适合的，因此，中药新药研发中的机制研究也就成为重要的内容。近年来，越来越多的科研工作者意识到由于疾病发病机制的复杂性，决定了发现多靶点多层次发挥作用的药物是未来新药研发的趋势。而中药新药因能发挥多方面的作用成为新药研发的重要渠道，网络药理学、系统生物学、基因组学、蛋白组学、代谢组学等理论和技术的引入，对中药新药作用机制的研究提供了更多的手段和方法。总体来说，中药新药的作用机制研究可以从宏观和微观两个方面开展研究，宏观上挖掘药物的具体表现，微观上分析药物可能的分子机制。在药物有效前提下开展相关的机制研究，对于深入认识药物作用规律和指导临床用药具有重要意义。

（五）证候新药成药性的新技术应用

近20年生命科学领域出现了许多新的技术和理论，包括高通量筛选、高内涵筛选、基因组学、蛋白组学、代谢组学、表观遗传学、表观遗传药理学、表型筛选、计算机技术、转基因技术。另外，还有生物信息技术、计算机模拟技术、网络药理学技术、系统生物学技术、生物芯片技术、模式生物技术、分子生物技术、细胞生物技术、整合靶点技术等。这些技术和理论对包括新药研发在内的生命科学的发展起到了不可估量的推动作用。代谢组学在中药新药研究中具有独特优势，不仅能够反映药物作用，还能够提示药物作用的部分可能机制，是一种有益的探索，被认为是分析药物作用和机制的有效工具。

（六）证候新药成药性的安全性内容

证候新药研发中安全性的评价与对中药的安全性认识也有密切关系。任何药物的安全性都是相对的，中药也是如此，对中药新药研发的认识更是如此。证候新药的安全性问题需要从处方组成、证候转化等多方面进行考虑。中医理论有"有故无损"的思想，药物的毒性首先与准确辨证紧密相关。如能够准确辨证，方证统一，则安全性相对较好。如诊断标准有误，不能方证统一，则可能会产生较明显的不良反应。因此中医证候的准确辨证，诊断标准的客观化是首要关注的问题。如众所周知传统药物中的砒霜是剧毒药物，但其治疗白血病的明确疗效得到了国际的公认。不应"谈毒色变"，但同时应完善安全性的相关考量。其次,要关注所选证候的变化规律。如果中医证候的变化规律是不清晰的,则难以判定是药物的疗效还是证型变化带来的疗效。同时安全性方面要关注长期用药或药物的偏性引起的不良反应问题,这是中药复方制剂,尤其是证候药物要重点关注的安全性问题。最后,要重视非临床安全性研究数据的早期安全信号提示,结合处方药味和目标证候或适应证进行早期的风险评估。中药新药研发中的关键问题是针对中药的特殊性和复杂性,采用合理的评价指标和方法来评价中药新药的安全性,这仍然是我们面临的需要解决的科学问题。

二、证候新药的临床开发价值

良好的外部环境:随着《"健康中国 2030"规划纲要》,将"着力推进中医药创新"作为发展的重点任务,以及《中医药法》以国家法律的形式扶持中医药的继承和创新,中医药的发展已经上升为国家战略。近几年,中药相关法规及指导原则的制定,使中药新药研发的监管趋于完善。在政策法规导向上,中药新药更加倡导以临床需求为导向,遵循中医药自身特点,鼓励中药新药的研发。另外随着人民生活水平的提高,人民群众对健康的关注更高,在人口老龄化的背景下,人民群众对健康的需求逐渐向个体化、治未病方面发展,而这正是中药的优势,尤其是证候新药研发的突破口。

广泛的临床需求:一是传统医学角度,对于亚健康等有症状无明确疾病诊断的情况,只能用证候来进行辨证。二是综合治疗的角度,不同疾病患者的症状改善,甚至于多种疾病的产生要有一个主证主候来反映该病的特点。三是作为现代医学的有效补充,第一种情况是针对有药可用的疾病中所出现的具体的证候情况可以以证候新药进行治疗;另一种是对于疾病后续康复治疗,如高血压的血压控制和冠心病支架植入术后仍有影响患者生存质量的相关症状的,有较大的临床需求。证候中药针对的是证候,而不是病,也不是症状,"有是证用是药"。一个典型的中医处方,针对的也是证候,辨证准确,选方恰当,才能获得显著的临床疗效。因此,针对某一病的几个典型证候,开发系列方药,根据不同的辨证结果进行临床应用,或单用,或兼用,摆脱"有药无医""辨病用药"的困扰,既辨病又辨证,发扬中医辨证论治的特色,体现中医药防治疾病的灵活性和个体化治疗的特点。既往证候类中药品种如六味地黄丸等的接受度较高,也说明证候药物的临床需求广泛。

证候中药源于中医概念,具有鲜明中医特点。证候为中医的特有概念,中医师处方讲求辨证论治,即根据诊所收集的资料,通过分析、综合,辨清疾病的病因、性质、部位,以及邪正之间的关系,概括、判断为某种性质的证。中医临床认识和治疗疾病,既辨病又辨证,但主要不是着眼于"病"的异同,而是将重点放在"证"的区别上,并通过辨证而进一步认识疾病。中医认为,同一疾病在不同的发展阶段,可以出现不同的证型;而不同的疾病在其发展过程中又可能出现同样的证型,即"同病异证"和"异病同证"。根据证型的相同或者不同,在治疗疾病时就可以分别采取"同病异治"或"异病同治"的原则。而证候中药即是针对证型进行论治。比如,心律失常与闭经是两种完全不同的疾病,但均可出现血瘀的证型,治疗都可用血府逐瘀汤进行活血化瘀。而麻疹初期,疹未出透时,应当用发表透疹的治疗方法;麻疹中期通常肺热明显,治疗则须清解肺热;而至麻疹后期,多有余热未尽,伤及肺阴胃阴,此时治疗则应以养阴清热为主。因此证候药物的研究符合中医理论,能体现疾病发生发展规律和抓住疾病病机特点,符合中医药理论特点,适合临床中医师选用。

广泛的人用经验。证候处方多在中医传统理论指导下组方,要么源于医家长期临床经验,要么遵古训循经方,处方来源丰富;证候中药是中医临床防病治疗的重要组成形式,大量的经验性使用,通过总结既往使用经验,可以了解药物作用特点。在已有处方具有充分临床验证基础上的,充分挖掘其作用特点,临床定位和目标人群相对明确,进行证候新药开发是可行的。

三、临床使用

临床使用是贯穿证候新药研发始终的关键问题,如何保证证候新药在批准上市后准确、有效、安全、合理的应用,需要注册申请人在证候新药研发过程中,综合处方组成特点、既往人用经验、临床试验结果、目标适应证人群的特点等综合考虑,通过完善药品说明书指导临床合理使用。

一般来说,临床定位是指药物在拟定目标适应证中预期的治疗作用,该作用应具有公认的临床价值。应根据证候新药的处方组成和既往人用经验客观、恰当的确定临床定位。证候新药不同于主治为病证结合的中药新药,在研发中需要充分考虑,明确定位。

主治为病证结合的中药新药中的"病"是指现代医学的疾病,"证"是指中医的证候,其功能用中医专业术语表述、主治以现代医学疾病与中医证候相结合的方式表述,一般情况下,主治为病证结合的中药新药多针对具体的某一个西医疾病,并根据药物在该疾病中的作用和地位,可以分为:用于某一已知的疾病或状况的预防、治疗;用于某一已知的疾病或状况的重要临床表现的预防、治疗;用于某一已知的疾病或综合征的相关的症状的缓解;针对某一特定适应证与基础治疗的联合治疗;与主要治疗手段合并用于治疗疾病,对疾病起到辅助治疗作用。

证候新药针对的均为中医学理论体系下的疾病、证候和症状,功能主治均以中医术语表述,一般情况下,证候新药多针对具体的某一个中医证候、中医学的病或症状,可以分为:用于某一中医证候的治疗,如六味地黄丸用于治疗肾阴虚证;用于某一中医学的病的治疗,如礞石滚痰丸用于治疗癫狂;用于某一中医学的症状的治疗,如宣通理肺丸用于治疗风寒束表、肺气不宣所致的感冒咳嗽。

通常而言,病是对疾病发展全过程中出现的与其他疾病表现有所不同的特点以及病情发展的独特规律所作出的概括,症状是指患病后出现的背离正常生理范围的异常现象,如发热、恶寒等。这是人体出现疾病的反应,均为相对准确而唯一的定义,内涵外延较为清晰,但是由于不同的医学体系对于病和症状的认识、命名和释义存在差异,因此中西医在病及症状的名词术语表述上存在交叉,因此用于治疗中医学的病及症状的证候新药需要格外注意对可能涉及名词术语的辨析和说明,避免因为概念不清引起歧义。对于用于治疗中医证候的药物,应注意所选择的证候应为现阶段学术界具有共识的、广大临床医师能够准确辨别的,不宜选择晦涩难懂或存在争议或尚无共识的证候,证候表述宜规范、准确。对于辨证的关键组成要素、重要症状体征也应准确描述,以指导临床准确使用,如小柴胡颗粒,用于治疗外感病,邪犯少阳证,症见寒热往来、胸胁苦满、食欲不振、心烦喜呕、口苦咽干。与《伤寒论》"伤寒五六日,中风,往来寒热,胸胁苦满,嘿嘿不欲饮食,心烦喜呕,或咳者,小柴胡汤主之"原文内容极为接近,便于中医师临床辨证使用。

对于用于中医证候的药物,应考虑其适用范围的问题。王清任在《医林改错》方叙中提到,"立通窍活血汤,治头面四肢、周身血管血瘀之症;立血府逐瘀汤,治胸中血府血瘀之症;

立膈下逐瘀汤,治肚腹血瘀之症"。一般来说,一个处方剂量固定的中药复方难以用于解决目标证候的所有情况,需要根据具体的情况遣方用药。处方组成对拟定证候的针对性越强,目标证候就越明确而清晰,处方越可能力专效捷,有效性随之越明确;反之,如目标证候越简单、越常见,所涉及的情况就越复杂,处方无论繁简,都不易取得显著的、有针对性的、明确的有效性证据,被有针对性的合理使用的可能性也就更低。

对于证候新药,应考虑其辨证辨病准确性的问题。中医药历史悠久、学派众多,虽然通过统编教材、院校教育等在中医药的规范化发展上取得了长足进步,但是由于传承的差异性,不同学派对于同一证候或中医的病的认识、辨识和处置存在差异。证候新药作为在全国范围流通使用的处方组成药味剂量制备工艺固定的药品,应有与之相适应的、保证药物被准确使用的措施。在证候新药研发过程中,尤其是目标证候具有鲜明特点时,可通过临床试验验证所采用的证候诊断标准的合理性、可操作性和辨证的准确性,或可建立简便易行的辨证工具,便于药物注册上市后推广使用。

证候新药的安全性问题需要从处方组成和证候转化两个方面考虑。对于处方中所含药味的安全性,古今文献及临床、非临床研究已有一定的积累,如马钱子具有神经毒性,处方中含有马钱子则可能出现头昏、头晕、胸闷、恶心、呕吐、全身瘙痒、疼痛、灼热、腹痛、烦躁不安、心搏缓慢、血压上升、呼吸增强、嚼肌及颈部肌肉抽筋感、咽下困难、呼吸加快、瞳孔缩小、全身发紧等不良反应;同时还应结合药性理论及配伍理论、既往人用经验等综合分析考虑证候新药可能出现的安全性问题。由于证候新药不能够像医生临床处方一样随证加减,因此还需要考虑证候转化所出现的安全性风险。如具有补益肾阳作用药物的长疗程使用可能引起补阳太过耗伤阴津导致虚火上炎,可见失眠、多梦、心悸、健忘、虚烦、盗汗、手足心热、口干咽燥、两颊发红、心烦怔忡、头晕目眩等不良反应。因此需要在临床试验中合理选择疗程,并根据处方组成和目标证候的特点设置完善的安全性观测指标并进行充分的观察,指导证候新药上市后的合理使用。合理用药是证候新药临床应用安全的重要保证,除临床试验过程中观测到的不良反应外,临床使用中还可能由于特异性体质对某些药物的不耐受、辨证不当或病症把握不准确、长期或超剂量用药(特别是含有毒性中药材的处方,如朱砂、雄黄、蟾酥、附子、川乌、草乌、北豆根等,过量服用即可中毒)等因素出现新的不良反应,需要通过相关临床及非临床研究不断丰富完善安全性信息。

证候新药临床使用难以回避合并用药的问题。多种中药的联合应用,应遵循药效互补原则及增效减毒原则,功能相同或基本相同的中成药原则上不宜叠加使用,药性峻烈的或含毒性成分的药物应避免重复使用,注意中成药的各药味、各成分间的配伍禁忌。除口服中药联合使用外,也需要注意口服中药和外用中药联合使用可能增加的安全性风险。

除针对特殊人群特有疾病、进行过相关研究的证候新药外,考虑到孕妇、儿童的特殊性,证候新药原则上不宜基于中医理论直接外推特殊人群使用。尤其是处方中含有砒霜、雄黄、轻粉、斑蝥、蟾酥、麝香、马钱子、乌头、附子、土鳖虫、水蛭、虻虫、三棱、莪术、商陆、甘遂、大戟、芫花、牵牛子、巴豆等毒性较强或药性猛烈的药物,以及通经祛瘀类的桃仁、红花、牛膝、蒲黄、五灵脂、穿山甲、王不留行、凌霄花、虎杖、卷柏、三七等,行气破滞类的枳实、大黄、芒硝、番泻叶、郁李仁等,辛热燥烈类的干姜、肉桂等,滑利通窍类的冬葵子、瞿麦、木通、漏芦等的证候新药,应避免孕妇使用,以免造成妊娠期妇女流产或对胎儿产生不利影响。

第三节　证候新药的意义及未来展望

一、促进中医药的现代化发展

中药现代化不等于中药西药化,运用现代化科学技术与方法研究中医药、推动中药发展并不意味着要削足适履,将中医药套进西医的框架体系内。中药现代化的本质远比用现代科学技术阐明其药效物质和作用机理、明晰中药成分、提高中药质量控制更为广泛和深远,更为重要的是将中医药的原创思维和现代科技结合,采用全世界通行的"语言"和充分的临床数据,说明中药的安全、有效、质量可控。

当前国际社会的主流医学是西医学。西医学倾向于还原论思想,强调分析、实验、定量的研究,对于人的健康和疾病的认识注重生物学内容,注重形态结构和局部定位,注重特异性的病理改变、特异性的病因和特异性的治疗等,这与中医学以中国古代哲学思想为指导,强调整体观、辨证论治,突出人体内外环境的统一性和机体自身整体性的思维方式有所不同。由于中西医理论体系不同,认识世界的角度和方法亦不同,如不考虑中医药的自身特点,仅从研究方法上全盘照搬化学药物、生物药物的研究思路和评价方法,唯成分论、套用西医临床评价方法研究中医药,就违背了中药现代化的初衷,研发失败的风险也会非常高。因此在中药现代化的过程中,药物研发的方法上不宜照搬生物药、化学药物的研发模式,要充分考虑中医药自身的优势和特点,探寻符合中医药特点的研究开发模式。

按照 2008 年颁布的《中药注册管理补充规定》,证候新药是指在中医药理论指导下,用于治疗中医证候的中药复方制剂,包括治疗中医学的病或症状的中药复方制剂。这里不仅包括中医证候,还包括了中医学的病和症状,最能够体现中医药原创思维。由于证候新药的治疗目标不包括西医疾病,同时西医疾病疗效不是最为重要的治疗目的,因此,该类药物的临床研究能够"摆脱"西医学的桎梏,运用现代科学的研究手段,按照国际通行的原则,遵循中医药最为本源的认识疾病的思维方式,以临床价值为导向,通过数据充分体现证候新药作为药物的本质属性。通过证候新药的研发,促进相关技术要求的形成、发展、提高和完善,以此为范例,处理好保持中药传统优势与现代药品研发要求的关系,进而建立完善的符合中药特点的注册管理制度和技术评价体系,通过法律法规和技术要求引导中药新药的研发方向,在符合中药特点的研究道路上不断前行,助力中药新药的研发和产业发展,从而实现运用现代科学理论和先进技术,继承和发扬中医药学传统理论,促进中药现代化发展。

二、加强中医药基础研究与应用转化研究的结合

药物研发依赖于基础研究和应用研究的双向支持,这是药物研发的自身规律,无论中药、化学药还是生物制品无不如此。新的化学药物肿瘤靶向小分子药物的诞生必定是在新的作用机制被发现的基础之上而来的,如果药物成功上市,为了保证药物被正确、准确使用,还将配套上市与之相适应的相关分子机制靶点的检测方法;中药也是如此,新处方的诞生也是基于理论的创新。如明代医家张景岳认为"补阴不利水,利水不补阴,而补阴之法不宜渗","善补阴者,必于阳中求阴,则阴得阳升而泉源不竭",从而将六味地黄丸加减化裁,去掉

方中泽泻、茯苓、丹皮,加入枸杞、龟甲胶、川牛膝加强滋补肾阴之力,又加入鹿角胶、菟丝子温润之品补阳益阴,阳中求阴,创造了纯补无泻、阳中求阴的左归丸;又如明清之际,温疫流行猖獗,明末清初温病学家吴有性提出温病的发生"非风非寒,非暑非湿,乃天地间别有一种异气所感",他称之为"戾气"。他指出"戾气"的传染途径是自口鼻而入,无论体质强弱,触之皆病。这就突破了中医学历来认为的病邪是由体表进入人体的传统理论。其后的医家吴鞠通继承和完善了叶天士卫气营血说的治疗法则,提出三焦辨证,总结出了清络、清营、育阴等原则,在《温病条辨》当中为后人留下了许多优秀的像银翘散、桑菊饮、藿香正气散、清络饮、清营汤、清宫汤、犀角地黄汤等的实用方剂。由此可见,基础研究和应用研究的进步能够推动药物研究的不断前进,证候新药也是如此。

证候新药的研发最为关键的问题之一是要解决证候诊断准确性和一致性的问题。临床辨证论治具有一定的不确定性,同样一个病人,不同的医生辨证可能会得到多种证候,根据不同的辨证结果处方用药可能都可以得到较为理想的临床疗效,这符合中医药同病异治的特点。但作为药物研发则需要相对统一的诊断方法和结论,即不同的医生使用相同的诊断标准应能够得到相对一致的辨证结论,这样才能保证受试者选择的同质性,减少临床使用过程中的偏移,保证结果的可靠性。这就需要将如四诊信息采集标准化、中医证候辨证量表等中医基础研究的成果与应用转化相结合,阐明每一个辨证要素的准确内涵。

如中医诊断学四诊之一的脉诊,是一种独特的诊断方法。它主要是利用手指的感觉来分析脉搏的"位、数、形、势"等特征,借以判断脏腑的功能状态,从而实现无创诊断的目的,对疾病的诊断和治疗有着积极的意义。但中医脉诊具有一定的主观性,要准确掌握和运用有着相当的难度,素有"在心易了,指下难明"之说。中医学、西医学、数理、生物、工程学等多学科的学者,运用现代各种测试技术和方法,将手指感知的各种脉象描记下来,并用计算机处理,进行分析诊断,从而提高脉诊的客观性和相对一致性;如有学者对面色黧黑这一临床常见病色进行系统研究,明确其内涵,提出面色黧黑是可由面色青发展而来的一种面色黑中带黄、晦暗无光的病色,提高了辨证论治的准确性。诸如此类的基础研究是证候新药研发的基础,通过基础研究与应用转化研究的结合,将中医基础研究的成果应用于实践,保证了证候新药研发的科学性和准确性。当然,证候新药研发过程中需要解决的问题还有很多,需要中医药基础研究、应用研究不断地创新和完善。

另外,药物的研发对于中医药基础研究和应用转化研究具有一定的促进作用。由于证候新药研究的特殊性,需要对中医四诊信息做准确的、可溯源记录,限于环境等诸多因素影响,单纯依靠医生判断具有较强的主观性,需要采用相对客观的测量手段进行测量和记录。这种客观需要会推动四诊信息采集工具的使用和四诊信息采集程序的规范化,通过大量的、严格的临床应用不断推陈出新,完善规范,从而加速相应基础研究向规范、标准转化,应用研究成果不断地实施和提高。

三、探索建立具有现代科学内涵支撑的传统医学评价体系

传统医学是指在现代医学之前,已经独立发展起来的多种医疗知识体系。它有别于现代医学的主流体系部分。世界卫生组织对此的定义是:利用基于植物、动物、矿物的药物、精神疗法、肢体疗法,和实践中的一种或者多种方法来进行治疗、诊断和防止疾病或者维持健康的医学。传统医学是以不同文化固有的理论、信念和经验为基础,用来保持

健康并预防、诊断、改善或治疗身体及精神疾病的知识、技能与实践的总和。在本土文化之外已为其他人群所采纳的传统医学常被称为替代医学或补充医学。现阶段,除中国外,对于源于传统医学理论使用的药用物质大多不需要进行临床评价,或按照食品、膳食补充剂管理,或按照药物管理,大多不考虑其传统医学理论在这类物质使用过程中的指导作用。

在日本,源于中医药学的传统医学被称为汉方医学,其药物物质被称为汉方药。中医药学从隋唐时期传入日本,明治维新前一直是日本主流医学。明治时代,在脱亚入欧的政策影响下,日本中医药逐渐衰落,1896 年日本议会进一步做出了废除汉方医学的决议,因此,日本没有传统医学医师的执业资格认定,所有的医用汉方制剂均为西医师使用。日本药政部门对于汉方药的监管和上市审批主要基于《一般用汉方制剂承认基准》,市售所有汉方药的处方基本上均来源于此,最初由日本厚生劳动省组织行业专家确定备选处方,经过日本中央药事委员会讨论、征求意见后于 1975 年颁布,收录了 210 个处方。颁布以后由日本药事与食品卫生委员会(日本厚生劳动省的顾问机构,由中央药事委员会与食品卫生研究委员会合并而来)根据一般用汉方处方审查调研小组(组长一般为日本国立药品食品卫生研究所生药部长)的调查结果等会议讨论确定增补的处方,最终以厚生劳动省医药食品局审查管理课长通知的形式对外公布。这些处方绝大部分出自《伤寒论》《金匮要略》《和剂局方》《万病回春》《外台秘要方》《千金方》等中医经典,也收录了少量日本当地的临床经验方,如女神散(前田家方)、治打扑一方(香川修庵经验方)、排脓散及汤(吉益东洞经验方)等,每一处方均包含明确的配伍、用法用量以及功能主治,其中各药用量多为明确的范围,功能主治主要用西医病名表述。根据日本药品注册的相关要求,任何企业均可以在《一般用汉方制剂承认基准》中规定的处方组成、用法用量及功能主治范围内,自主确定成品剂型、制定制备工艺及质量标准,只要在制备工艺中使用水为溶剂即可免除药理和临床研究而直接申请生产许可;如采用其他工艺或未被收录的处方的新的汉方药,则需要提供处方合理性依据并进行药理毒理学和临床研究,不能减免。新的汉方药注册要求多、研发难度大,因此自《一般用汉方制剂承认基准》颁布以来,日本汉方药企业没有进行新处方的汉方药的研发。

在欧盟,传统医学的代表为草药,也被称为植物药。欧盟认为,所有未经加工的植物全株、片段或切制的植物、植物部位、藻类、真菌和苔藓类,都可称为草药物质(或原药材),它们通常是干燥状态,但有时也可是新鲜的。不经特殊处理的某些分泌物也可作为草药物质。以一种或多种草药物质、一种或多种草药制品,以及一种或多种草药物质与一种或多种草药制品复方作为活性组分的任何一种药用产品被称为草药制剂。植物药在欧洲有悠久使用历史,2004 年以前,欧盟各国对草药管理差别很大,如德国 1996 年明确将传统草药定义为药物,葡萄牙将草药制剂归于保健品之列,法国、英国、荷兰等国家按药品和膳食补充剂等多种形式管制。2004 年 3 月 31 日,欧盟《传统药注册指令》出台,其目的是促进欧盟市场草药产品标准统一,消除欧盟成员国间传统草药自由贸易的障碍,促进欧盟传统草药市场和企业的发展。该项法规设立一套完全有别于新药的简化申请途径,为传统草药提供了一个简化注册的法律框架。现阶段在欧盟草药注册上市主要有三种途径。按照传统注册途径的,主要基于草药在欧盟范围内 15 年以及欧盟外 30 年作为药品的应用历史,可以减免大多数非临床研究,不需要提供临床研究数据,但按这种途径注册上市的草药仅可用于咳嗽、感冒、紧张、胃肠道紊乱、短暂性失眠等不严重的疾病或症状；对于在欧盟范围内 10 年以上作为药品良好应用，且安全性和有效性得到广泛认可的，可按照确切应用的市场申请注册上市，按这种途径注册上市的草药的安全性和有效性数据可用科学文献代替，监管部门根据其拟定适应证的情况可能会要求进行部分临床研究。最后一种途径是正常的药品申请，按这种途径申请注册上市的草药需要完整的质量、安全性和有效性研究文件，技术要求与化学药、生物制品相同，如批准上市则按照处方药管理，有可能被医保支付。截至 2016 年 12 月，按照传统注册途径申请被欧盟批准注册上市的共有 1 719 项，按照确切应用的市场被批准注册上市的共有 859 项，没有按照正常的药品申请被批准上市的品种。

在美国，植物产品可以为食物（包括膳食添加剂）、药物（包括生物药）、医疗器械或化妆品。产品是否为食品、药品、医疗器械或化妆品取决于产品的拟定用途和奠定产品用途基础的产品标签、广告及围绕产品流通的环境等因素。如果一种植物产品拟定用于诊断、治愈、减轻或治疗疾病，或拟定用于预防疾病，则被视为药品。传统医学药物按照植物药管理。美国植物药包含植物性材料、藻类、真菌或上述混合物，不包括动物或动物部位和 / 或矿物（若在传统处方中占比较小的比例除外）；来源于基因修饰的植物学物种材料（如克隆或 DNA 重组技术）；由酵母、细菌、植物细胞或其他微生物发酵而得的单一化合物（例如抗生素、氨基酸和维生素）；高度纯化的物质（例如紫杉醇）或化学修饰物质（例如山芋提取物合成的雌激素）。若植物药材通过传统的栽培和培育技术获得（例如，非基因修饰），或者发酵是植物药材制备工艺的一部分，也按照植物药管理。被纳入非处方药品专论的植物药可按照非处方药专论的植物药申请注册上市，该类药物需要满足以下条件：非处方药的适应证、足够的使用历史、具备安全性和有效性证据、被美国药典收录标准（或认可）。目前，一些植物药（例如车前草和番泻叶）纳入非处方药药品审评，金缕梅目前也依照处方药专论上市销售。其余植物药则按照新药申请注册上市，这类药物的研发模式与化学药物、生物制品相类似，证明药物有效性与安全性的总体要求与化学药物、生物制品的总体要求一致。自美国食品药品监督管理局（FDA）2004 年 6 月 9 日正式颁布植物药指南以来，按此分类申请临床研究的品种数量连续增加，至 2014 年累计 581 个，至今仅 2 个品种获得上市许可，一个为 2006 年批准的绿茶提取物 Veregen，为治疗外生殖器和肛周疣的局部外用制剂，另一个为 2012 年批准的巴豆提取物 Fulyzaq，为缓解艾滋病患者在抗病毒治疗中腹泻症状的口服制剂。

综合日本、欧盟、美国三个药品监管发达国家和地区的传统医学药物的注册上市要求不难看出，上述三个国家和地区的监管主要基于传统医学药物长期的人用历史，对于满足一定时间应用的传统医学药物在申请注册上市时，不要求提供临床有效性、安全性数据，或可仅提供少量的临床研究结果；对于不满足条件的传统医学药物申请上市的技术要求则与化学药物、生物制品相同，没有遵循传统医学理论体系理论的、符合传统医学药物特点的技术要求。这样的监管要求是完全按照现代医学理论体系发展而来的，所以除满足一定时间临床应用的药物外，日本、欧盟均没有新的传统医学药物被批准上市，药品生产企业研发新的传统医学药物的热情不高；而美国在十几年的时间里也仅有 2 个药物被批准上市。

我国药政部门从 1992 年开始陆续出台了一系列中药新药临床研究指导原则，这些指导原则随着中医药自身的发展和现代科学研究的进展不断更新,不仅指导着中药新药的研发,还被应用于中医药临床科研及研究生教育。临床研究是探索建立具有现代科学内涵支撑的传统医学评价体系的重要组成部分,尤其是证候新药,不仅符合中医理论的要求,还能够承载最具特点的中医药原创思维模式,通过证候新药的研发,可以有力促进学术界对于证候实质的思考,推动相关基础研究成果向应用科学转化,通过新药临床试验的开展,探索中医药在防病治病改善症状、提高生存质量等方面的有效性、安全性特点,在此基础之上通过多学科研究的交叉配合,深入进行中药药效物质基础、作用机制、方剂配伍规律等研究,加快中医药基础理论的研究与创新,如证候理论、组方理论、药性理论,探索其科学内涵,为中药长期的现代化发展提供源泉,明确中医药在当前疾病谱系之下在全方位全周期健康服务的作用和地位。

另外,我国推动中医药现代化研究多年,中医药人一直致力于借助现代科学的技术和方法阐明中医这门传统医学的科学内涵,通过以证候新药为支点探索建立具有现代科学内涵支撑的传统医学评价体系,将成为中国中医药对于世界传统医学研究的贡献,这本身也是我国作为传统医学大国对大国责任应有的肩负,是中国大国担当的体现。当然,在建立具有现代科学内涵支撑的传统医学评价体系的进一步探索和中医药现代化的不断推进过程中,还需要不断厘清并向世界阐明中医药自身发展的基本方向、未来图景、对世界医学的影响和贡献等。这既是中医药对自身现代化发展道路、模式、特色、优势、定位等的不断确认,也是向世界展示中医药作为传统医学的多元价值和多种方向的可能性,为世界传统医学发展提供更多参考借鉴,提供切实有效的中国方案,引领世界传统医学不断发展创新。

四、为中医药的国际化、标准化夯实基础

近年来,全球掀起回归自然的热潮,天然药物备受青睐,这为我国中药国际化带来了难得的发展机遇。中药是我国目前出口最具有自主知识产权优势的产业,具有进入国际市场成为支柱经济产业的巨大潜力。目前,中药国际化被提到了重要的战略地位。实施中药国际化战略的主要目的在于提升我国医药产业在国际竞争中的地位和作用,与此同时还有助于加快中国文化的传播、扩大中国文化影响力、提升中国文化软实力、优化中国国际形象,具有政治、经济、文化多重意义和价值。中药国际化是一个长期的过程,需要解决的困难很多,除科学问题外,还涉及政治、法律、经济等多方面问题。

中药国际化的目的是使中药能够在世界各国得到政府、医学界和民众的广泛认同和普遍接受。中药国际化主要包括两方面工作:一是扩大中药的进出口量,推动中药国际贸易的发展,其中很重要的是,推动具有高附加值的中药新药走进国际市场,逐渐被国际市场所接受和认可,优化出口产品结构,减少资源有限、附加值低的中药材的出口,将好药材留在国内;二是进一步促进中药在国际市场中的合法地位,使中药作为药物在其他国家的发展也受到当地法律法规的保护,从而以合法的药物身份进入当地的医药市场,而改变以往仅作为食品或膳食补充剂出口的情况。因此,如何让世界各国药政监管部门(特别是药物监管先进国家和地区)接受中药作为和化学药、生物制品同等的药物身份,是中医药学术界、产业界一直不断努力的方向。

在中国改革开放政策的推动下,二十多年来中医药在世界各国快速地传播,目前已传播

到 140 个国家和地区。中医药的国际传播形成了一批遍布世界各国的中医医疗机构（中医诊所、医疗中心）、教育机构（大学中医系、有学位的中医学院、中医学校、培训中心）、科研机构（研究中心），造就了一支数量可观、覆盖各个专业的中医药队伍，带动了一定规模的中药市场，为中药国际化打下了坚实的基础。但是由于中医药理论体系还没得到国际社会的理解和接受，国际社会对中医药学的理解还停留在经验医学和技术操作层面。以现代医药卫生科学理论为基础建立起来的医药卫生管理法规，在一定意义上成为中医药国际传播的政策障碍。中医药在大多数国家尚未取得合法地位，中医药的发展还得不到法律保障，中药作为药物走进国际市场存在诸多问难。部分中药企业通过数年的努力迈出了坚实的脚步，在欧盟、美国开展国际注册，积累了一些成功经验，获得了一些成功案例。但也应看到，在欧盟成功注册的是按照简易注册程序豁免了临床研究的，仅限单味药材的制剂，且随着欧盟相关法规的不断更新，此种注册模式可重复性不强；在美国的注册则按照植物药的相关要求，未考虑中药的理论优势和临床治疗特点。

另外，中药是在中医理论指导下使用的药用物质，其本质是药物，不是保健食品或膳食补充剂，应按照中药的药性辨证论治使用才能取得理想疗效。如果放弃中医药传统理论，放弃中医的整体性，放弃中医因人、因地、因时而异的立法、处方、遣药原则和辨证论治精髓，中医就会失去立足根基，中药也将随之失去理论指导，除降低其有效性之外，还会导致安全性问题。如何保证中药能够得到准确的使用是中药国际化不可回避的重要问题。

以证候新药为出发点研究建立符合中药特点的药物研发标准体系是沟通中医药与现代医学和国际社会的桥梁。通过证候新药的研发带动中医药基础研究和应用研究相结合，用能够被国际社会和学术界所理解的语言和证据阐明中医药理论的科学内涵，用扎实可靠的临床研究数据说明中药的有效性、安全性和临床价值，从而证明中药作为药物的本质属性，有助于国际社会了解中医药，逐步认识中医药的科学性，由感性认识上升为理性认识，加强相互沟通，进而在研究体系、规范、标准等方面协调一致而达成共识，得到各方认可，推动中医药国际化和标准化。

以证候新药为出发点研究建立符合中药特点的药物研发标准体系是为中医药国际化、标准化"铺轨"。中医药与国际接轨需要在法律、法规、标准、规范等方面得到国际社会的认可。国际社会对医药卫生的管理有一整套的法律、法规、标准、规范体系，这是在市场经济条件下，经过长期的实践过程，以现代医学理论基础作为依据总结而成的。各个国家虽然都有自己的特点和不同之处，但整体的构架是相似的。中医药学与现代医学是不同的理论体系，用国际社会现行的法规、标准体系去管理中医药必然会抹杀中医药的特色或优势。中医药要与国际接轨的前提，是让国际社会理解中医药、接受中医药，认可中药作为药物的本质属性，以证候新药为出发点研究建立符合中药特点的药物研发标准体系，如果能够拿出充分的证据、数据说明中医药的科学性、有效性和安全性，将有助于中药作为药物进入世界各国，通过输出中药，也将带动相关法律、法规、标准、规范体系的变革，将中国经验推广到各国，作为一些国家对传统医药的管理借鉴，成为他们在制定相关标准时"采标"的依据，在全球范围落地生根。

标准是产品和专利的衡量尺度，更具客观性和权威性，是市场的屏障和主导权，未来国际贸易竞争的焦点将是标准的竞争，其竞争更具有市场意义。通过几十年来的中药新药研发,我国已经形成了相对系统的传统药物的研究与监管模式,虽然仍存在诸多不足,但通过证候新药的研究建立符合中药特点的药物研发标准体系,将助力我国作为世界主要传统医药——中医药的发源地,引领国际传统医药研究与发展的方向,进而树立中国在国际传统药物市场的权威地位,提高国际竞争力,掌握传统药物市场的主导权。

(唐健元　周　贝　薛斐然)

第十一章

证候研究的展望与挑战

辨证论治是中医学的特色与精髓,在中医理论体系和医疗实践中占有举足轻重的地位。证是立法遣方用药的依据,法随证立,方依法制。证候研究是中医学术研究的核心内容,也是中医学向客观化和科学化迈进的重要基础。中医证候注重宏观表征对机体状态进行认知和分类,整体把握人体功能状态是其优势,然而也存在主观性较大等局限,业内普遍认为证候有其共性的内在基础。多年来,研究者们围绕着证候规范化、标准化、生物学基础研究以及证候动物模型研究等开展了大量的证候研究,迄今为止,虽取得了一些成果,但仍未能找到开启证候这座迷宫的钥匙,存在诸多挑战。因此在证候规范化、标准化的基础上,从生物医学角度科学揭示证候生物学基础,解决中医临床辨证难题,开展证候宏观与微观整合的深入系统研究,对于推动中医药现代化进程以及丰富现代医学体系意义重大。

第一节 证候研究与疾病分类新体系

一、证候研究的挑战

(一)缺乏源于中医理论指导的证候本质研究方法

几十年来,政府投入大量的人力、物力、财力进行证候本质的研究,虽是"硕果累累",但对证候本质的认识没有实质性的进展,人们开始对一味用现代医学的方法和手段验证和改造中医来开展的证候本质研究,能否在中医理论体系的框架之内继承和发展中医药学产生怀疑。究其原因是研究的指导思想存在问题,中、西医学哲学思想基础、思维方式、研究方法的不同,对疾病的认识角度也不相同,硬将两者放在同一层面对比分析,一味用西医的指标来表征中医的证候,不从整体观的层面上来研究中医,而是用还原论指导下的线性思维方式将中医证候归结为某一物质基础,忽视了证候的整体性、系统性、恒动性、复杂性、模糊性、时间性,从方法论上来看违背了中医的指导思想,致使证候本质的研究没有大的突破。

21世纪以来,系统生物学研究的各种方法,如各种组学方法,广泛用于证候生物学基础研究,大部分学者们认为其是更接近证候特点、更为客观理性的研究方法。学者们期望系统生物学与证候本质研究相结合,有望从完整的疾病分子机制角度解释"证""辨证论治"等中医特色的概念,实现证候理论的现代科学诠释。因此,众多学者对"证候基因组谱""证候蛋白质组谱""证候代谢组谱"的构建进行了一些有意义的探索与研究。尽管证候的整体性、复杂性恰好与系统生物学理论有极大的相似之处,然而,由于尚无系统生物学研究模式的高通量集成技术,特别是对从功能基因组到蛋白质组到代谢物组海量数据的整合存在着巨大的困难,因此对证候的研究,目前主要是根据不同的研究目的采用不同的技术,在不同的组学层面上进行系统研究。而且组学本身并非系统生物学,如果没有系统模型为指向,单一类型的组学研究仍被认为是大规模的还原分析,难以反映证候的复杂性及其内在规律,这样还是又回到了前期机械还原的老路上。可见,如何借助生物医学的发展,创立基于中医理论指导下的证候研究是十分有必要的。

(二)证候规范化尚未达到"统一标准"

证候规范化是建立中医疗效评价体系的基石,也是探索和建立现代中医方法学的前提。自 20 世纪 80 年代以来,证候的规范化研究成为中医界研究的重大课题,研究内容包括证候概念的规范、证候命名的规范、证候诊断标准的规范。其中,证候诊断标准是证候规范化研究的主要内容,其研究方法包括:病证结合、宏观辨证与微观辨证相结合、证候计量化研究和临床流行病学方法的运用。然而,虽然证候规范化的研究已经取得一些成果,发布了相关证候的诊断标准,如 1997 年由中华人民共和国国家技术监督局发布的《中医临床诊疗术语证候部分》(GB/T 16751.2—1997)的国家标准,但是无论是证候的概念、分类、命名还是诊断都没有达到"统一标准"的基本目标。标准是共识的前提,标准不统一造成推广应用的障碍,以至于学界内出现了对证候规范化的质疑之声。中医药学要走向世界前沿,标准化是不可回避的关键环节,证候规范化过程中出现的问题除了与证候本身复杂性密切相关,深究其根源存在着系统方法与分析方法的对立、辨证逻辑思维方式向形式逻辑思维方式转化的极限及证候规范化不可行性的数学机制等方面的问题,这就使证候的规范化研究裹足不前。证候规范化的研究必须基于对证候概念和属性的正确理解,这对选准证候研究突破口有直接指导意义。

证候系统具有动态时空、多维界面、内实外虚的特性,中医中化繁为简、大而无外,从"形象"到"抽象"再到"具象"的非线性逻辑思维方法对证候规范化研究具有针对性。以象为素、以素为候、以候为证的非线性逻辑思维过程是传承之上的延伸,是理解和应用证候理论的创新思维方法,以象为素是对证本质的绝对剥离,以素为候是组合后的当下判断,以候为证则是兼具时空概念的网络体系,是对疾病规律的全部总结。受上述思维方法启发所开展的"中风病证候学与临床诊断的研究",采用的降维升阶方法为证候规范研究提供了较好的范例。降维升阶的方法使证候诊断不再是由各种具体证候与临床表现之间单纯的线性联系组合的平面,而呈现出一种复杂的立体交叉的组合关系。在这种组合当中,使用者有着极大的自由掌握的空间,这正符合患者特殊个体差异及医生灵机活法的需要。因此,《中风病证候诊断标准》在临床推广使用的效果也较为理想。由此可以看出,证候规范化的研究应在重新审视证候内涵和外延的前提下,探索在中医药学原创思维启发下的方法学。

二、证候分类与精准医学疾病分类新体系

(一)精准医学与疾病分类

1. 精准医学概述　早在 2011 年,美国国立研究理事会(National Research Council)就发布了《迈向精准医学——构建生物医学研究的知识网络和新的疾病分类法》(Toward

Precision Medicine：Building a Knowledge Network for Biomedical Research and a New Taxonomy）的研究报告（后简称《迈向精准医学》），明确提出了"精准医学"的概念及其核心内涵，"要建立这样一种医学模式：将个体的临床信息和分子特征来构建一个巨大的'疾病知识网络'，并通过这种知识网络来支持精确诊断和个体化治疗"。2015 年 1 月 20 日晚，美国前总统奥巴马在国情咨文演讲中提出了"精准医学"计划（Precision Medicine Initiative），希望"接近治愈癌症和糖尿病等疾病，使我们所有人获得个体基因信息从而保护自己和家人的健康"，呼吁美国要增加医学研究经费，推动个体化基因组学研究，依据个人基因信息为癌症及其他疾病患者制定个体医疗方案。同年 2 月，习近平总书记批示国家科技部和国家卫计委，成立 19 人的中国精准医疗战略专家委员会。随后 3 月，科技部召开国家首次精准医学战略专家会议，提出中国精准医疗计划，并将其列入国家"十三五"科技发展重大专项，上升为国家战略，并决定在 2030 年前政府将在精准医疗领域投入 600 亿元，这也意味着精准医学时代已经到来。

精准医学是由个体化医学（personalized medicine）的概念衍生而来。个体化医学所关注的疾病治疗和预防的核心是个体，根据每个病人的个人特征制定个体化治疗方案。当前的药物越来越趋向于精确面向患有特定疾病的大量患者中少量特定人群，这部分人群有相同的分子特征，同时在分子层面上产生的问题上也保持一致。在目前的实践过程中，精准医学是指以个人基因组信息为基础，结合蛋白质组、代谢组等相关内环境信息，为患者量身设计出最佳治疗方案，以期达到治疗效果最大化和副作用最小化的一门定制医疗模式。可以看出，开展精准医疗的第一步是需要明确疾病分类。

2. 疾病分类不足之处 早期的疾病分类研究多是基于疾病形态学进行分类。而目前现行的疾病分类方法，如国际疾病分类（International Classification of Diseases, ICD）或是基层医疗国际分类（International Classification of Primary Care, ICPC），多基于病因病理和病位，并且主要有赖于传统病理学的进展。疾病分类对于认识疾病发病机制、疾病诊断和治疗等方面都起着重要的作用。例如，流行病学家使用 ICD 编码来研究疾病模式、护理模式和疾病结局；遗传学家通过挖掘患者的 ICD 编码研究孟德尔变异导致复杂疾病的风险。然而，随着疾病分子机制研究的深入，仅仅基于传统病理学的疾病分类体系很难适应当代疾病分子网络研究的发展，存在诸多不足，譬如对于疾病诊断来说，ICD 疾病分类体系对于探知临床前状况的敏感度以及描述复杂疾病特异性均不够理想。其主要不足之处有以下四点：

（1）难以提供准确的诊断：由于目前疾病分类体系没有一个统一的疾病分类的方式，而且某些病理表现可能同时出现在完全不同的两种疾病中，如在早发性痴呆和精神分裂症都可能表现痴呆和分离性症状的病理改变，因此，有时并不能提供准确的疾病诊断。多个尸检结果提示由于误诊、漏诊导致死亡的比例可达三分之一，甚至可高达 40%。研究更指出这一比例自 1938 年以来并未得到改善。

（2）难以有效评估临床前疾病症状：尽管许多疾病临床前症状很隐匿，然而重要的生物学变化已在人体悄然发生，不少有这些临床前症状的人已经处于健康风险中。譬如，临床前阶段的阿尔茨海默病（Alzheimer's disease, AD）患者，在出现 AD 失忆与思维紊乱的典型症状的数年或数十年前，其脑部分子层面上已经发生改变。然而，尽管临床指南在不断更新，对于这些临床前阶段，很难提供具体的分类标准和治疗方法。

（3）难以精确分类复杂性疾病：现今的疾病谱正在发生急剧变化，由传统的单一病因引起的传染性疾病向多种因素引起的复杂性疾病转变,不少人可同时罹患多种疾病。在加拿大,44 岁以下的成人中,有 69% 患多种疾病,而在 65 岁以上人群中该比例上升为 98%。年轻人群患疾病种类的均数为 2.8,老年人群则为 6.4。个体患有两种以上疾病产生了一个重要的临床问题:这些疾病是否存在共同病因? 共存多种疾病可以导致更坏的临床结局,如共患 3 种以上疾病的患者可能导致发生心衰的风险增高,需要更复杂的干预。但是在目前的疾病分类中,仍未对这些多重疾病定义形成共识,对于患病风险也未很好地定义。

（4）难以准确地指导临床实践:越来越多的证据表明,目前广泛使用的心脑血管疾病药物,如低剂量阿司匹林、二甲双胍、他汀类药物和 β 受体抑制剂可以降低多种常见恶性肿瘤的发生、转移和死亡率,甚至可以用于治疗一种常染色体显性遗传疾病——Lynch 综合征。传统的疾病分类方法很难解释不同系统疾病的这种关联性,也无法解释药物的多向作用机制。理想的准确分类应能实现对治疗产生相同反应的患者归为一类,但目前归为同一疾病分类的患者病程与药物反应却大相径庭。许多疾病亚型虽然有不同分子机制,却被归为一类疾病,相反,归于不同疾病的却可能拥有相同的分子机制。

（二）辨证论治和精准医学

1. 辨证论治体现了精准医学的理念　尽管没有求助于基因组或蛋白质组检测技术,精准医学通过“辨证论治”已经在传统中医学的日常临床实践中应用了 2 000 多年,并且具有无数的成功范例。传统中医学通过几千年的理论思维和临床实践,形成了以“整体观”和“辨证论治”为精华的中医临床诊断和用药治疗体系,强调对不同的证候进行分析和正确的诊断,并指导既正确又精确的用药。因此,中医的“辨证论治”最完整地表述了“基因组指导下的精准医学”的概念和原则,并且将其应用到了长期的临床实践中。中医辨证施治是建立在对证候特征认知基础上的个体化诊疗过程,蕴含着精准医学的原始思维,体现了精准医学的理念。辨证论治以动态、个体化诊疗方式治疗疾病,正是精准医学个体化治疗的杰出典范。中医学辨证论治个体化治疗的精准潜力在解决多靶点复杂性疾病治疗问题方面积累了大量有价值的临床经验,具有鲜明的特色和优势。

2. 三因制宜与精准医学　“精准医学”的提出,暗含中医所述的“因人制宜”与“因地制宜”的思想。首先,美国科学院为了促使精准医学的实施,创立了一个大样本数据库,搜集每例患者的基因组学、表观基因学、蛋白组学、信号传导学、临床症状体征及临床实验室检测数据,结合体内微生物学、外环境暴露学、社会学等资讯,建立个体信息港（information common）。个体信息港好比中医诊疗所需的望闻问切的四诊信息。现代医学的个体信息港是现代医学的诊治依据。而中医认为,个体的四诊信息是实现中医辨证论治的基础,由此可见,个体信息港的提出与中医所讲的“因人制宜”高度一致。

此外,美国科学院在创立大样本数据库的同时,强调通过大协作,建立疾病知识共享平台（knowledge network of diseases）,以寻找疾病的分子基础及驱动因素,重新将疾病分类,实现精准的疾病分类及诊断。以此为基础开展循证医学研究,对有相同病因、共同发病机制的患者亚群实现精准的评估、治疗及预防。研究设计中的大协作,不仅包含了技术层次上的合作,同时也包含了不同地域、不同种群之间的合作,为地域性、种族性的发病规律提供了有力数据。恰如中医所讲的“因地制宜”,疾病发于北方多患风寒,疾病发于南方多患湿热,这与地域不同所造成的致病因素不同,而导致疾病发生的规律亦有所不同。

中医学认为,疾病的发生、发展与转归受多方面因素的影响,如时令气候、地理环境、体质强弱、年龄大小等。因而在治疗上须依据疾病与气候、地理、病人三者之间的关系,制定相适宜的治疗方法,才能取得预期的治疗效果,这也就是中医通常所讲的"三因制宜",包括"因时制宜""因地制宜"和"因人制宜"。"三因制宜"是中医学的整体观念和辨证论治在治疗上的具体体现。目前医学界所推崇的"精准医学"的设计理念无不体现出传统的"因人制宜"与"因地制宜"的诊治理念。

3. "同病异治""异病同治"与精准医疗　同病异治、异病同治,早在 2 000 多年前,我们中医学老祖宗就已经提出精准医学和个体化治疗,不过之前的多为经验的积累,现在则需要国际化和科学化的过程。精准医学和辨证施治,同病不同治,或者是同人不同治,这些理念都是相通的:精准医学是个系统工程,通过全面认识疾病的状态,对整个医疗过程和临床实践进行最优化的诊治;中医辨证论治也是一个系统性疗法,主要关注各种复杂因素之间的相互关系,包括不同的器官之间的相互影响,基于这一些认识来进行防病、治病。与现代医学相比,中医学走向"精准",有着体现"个体化医学"特征的相对完备的理论体系和成熟的理念方法,其精准化更多的是技术层面的升级,即引用先进的科学手段,使中医对证候的辨识、对中药性能的了解、对个体化治疗方案的制定更趋精准化。可以看出,中医的这种辨证论治的思维模式,是"我主人随"为标识的自主思维模式,这不仅仅体现了精准医学的理念,更是一种先进的思维模式,可引领指导精准医学的未来发展方向。

(三)证候分类的特点

证候分类是中医理论指导下对不同个体生理病理整体功能状态进行分类的一种特有的诊断方法,在此基础上制定出符合证候诊断,针对性高的治法和方剂,构成了指导中医临床实践的辨证论治体系。证候分类是中医临床个体化诊疗的体现,是中医临床疗效评价的基础,对中医临床诊断和治疗具有指导性作用。证候分类相比于现代疾病诊断模式基于病理金标准的局限性,是以另一种分类思维模式对个体状态进行区分,既可将患有相关疾病的人群归属不同的证候类别,也将不同疾病的人群归于相同证候,更具有个体化特点。

(四)证候分类研究的新趋势

近十年来,随着组学技术和网络医学的发展,逐渐兴起证候分类的分子机制研究,对于证候及其分类的实质有了更为精准的认识,这也意味着未来证候分类研究将逐步由宏观数据变量研究转向宏观数据结合微观分子机制的研究。寒、热是中医的基本证候以及其他复合证形成的基础,反映了机体阴阳偏盛偏衰、病邪属阴属阳的基本性质。李梢团队从复杂生物网络的角度切入探索寒热证证候分类的生物学基础。首先从寒证、热证的各种表型组合出发,构建了寒证、热证生物分子网络。通过网络功能分析,发现寒证生物分子网络以激素的功能模块为主,热证的生物分子网络以细胞因子的功能模块为主,神经递质功能模块共同分布于两个网络。随后,从"异病同证"的角度验证了寒、热证的两种功能特性:通过分析比较 21 种寒证相关疾病、38 种热证相关疾病的致病基因分布,发现热证疾病的致病基因显著分布于细胞因子通路,两组疾病共同的致病基因显著分布于神经递质通路。同时,通过网络拓扑结构分析,发现寒热证生物分子网络均为无尺度网络,即网络的功能实现主要依赖于一些关键节点。因此,从"方证相关"的角度,将寒热证网络的多个关键节点作为靶点,以此观测寒、热方剂干预炎症大鼠的生物效应,结果发现热性方剂主要作用于寒证的网络关键节点,寒性方剂主要作用于热证的网络关键节点,与"寒者热之,热者寒之"的辨证治疗原则一致。吕爱平团队选择临床类风湿关节炎(rheumatoid arthritis, RA)典型寒证与热证患者,收集血样进行基因组和代谢组学检测,并运用生物信息学分析技术,对所得组学数据进行分析,发现 RA 寒、热证患者之间的基因表达存在差异,寒证与 Toll 样受体信号通路有关,而钙离子信号通路、细胞黏附分子、过氧化物酶体增殖激活受体(Peroxisome Proliferator-Activated Receptor, PPAR)信号通路以及脂肪酸代谢途径与热证关联;此外,两类患者代谢组特征谱的差异主要在于对细胞凋亡的调节,热证患者活化细胞凋亡的 caspase 8 被激活,而寒证患者的细胞凋亡则通过核转录因子 E_2 相关因子 2(Nrf2)途径被抑制,同时 RA 热证患者机体存在过多的胶原分解,而 RA 寒证患者机体蛋白质合成过程大于蛋白质分解。这些对于寒热证候科学基础的探索,应用了各类组学的方法,为证候分类的深层机制研究提供了有力的示例,也提示证候分类可以帮助进一步细化人群,从而实现提高疗效的目的。

(五)证候分类重构精准医学疾病分类体系

1. 构建新的疾病分类法适逢其时　《迈向精准医学》一书中提出在精准医学时代,需构建新的分类法,以改善目前的医疗保健水平。现今生物医学研究所产生的新信息和新概念已经很难被适当的融入现行的疾病分类法当中,从而导致无法更加准确地定义疾病和做出针对性的医疗诊断。很多疾病亚型由不同的分子机制产生却依然被分在同类疾病中,相反地,大量不同的疾病却拥有相同的致病机制。不能将众多新的生物理念适当地融合将导致新的临床实践指导方针无法被及时采用,而且那些仅对特殊亚型有效的治疗会造成大量医疗保健支出的浪费。随着分子生物学的突飞猛进使得对临床样本进行快速、全面、高效的分析成为可能,随之而产生的疾病相关数据的激增为全面修正目前的疾病分类法铺平了道路。基础性研究用于在分子水平上定义和引导生理学的发现。这些发现,连同信息技术和电子病历的同步改进为创立新的疾病分类体系提供了契机。

2. 发展的证候分类重构精准医学疾病分类体系　新的分类法应将多参数的分子水平数据和临床数据、环境数据以及实际的健康状况有机、多元地结合在一起,创建一个综合的疾病分类法,能够把生物医学研究、公共健康以及提供医疗保健服务的团体结合起来共同为一个目的,即为增进对疾病发生机制的理解和促进健康水平的提高而服务。由此,这个新的分类方法要求:①基于疾病的生物学本质及其传统的病理体征对疾病进行描述和定义。②透过表面病征直接对疾病的作用机制、发病原理以及治疗方法进行深层次阐述。③保持不断更新,至少将其作为研究工具的时候能不断地整合新出现的疾病信息。

在临床实践中,通过证候分类,可以有效提高临床用药的有效性和安全性。譬如,本团队前期采用富集设计的方法,通过第一阶段 68 例小样本随机对照试验(randomized controlled trial, RCT)筛选出芪蛭通络胶囊治疗脑梗死恢复期的适应证候:气虚、血瘀夹内风证,并可有效改善患者的下肢功能障碍,在第二阶段大样本 640 例 RCT 中得到验证,说明精准的证候分类可有效提高临床疗效。此外,证候分类不仅可以指导中药的使用,还可指导西药的应用,中药联合甲氨蝶呤(Methotrexate, MTX)用药组对于寒证患者疗效明显高于热证患者,也就是说证候分类作为一种分类思维方法,同样可以指导西药的更精确使用,这些证据提示疾病诊断和证候分类的整合可以促进新的疾病分类体系的构建。

证候作为一种已经标准化的表型组,可合理的聚类并形成具有一定共性的分类体系。目前我国已出台相应的标准对证候进行标准化,可在此基础上开发基于证候的表型研究本体论和数据库,如果进一步建立多组学与证候相关联的复杂系统研究方法,发展出具有组学信息的表型水平的本体论,可以逐步形成构建精准医学体系的疾病分类法。

第二节 临床证候药理学与证候类新药研发

一、植物药国际研发现状

中药、植物药作为世界传统医药的重要组成部分,在全球多数国家有广泛的群众应用基础,越来越多的临床实践表明,中药和植物药特有的整体和多靶点治疗观念,对于西医药束手无策的各类常见病、老年病和慢性多发性疾病具有独特的诊疗和恢复优势,而又很少发生西医药所常有的严重不良反应和耐药性,这使得以欧美为代表的发达国家从20世纪90年代开始,重新认识和审视植物药存在的潜在应用和医疗价值。在时隔百年以后,西方民众再次兴起了对植物药的应用热情,迎来了植物药时代的全面回归。

近年来中药国际化取得了长足进步,丹参胶囊继地奥心血康后在欧盟国家成功注册为传统药品,天士力顺利完成复方丹参制剂全球多中心Ⅲ期临床试验并得到有效结果,更标志着中药国际化新药开发研究取得了实质性进展。另一方面,由和记黄埔中国医药科技和雀巢健康科技(Nestlé Health Science)合资组建的 Nutrition Science Partners 耗资数千万美元进行的穿心莲提取物 HMPL-004 治疗溃疡性结肠炎Ⅲ期临床试验结果令人大失所望。虽然 HMPL-004 对美沙拉嗪无效的病人有明显有效倾向,但差异不显著($P=0.09$),总体疗效与安慰剂没有差异。临床试验失败的原因不排除与所用穿心莲提取物活性成分二萜内酯含量过低有关(仅含15%),因此,Nutrition Science Partners 决定进一步富集穿心莲提取物活性成分,将下次二萜内酯含量由15%提升至70%后重新启动溃疡性结肠炎Ⅲ期临床试验。上述结果提示中药国际新药开发必须在开发研究前期考虑发达国家植物药开发的有关药政法规要求,以避免重蹈 HMPL-004 的覆辙。

(一)美国植物药开发现状

美国FDA在2004年发布了植物药指导原则《Guidance for Industry Botanical Drug Products》,在2016年对此指导原则又进行了修订《Botanical Drug Development Guidance for Industry》。该指南定义植物药涵盖植物材料、藻类、大型真菌及其组合产品。植物药可以有各种剂型和给药途径,但不包括微生物发酵提取物、纯化后单一分子和转基因植物制品。相对于化药而言,植物药是一个复合物,故对其有"相对宽松"的化学生产和质控理念:不一定纯化和明确鉴定有效成分,但需要控制原药材的质量。Ⅰ期Ⅱ期临床的安全性可以用已有传统药使用经验支撑,而不做动物毒理试验。对植物药来说,新药上市有对照组设计良好的临床试验也是必不可少的。但对于新植物药上市的临床安全性有效性的评价标准与纯化药无异。

从2002年到2017年底,有650余件临床许可(IND)或临床前正式咨询(Pre-IND)。总计500余件IND中约2/3为单方,1/3为复方;且1/3为企业牵头,2/3为研究性质的临床试验许可;大部分 IND 进入 Ⅱ 期临床,少数已进入到 Ⅲ 期临床阶段。然而,在数百获批进行临床试验的植物药品种,只有两个植物药的新药申请(new drug application,NDA)被批准上市。一个为 2006 年批准上市的外用植物药酚瑞净(Veregen)茶多酚软膏,来源于中国野茶树的干叶子,制剂为 15% 浓度的软膏,用于治疗外生殖器疣(尖锐湿疣)或肛门疣;另一个为 2012 年获批的第一个口服类植物药 Fulyzaq(现名 Mytesi),用于治疗 HIV 相关的腹泻,这是从南美亚马逊河流域原始森林巴豆属(croton)的一种龙血树 Crotonlechleri 的红色树渣中提取出来的植物成分,通过阻断胃肠道局部的氯离子交换、减少水分的丢失而发挥作用。

(二)欧盟植物药开发现状

欧盟有着悠久的植物药用历史,其植物药的发展在世界范围内处于领先水平,具有较强的国际影响力。欧洲议会和理事会于 2004 年 3 月 31 日颁布了《传统植物药简化注册指令》(Directive 2004/24/EC),旨在结束之前各成员国对植物药产品注册管理不统一的状况,在保障药品安全的情况下,简化注册程序,促进欧盟植物药产品的统一协调发展。法案中将植物药分为新植物药(herbal medicinal products)、固有应用植物药(well established herbal medicinal products)和传统植物药(traditional herbal medicinal products)3 类,分别对应 3 种注册申请类型:全文本(complete dossier)、良好应用(well-established use,WEU)和传统应用(traditional use registration,TUR),见图 11-1。

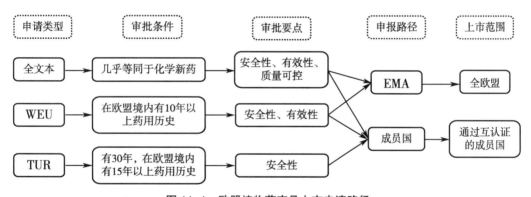

图 11-1 欧盟植物药产品上市申请路径

截至 2016 年 5 月,欧盟共有 2 629 个传统植物药产品通过 TUR 提交了申请,其中 654 个处于审评中,已批准 1 577 个,未获批准 215 个,申请者主动撤回 183 个。其中包括地奥心血康、天津天士力的丹参胶囊在荷兰成功注册,同仁堂的愈风宁心片也已经在荷兰递交注册申请。1 292 个固有应用植物药产品通过 WEU 提交了申请,其中 304 个处于审评中,已批准 768 个,未获批准 62 个,申请者主动撤回 66 个。已获批的 1 577 例 TUR 申请中,983 例为单方药品,594 例为复方药品,占比分别为 62% 和 38%。已获批的 768 例 WEU 申请中,621 例为单方药品,147 例为复方药品,占比分别为 81% 和 19%。2 种申请方式中,单方药品的获批数均明显高于复方药品获批数。在已获批复方药品中,以 2~3 个组方为主,4~9 个组方的也占据了一定比例,10 个组方以上的极少。已获批植物药产品中,感冒、精神压力和情绪异常、泌尿及妇科疾病、胃肠道失调、失眠等为主要适应证。此外,TUR 获批药品的口腔及喉咙不适、增强免疫力等适应证的数量明显高于获批的 WEU,而便秘则相反。

WEU 获批药品的适应证还包括慢性肝炎、肝硬化、失智症、高胆固醇血症等。总体而言，在适应证特点上，TUR 植物药偏改善，而 WEU 植物药则偏治愈。

然而，到目前为止仅有 3 种新植物药经过临床试验证明安全有效后在欧盟按照全文本完整申请方式通过新药审批获准上市，分别是目前唯一一个同时在美国和欧盟注册的植物药茶多酚软膏（Veregen），以及大麻喷剂（Sarivex）和桦树皮胶（Episalvan）。它们分别通过分散申请和互认申请途径以及集中申请途径获得批准，其活性成分包括定量提取物和标准提取物。大麻喷剂（Sarivex）是由英国 GW 制药公司开发的治疗多发性硬化病僵硬症状的新植物药，活性成分是由 2 种分别富含 Δ9- 四氢大麻酚和大麻酚大麻栽培变种的叶和花的液化二氧化碳标准提取物；每毫升喷剂分别含 2 种大麻提取物，其中含有效成分 Δ9- 四氢大麻酚 27mg，大麻酚 25mg。桦树皮胶（Episalvan）是欧盟第一个通过集中申请程序批准的植物药，用于促进疤痕愈合修复，由德国 Birken 公司研制开发。桦树皮胶的活性成分是从造纸木浆和木材加工业废料桦树皮中用正庚烷 115℃以上高温提取制备的桦树皮定量提取物。提取物中三萜类成分质量分数达 87% 以上，其中主要成分是白桦脂醇 Betulin，还有少量桦脂酸、齐墩果酸、高根二醇、羽扇豆醇。最近研究发现桦树皮胶对术后伤口疤痕愈合效果显著并发现了新适应证大疱性表皮松解症（Epidermolysis Bullosa，EB），有望将同一提取物开发成另一种治疗大疱性表皮松解症的新植物药。

（三）日本汉方药开发现状

日本汉方药的审批主要基于《一般用汉方制剂承认基准》（以下简称《一般汉方基准》），市售所有汉方制剂的处方基本来源于此，这是日本汉方制剂研究及生产的基础。研制处方均包含明确的配伍、用法用量以及功能主治，其中各药用量多有明确的范围，功能主治主要用西医病名表述。

根据日本药品注册的相关要求，任何企业均可以在《一般汉方基准》中规定的处方组成、用法用量及功能主治范围内，自主确定成品剂型、制定制备工艺及质量标准，只要在制备工艺中使用水为溶剂即可免除药理和临床研究而直接申请生产许可。如采用其他工艺或未被收录的处方的新的医用汉方制剂，则需要提供处方合理性依据并进行药理毒理学和临床研究，不能减免。新的医用汉方制剂注册要求多，研发难度大。因此，自《一般汉方基准》颁布以来，日本汉方制剂企业尚无进行新的医用汉方制剂研发的成功案例。

日本汉方制剂说明书所载事项与中国说明书基本相同，由生产企业起草，日本药品医疗器械局（Pharmaceuticals and Medicine Devices Agency，PMDA）相关部门负责审核，其中功能主治表述由申请人根据《一般汉方基准》自行确定，PMDA 会根据不良反应监测情况与生产企业沟通，修改不良反应和注意事项。

二、临床证候药理学与方剂组学

在后基因组学时代，基因组引导的个体化医学曾经引发了"现代生物医药革命"，期望在适当的时候为个人提供正确的个体化药物治疗或干预，并基于药物基因组学和药物遗传学的知识将不利影响最小化，然而，由于基因与疾病之间的联系仍然不明朗或缺失，导致个体化医学停滞不前。其中，最主要的障碍不仅是目标疾病，还涉及药物治疗结果的复杂性，这些复杂性涉及几十或几百个基因的动态变化以及受到复杂环境因素的影响。与西医不同,中医临床实践采用证候而不是疾病或者症状,去区分具有相似表现和不同阶段的病理进程的复杂医学问题。实际上,在精确辨别证候的基础上正确选择个体化治疗的做法,即辨证论治,是中医系统理论的核心之一。这种独特的通过辨证论治的个体化医疗方法强调:①对具有相同证候的不同病人应该鉴别和个体化治疗;②对于处于不同证候发展阶段的同一病人应该加以鉴别和个体化治疗;③对处于不同条件下的同一证候应该运用不同的治疗方法;④相同的治疗原则可以用来治疗不同的证候。因此,辨证论治虽然不是基于组学知识,却将与组学引导的个体化医学相同的概念和原理转化为临床实践,若在此基础上使用最新组学平台系统认识辨证论治,可帮助认识复杂疾病和药物治疗结局,洞悉它们的内在机制,从而帮助实现个体化治疗。

(一)临床证候药理学的概念

"临床证候药理学"(Clinical Zhenghou Pharmacology,CZP)是一门基于不同病理和精神状态下证候变化,设计、分析和评估不同临床治疗方法的学科。通过检测当前组学平台的动态变化,临床证候药理学将使证候系统地映射到表型组。CZP源于几千年来具有丰富系统治疗策略的中医药,其目的在于通过选用不同的方剂在整体层面上治疗复杂的疾病。CZP研究的一个目标是获得足够的知识和认识证候的病因病机;另一目标是开发最优或更好的治疗药物逆转患者证候,即患者通过药物治疗获得缓解。

(二)临床证候药理学对证候研究的部分考虑

证候特征可概括为内实外虚、动态时空、多维界面,最核心的内容是症状体征整合真实反映病机。临床证候药理学将从以下两方面考虑来刻画证候的特征。

1. 模块化证候 证候数据的超高维度至少体现在病因、病机、病位、病性、病势、症状(含体征)、邪正关系及机体状态等八个多维界面上,因此,对于如何合理选取关键指标来描述某一证候特征和范围是目前研究的重点和难点。对于多维数据,我们可以采用降维升阶的分析方法。首先,对于复杂的证候表型网络,我们可以借鉴在复杂表型组研究中,在协同失调子网络中识别出表型相关的功能模块的办法,将证候模块化,尽管如此可能会降低检测关联的能力。正如将疾病表型解构成亚型,证候也可以在不同的结构模块中解构成症状;根据症状对表型变化的贡献度,可以分为主要症状(主症)和次要症状(兼症)。在理解模块网络的整体性、互补性和协同性的本质方面,基于网络的系统生物学提供了相当的支持。由于基因网络的相关模块化性质,产生了类似的表型。如:采用网络分析方法识别出145个表型特异性共表达模块,发现基因多效性高;研究也发现大部分模块负责相对独立的生物过程。模块化后的证候表型,可能分别对应一系列的病机,然后基于图形的模拟退火方法和知识驱动的矩阵分解(KMF)框架可以重构表型特异性模块化基因网络,最终可能通过一系列体现病机的证候表型模块来反映复杂证候特征。

2. 证候动态时空特征的演化性 中医临床诊断分为疾病诊断与证候诊断,就现代难治病的诊断更为重视证候诊断。西医对疾病在时序过程中是以理化生物学指标量化变动做诊断的主要指征,常是不变的,以病情轻重分型,以干预的疗效决定预后。中医诊断重视病的"人"一切表现,以"象、素、候"有内在联系的症状体征为主体,可以参照理化影像指标做出疾病诊断,甚而以主症定为病名的诊断。应该说把握证候诊断为核心。随着时间的推移,空间因素的变化,干预的影响作用及病变本身的变化趋势,证候结构也发生了相应的演化,这种演化从其"内核"开始,直到最外一层最虚之处,都经历了动态发展的过程,从而使得干预的靶向和范围都随之而重新调整,以保持辨证与论治的一致性。另一方面,某一证候的这种动态变化是在一定范围内的。当变化超出某个临界点,就可能转化为另一个证候。例如,在SARS急性发作初期,可将患者分为阳热证。然而,一旦经过多器官功能衰竭休克,患者随时转变为阴寒证。证候的这种动态演变属性可以采用定量的反应动力学模型来描述。

（三）方剂组学概述

方剂是中医的重要组成部分,对中华民族的血脉延续起到过巨大作用,但发展到今天,其科学性受到了质疑。21世纪初,王永炎院士承担了"973"计划(方剂关键科学问题的基础研究)与国家自然科学基金重大研究计划(中医药学几个关键问题的现代化研究),针对方剂配伍提出了整体和谐效应假说:"方剂的潜能蕴藏于整合之中,不同饮片、不同组分、不同化合物的不同配伍具有不同的效应。诠释多组分与多靶点的相关性,针对全息病证,融合对抗、补充、调节于一体,发挥增效减毒与减毒增效的和谐效应。"

为研究方剂关键问题,秉承着传承创新的思路,在王永炎院士的指导下,王忠研究员于2011年在《Journal of Clinical Pharmacology》期刊上首先提出了"方剂组学"(Fangjiomics)的概念,探索用现代医学理论和技术方法阐释与发展传统中医。同年即被《Nature》专刊引用。方剂组学的成功提出,在国际上引起热烈反响。

方剂组学作为一门新兴学科,可系统研究一系列作用于多靶点的可配伍药物组合,即"方剂组",主要用于设计和评估不同的联合治疗。方剂是有规律的中药复方配伍组合,方剂组是无数方剂组成。在方剂组学中,我们通过多种多样的组学技术和相关的分析工具来揭示方剂组在不同组学水平的复杂关系。方剂组学以系统论结合还原论为指导思想,从整体出发,结合多源临床实践结果,系统整合多维度、多层次生物组学网络,研究无数可配伍的有效药物组合,提高临床疗效,减少药物毒副反应。其重视分析方剂配伍中药物联合应用的有效性和安全性机制,强调设计有效的生物活性剂的兼容组合,并阐明其作用模式,从而联合更少而有效的物质,与单一组分相比,达到疗效更高、毒副作用更少的目的。其系统地比较研究各种可配伍组合下多靶点的不同靶点作用模式,实现"中靶"和"脱靶"间的平衡;通过优化靶点、通路和药物成分谱,可开发可控的、队列设计的治疗策略。

（四）方剂组学的特征及优势

方剂组学致力于寻求可通过在偏离靶点和正中靶点效应上保持平衡的多种靶点、行动模式及生物路径采取行动的无数兼容组合。其主要研究联合治疗的各方面内容,如联合治疗模式、联合药物间相互作用、联合治疗药理作用机制等。无论从理论依据、药理学假设、研究对象、研究主体还是药理学模式方面,方剂组学都大大不同于传统的药理学研究。传统的单靶点药理学研究是在还原论指导下进行的,而方剂组学建立的理论依据源于临床实践,在整合多种微观治疗(如分子靶向药物干预)的整体观思想指导下,是系统论指导下的还原分析;不同于传统研究的单基因、单靶点药物产生单结局效应的药理学假设,方剂组学认为药物是通过多基因、多通路或多靶点的作用产生多结局效应;传统模式关注研究对象往往是新型的单成分化合物,而方剂组学的研究对象是多成分的,具有不同药物活性的组合药物;

传统研究的主体是疾病,是从基础到临床,而方剂组学的研究主体是关注于人,是目前提倡的转化医学模式"来自于临床,从基础来研究,又回归于临床";传统药理学研究模式是基于构效关系,即化合物的结构决定药效,而方剂组学的药理学模式源于临床的"谱效关系",认为药物组成或剂量的变化决定药效。一言以蔽之,方剂组学是融合组学技术和定量评价方法来研究无数方剂结构及配伍机制,其源于中医方剂理论,整合了系统论和还原论的分析方法,基于阵列设计的专注于谱效的药物发现。它寻求从整体上用更少的费用探索更广泛生物机制,适度调整生物网络,从而可以有效治疗复杂疾病。这些在低浓度下就能发挥其药效作用的多组分药物比单一的化学药物更安全,也能克服药物耐药。其也不同于传统的组学技术关注于某一特定细胞、组织或器官水平,方剂组学是在整体观的指导下,通过整合大量的组学数据,如基因、蛋白和代谢间的相互作用,设计、生成和评估合理的药物组合,可通过使用较少药物的组合,产生较好的疗效、较少的副作用,表征着未来复杂疾病个体化治疗的临床药理学和治疗策略的发展方向。

三、临床证候药理学与方剂组学指导下的证候类新药研发

当今面对复杂性疾病的治疗,组合治疗已经大势所趋,但药物组合的原则却多囿于个人经验或零散的片言只语。结合证候特征,基于中医理论思想指导下的方剂"君臣佐使""七情和合"的复方配伍理念,应用临床证候药理学和方剂组学方法进行证候类新药的开发与筛选,可能会是突破新药发展瓶颈的重要切入点。

(一)方剂模块调节证候模块

目前已证实了模块化和功能基因组间的关联及其对应的药物靶点的联系。在这些重要的联系中,模块化可能通过药理学水平为生物学到病理学的研究提供了有价值的工具。不同模块具有不同的作用,并且为根据表型变化的网络提供不同的功能。模块可以由单个或多个分子靶标形成。近年来,已经提出了许多方法来识别生物学和药理学网络中的模块。临床证候药理学中的模块,是指一个功能药理学单位,它可能是目标网络中等级较简单的调控结构,如基因调控中最常见的模块。为逆转出现的证候表型模块,方剂组学可设计一系列组合药物模块,通过全面的表型谱分析,将有助于对药物进行分类、认识和识别。具有相似证候表型特征的药物可能具有共同的作用机制,并且可以通过大规模分析来灵敏地识别这些相似性。如:每个证候模块可被某一方剂模块调节(如方剂模块 A、B、C、D、E、F、G、H、I)。如果某位患者表现出 A、D、E 模块特征,则可以使用 A+D+E 的组合药物来治疗。通过模块精确选择药物组合,患者将从中受益。

(二)阵列组合设计

临床证候药理学与方剂组学指导下的联合治疗药物设计,并非简单的单药联合,而是类似古代派兵遣阵的阵列组合模式。这类阵列设计中,使用具有调节多靶点或通路的多个药物组分。由于单方面的打击是有限的,因此要同时打击敌人的力量、物资以及意志。每个阵列组合设计需含有影响多个靶点的多药物组分。如在八阵设计(借用药如用兵之义,以方药列八阵为"补、和、攻、散、寒、热、固、因")中,每个阵列都含有靶向多病理器官的不同组合,此外尚有"十剂"(宣、通、补、泄、轻、重、滑、涩、燥、湿十类方剂)、"七方"〔大方、小方、

缓方、急方、奇方、偶方、重（或复）方]。临床上,可根据不同的目标设计不同的策略。在联合治疗中可以选择 3 个或 3 个以上的策略。另一方面,在临床证候药理学领域,亦可根据不同的药物作用机制来设计药物组合,如复方青黛散治疗急性早幼粒细胞白血病（APL）,雄黄（四硫化四砷,As_4S_4）直接攻击早幼粒细胞白血病 - 视黄酸受体 -α（PML–RAR–α）癌蛋白并促进 APL 细胞分化,为君药。丹参（丹参酮ⅡA）和青黛（靛玉红）的主要成分能够增强雄黄诱导的 PML–RAR–α 的泛素化和降解,是为"臣药"。青黛和丹参酮ⅡA 也可以作为使药,可增加甘油水通道 9（Aquaglyceroporin 9）的表达,这有助于将雄黄转移到 APL 细胞中,从而增强其功效方剂组学,是融合了组学技术和定量评价方法来研究无数方剂结构及配伍机制的研究,其源于中医方剂理论,整合了系统论和还原论的分析方法,基于阵列设计的专注于谱效的药物发现。它寻求从整体上用更少的费用探索更广泛生物机制,适度调整生物网络,从而可以有效治疗复杂疾病。这些在低浓度下就能发挥其药效作用的多组分药物比单一的化学药物更安全,也能克服药物耐药。

（王 忠 刘 骏）

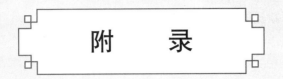

附　　录

附录1　证候类中药新药临床研究技术指导原则

证候（简称证）是对疾病（泛指非健康）发展到一定阶段的病因、病性、病位及病势等的高度概括，具体表现为一组有内在联系的症状和体征，是中医临床诊断和治疗的依据。为了更好地传承和发扬中医药特色和优势，国家药品监督管理局根据药品注册相关法规，特制定《证候类中药新药临床研究技术指导原则》（以下简称《指导原则》）。

证候类中药新药是指主治为证候的中药复方制剂新药。《指导原则》旨在为证候类中药新药临床试验的开展和有效性、安全性评价提供基础性指导，其正文内容中的每一个原则性要求都可以随着后续研究的不断深入，进一步丰富和发展为更详实具体的技术标准。

一、证候类中药新药的处方来源及基本要求

证候类中药新药的处方应来源于临床实践，符合中医药理论，体现理、法、方、药相一致的原则。证候类中药新药申请临床试验应有充分的人用历史证明性文献材料，包括处方来源、组方合理性、临床应用情况（包括提供临床实践完善处方的演变过程）、功能主治、用法用量等相关内容。如拟开发的证候类中药新药是来源于中医临床经验的积累，针对临床常见基本证候的，应提供相关证明；如是源于医案中对比分析研究所发现的相对成熟有效的处方，应提供典型医案和系列医案；如具有一定临床研究基础且有相应数据证明的成熟有效的处方，应提供相关临床研究总结报告，该总结报告应明确具体中医证候、疗效特点和安全性信息；如是源于国家科技立项的临床研究成果，应提供临床研究部分的总结资料及相关的成果鉴定材料。

证候类中药新药立项开发时，应注意评估与已上市同类药品的临床价值差异，以明确其是否具备临床开发价值。

二、证候类中药新药的临床定位

证候类中药新药临床应定位于消除、改善或控制具有内在关联性的一组疾病的主要临床症状、体征等，也可定位于通过证候改善达到疾病治疗等目的。

三、证候类中药新药的证候诊断

拟开发新药的中医证候确定应有与之相关的临床实践基础，并应遵循中医药理论。

中医证候诊断标准可以参照有关国家标准、行业标准或团体标准等进行制定，如无适用的诊断标准，可自行制定并经专家论证达成共识。证候诊断构成要素可采用定性或半定量方式，或主次症的方法，鼓励制定具有中医特色的证候诊断量表，并可根据具体研究内容辅以客观诊断指标。

四、证候类中药新药的基本研究思路及试验设计

（一）基本研究思路

证候类中药新药临床研究可有多种模式，如单纯中医证候研究模式、中医病证结合研究模式或中医证统西医病的研究模式，无论何种研究模式，证候类中药新药研究均应对所研究证候的动态变化规律及相关西医疾病所处特定阶段要有明确的界定。

1. 单纯中医证候研究

选择符合某个中医证候诊断标准的适应人群进行研究，观察药物对该中医证候所涉及的症状、体征以及相关指标的改善情况。

2. 中医病证研究

在符合某一中医疾病诊断标准的基础上，选取该病的某一证候进行研究，观察药物对该证候所涉及的症状、体征以及相关指标的改善情况。

3. 证病结合研究

在中医"异病同治""以证统病"诊治思维模式的指导下，基于不同疾病发生发展过程中的某个阶段出现有相同病机特点、相似证候要素的，可以在同一证候下选择至少3个不同西医疾病来进行研究，突出以证候为中心的设计理念，观察药物对中医证候疗效以及西医疾病的疗效。

（二）设计考虑

1. 纳入标准

纳入标准的制定，应考虑到临床试验目的以及实施过程，包括应符合相关诊断标准的规定，受试者在病情、病程等基线一致性方面的规定。建议纳入基础治疗和证候表现基本稳定的患者，对基础治疗处于动态调整阶段的患者不宜纳入。纳入西医疾病时应注意把握证候与西医治疗之间的关系。试验设计者可根据试验的需要制定合理的纳入标准。受试者应在充分知情同意的情况下自愿参加临床试验。

2. 排除标准

应排除兼夹影响目标证候诊断或证候疗效判断的其他证候的人群。应基于受试者安全性的角度考虑排除标准，应排除通过改善症状可能导致掩盖病情进展的情形，排除服药后会发生严重后果或加速疾病进程的特定人群。

3. 试验设计

探索性研究可以根据试验目的采用多种试验设计。确证性研究应遵循随机、双盲、对照、重复的原则，并基于探索性研究的初步结果去估算样本量。

如采用加载设计，须事先规定好基础治疗，如基础治疗的用药指征、用药种类、用药剂量、用药方法、用药时间等。

4. 对照药

对照药宜首选安慰剂。如果已有用于该证候的中成药上市，可选择业内所公认的中成药进行阳性对照，但该药的有效性须经过安慰剂对照确证。

安慰剂应在剂型、外观、气味、口感、质感等特征上与试验药物尽量接近，确保临床研究

者和受试者在盲态下开展研究。如采用阳性药对照且剂型不一致时,需通过双盲双模拟技术保证盲态实施。

临床研究如果涉及多个西医疾病,应结合所纳入的疾病情况,采用分层随机,以保证组间基线具有可比,以免影响药物的疗效评价。

五、疗程及随访

应根据药物特点和前期研究信息合理设置观测时点及疗程,并根据研究目的的不同,科学设计随访的方式、时点、内容等。

六、有效性评价

证候类中药新药应采用科学公认的中医证候疗效评价标准,根据研究目的确定好主要疗效指标和次要疗效指标,应重视证候疗效的临床价值评估。疗效指标选择如下:

1. 以改善目标症状或体征为目的者,应以目标症状或体征消失率/复常率,或临床控制率为疗效评价指标,但同时应注意观察目标症状或体征痊愈时间和/或起效时间的评价。

2. 建议引入患者报告结局指标,将患者"自评"与医生"他评"相结合。

3. 鼓励采用能够反映证候疗效的客观应答指标进行评价。证候疗效的客观指标,包括现代医学中的理化指标、生物标志物等。临床试验期间需观察评估中医证候疗效的起效时间、缓解时间或消失时间。

4. 基于生存质量或生活能力、适应能力改善等方面的考虑,推荐采用公认具有普适性或特异性的生存质量或生活能力、适应能力等量表进行疗效评价。也可采用基于科学原则所开发的中医证候疗效评价工具进行疗效评价。

5. 鼓励采用反映疾病的结局指标或替代指标进行疗效评价。

七、安全性评价

安全性评价可以结合受试者疾病相关检查去评估,如某些能够反映疾病病情进展的理化检查指标;安全性评价必须通过与安慰剂或阳性药的平行对照去反映试验药物的安全性。临床试验期间,研究者需关注中医证候的变化情况以及疾病进展情况,及时评估可能存在的用药风险。

八、试验质量控制与数据管理

(一)信息采集

中医四诊信息采集是现代中医证候研究的必需手段,中医数据的信息化采集有利于临床试验质量的控制。建议中医四诊信息采集应参照最新的"中医四诊操作规范(中华中医药学会中医诊断分会)"制定,研究者应据此制定"四诊信息采集标准操作规程(SOP)"并严格执行。临床试验前,应对各临床研究中心进行四诊信息采集规范化培训,并对各临床研究中心研究者的四诊信息采集进行一致性评价。

四诊信息采集应遵循客观化原则。其信息采集工具可以是纸质版采集表,或基于计算机软件的图文采集系统,乃至未来中医人工智能和云计算的应用。四诊信息采集表/系统,可以是普适性也可以是特异性,并以量化评定的形式呈现。鼓励引入经国家批准上市、较为成熟的四诊信息采集仪如舌诊仪、脉诊仪等配合使用,该仪器应具有实时显示、存储和复读功能,有利于临床试验数据可溯源。

(二)数据管理

申办方和研究者应加强数据管理工作,建议证候类中药新药临床研究项目须成立独立的数据监察委员会,鼓励研究者应通过电子数据采集系统采集数据以确保研究数据的真实性和可靠性。另外,临床研究项目应制定临床试验风险控制计划及措施、临床试验数据管理计划与报告、数据核查计划与报告、统计分析计划与报告等,以促进证候类中药新药临床试验整体质量控制水平的提升。

(三)研究人员

主要研究者必须是具备中医专业或中西医结合专业的正高级技术职称及其以上的人员。研究者必须是具备中医专业或中西医结合专业的副高级技术职称的人员。

九、说明书撰写原则

证候类中药新药的说明书【功能主治】项的内容应符合中医术语表述,【临床试验】项的内容会就支持该药上市的临床试验情况进行简要概述。说明书其余内容可参照《药品说明书和标签管理规定》和中药相关指导原则执行。

附录2 《证候类中药新药临床研究技术指导原则》起草说明

为继承和发扬中医药诊疗特色和优势,落实《药品注册管理办法》《中药注册管理补充规定》的相关规定,国家药品监督管理局组织制定了《证候类中药新药临床研究技术指导原则》(以下简称《指导原则》)。现将有关情况说明如下:

一、起草背景

2007年版《药品注册管理办法》就中药复方制剂注册分类首次提出了"证候类中药新药"这一类别,即"主治为证候的中药复方制剂"。2008年,原国家食品药品监督管理局发布了《中药注册管理补充规定》,该规定对2007年版《药品注册管理办法》用于治疗中医证候的中药复方制剂的注册要求进行了进一步丰富。

国家食品药品监督管理总局药品审评中心(以下简称药审中心)自2008年起即组织相关领域专家召开多次专题研讨会,就证候类中药新药的研发和技术要求进行了专题研究和讨论。2011年底,药审中心正式申报"证候类中药新药疗效评价方法研究"项目,国家中医药管理局随即组织专家评审并以国家中医药行业科研专项基金予以立项资助。该项目在近八年的研究时间里,参与课题调研、座谈和会议讨论的全国相关领域专家不下500人,曾得到王永炎院士、张伯礼院士、孙光荣国医大师、晁恩祥国医大师等中医药专家的指导。根据全国范围内的专家共识意见和目前相关科学技术的发展情况,课题组起草了《指导原则》。

二、起草过程

2012 年，"证候类中药新药疗效评价方法研究"作为中医药行业科研专项立项后，课题组在开展课题研究的同时即开始着手起草《指导原则》，并作出如下安排：南京中医药大学申春悌教授和中国中医科学院中医临床基础医学研究所王忠教授负责成立起草组，执笔起草《指导原则》讨论稿；中国中医科学院广安门医院王阶教授、北京中医药大学东直门医院高颖教授、成都中医药大学附属医院段俊国教授分别负责对气滞血瘀证和气虚血瘀证进行临床研究的实践探索，以进一步丰富证候类中药新药的相关技术要求。

2017 年，课题组通过与中医诊断学专业委员会、世界中医药联合会临床数据监查工作委员会、世界中医药联合会临床疗效评价专业委员会、中国药理学会、中国药学会临床中药学专业委员会、中华中医药学会中成药分会等多个学会携手，广泛邀请学术界和工业界的专家全面参与讨论，形成了对证候类中药新药临床研究最基本的原则性要求。在此基础上，课题组于 2018 年起草完成了《指导原则》征求意见稿。

2018 年 6 月 28 日—7 月 13 日，通过药审中心门户网站向社会公开征求了对《指导原则》征求意见稿的意见，从所有反馈的信息来看，主要是完善性的意见，无原则性的反对意见。

三、主要内容

《指导原则》旨在为证候类中药新药临床试验的开展和有效性、安全性评价提供基础性指导，在证候类中药新药的处方来源、临床定位、证候诊断、临床试验基本研究思路、疗程及随访、有效性评价和安全性评价、试验质量控制与数据管理、说明书撰写等方面着重就有关中医药特殊性的考虑提出了原则性的要求。有关临床试验的其他通则性要求，在《中药新药临床研究一般原则》等相关技术指导原则中已有明确表述，在《指导原则》中不再赘述。

四、重点问题说明

（一）关于证候类中药新药临床试验前的基本要求

《指导原则》强调了证候类中药新药进入临床研究阶段所必须的前提条件，例如处方应具有充分的人用基础，并在前期临床实践中通过较为规范的临床观察提示该证候类中药新药的初步疗效和安全性。鉴于目前中医证候动物模型的开发和药效学研究仍有一定局限性，故证候类中药新药的前期人用数据在证据等级上要优先于单纯的动物实验。

（二）关于证候类中药新药临床试验设计的基本研究思路

《指导原则》建议证候类中药新药临床试验设计目前可以采取单纯中医证候研究模式、中医病证结合研究模式和以证统病研究模式，鼓励研制者可以根据品种特点自行选择适合的临床研究路径。但是，不论何种研究模式，从评价角度建议对照药应首选安慰剂，并建议证候疗效评价应逐渐从患者主观感受向客观化指标方向过渡发展。通过一些必要的深入研究，阐释清楚中医证候疗效的科学本质，用客观数据去证实中医证候诊治的科学性。

（三）关于证候疗效评价

《指导原则》丰富了证候疗效评价的指标，将其分为五大类：一是以目标症状或体征消失率/复常率，或临床控制率为疗效评价指标；二是患者报告结局指标，将患者"自评"与医生"他评"相结合；三是采用能够反映证候疗效的客观应答指标进行疗效评价；四是采用公认具有普适性或特异性的生存质量或生活能力、适应能力等量表，或采用基于科学原则所开发的中医证候疗效评价工具进行疗效评价；五是采用反映疾病的结局指标或替代指标进行疗效评价。无论采用哪一类疗效评价指标，均应当考虑所选评价指标是否与研究目的相一致，评价标准是否公认、科学合理，并应重视证候疗效的临床价值评估。

（四）关于证候类中药新药临床试验的质量控制

现阶段的中医诊断和证候疗效评价仍以医生个人经验判断为主，而近年来，中医在四诊客观化和生物标记物等方面的研究已取得一定进展，因此，《指导原则》建议有必要通过一些现代科学技术方法把传统中医的一些主观定性判断通过客观定量的数据去呈现出来。这可使中医临床的实践过程规范化、标准化，确保临床试验数据采集的准确性和客观性，从而提高证候类中药新药临床试验的质量控制水平。

（五）关于本《指导原则》的定位

本《指导原则》为现阶段学术界、工业界及监管部门对证候类中药新药临床研究的基本考虑，后续将根据证候类中药新药研究实践经验的积累及学科进展情况，继续出台相关技术要求细则。

参 考 文 献

1. 杨维益,王天芳,陈家旭,等.关于中医证的概念及其定义的思考[J].中医杂志,1996(06):370-373.

2. 韦黎.證、证、症、候的沿革和证候定义的研究[J].中国医药学报,1996(02):4-9.

3. 王永炎,孙长岗.中医学证候体系的哲学基础[J].中医杂志,2017,58(18):1531-1533,1549.

4. 郭蕾.证候概念渊源及现代对证候的研究简析[J].中医药学刊,2003(06):947-948.

5. 郭蕾,王永炎,张志斌.关于证候概念的诠释[J].北京中医药大学学报,2003,26(02):5-8.

6. 李东涛.证候源流中的几个概念——證、证、症、候、证候演变分析[J].四川中医,2012,30(12):29-32.

7. 雍小嘉,陈云慧,王燕."证"概念规范研究源流回顾[J].光明中医,2008(07):1045.

8. 郭蕾,王永炎,张志斌,等.从辨证逻辑角度探寻证候概念的形成轨迹[J].中医杂志,2007(02):101-103.

9. 朱文锋."证"概念的本义及演变[N].中国中医药报,2006-08-16(005).

10. 周德仁.证的概念及其内涵[J].实用中医内科杂志,2006(04):453.

11. 郭蕾,王永炎,张志斌,等.证候概念发展轨迹探源[J].中西医结合学报,2006(04):335-338.

12. 张伯礼,王晓晖.证候及其现代研究[J].继续医学教育,2006(19):1-4.

13. 封静,张志斌.现代证候概念研究发展趋势[J].山西中医学院学报,2006(01):54-56.

14. 田金洲,王永炎,时晶,等.证候的概念及其属性[J].北京中医药大学学报,2005,28(05):6-8.

15. 王庆国,贾春华.证候概念的形成与证候概念的定义方法[J].北京中医药大学学报,2005,28(03):7-9,23.

16. 申维玺.论中医"证"的现代医学属性和概念[J].中医杂志,2001(05):307-309.

17. 范华,庞靖祥,王国荣,等.证候研究回顾与分析[J].中华中医药学刊,2016,34(05):1070-1074.

18. 郭蕾,乔之龙.证候概念的状态内涵诠释[J].中华中医药杂志,2015,30(04):1086-1088.

19. 王永炎.完善中医辨证方法体系的建议[J].中医杂志,2004(10):729-731.

20. 王永炎,张志斌.再议完善辨证方法体系的几个问题[J].天津中医药,2007(01):1-4.

21. 韩建科,魏聪,常丽萍.证候现代研究概况及代谢组学方法应用[J].时珍国医国药,2011,22(02):450-452.

22. 王少贤.关于中医证候现代研究的思考[J].辽宁中医杂志,2012,39(06):1021-1022.

23. 龚燕冰,倪青,王永炎.中医证候研究的现代方法学述评(二)——中医证候的量化及数理统计方法[J].北京中医药大学学报,2007,30(01):5-8.

24. 龚燕冰,倪青,王永炎.中医证候研究的现代方法学述评(一)——中医证候数据挖掘技术[J].北京中医药大学学报,2006,29(12):797-801.

25. 黄建华.中医"证"描述了非稳态负荷的类型——兼论病证关系(上)[J].上海中医药杂志,2017,51(02):11-16.

26. 毕颖斐,毛静远.证候要素概念刍议[J].中国中医药信息杂志,2012,19(08):6-7.

27. 王天芳,杜彩凤,王庆国,等.基于证候要素及病证结合建立证候诊断标准的思路[J].中西医结合学报,2009,7(10):901-906.

28. 汤艳莉,王阶.证候要素理论及临床应用进展[J].中国中医药信息杂志,2009,16(09):97-99.

29. 张志斌,王永炎,吕爱平,等.论证候要素与证候靶点应证组合辨证[J].中医杂志,2006(07):483-485.

30. 王永炎,张启明,张志斌.证候要素及其靶位的提取[J].山东中医药大学学报,2006(01):6-7.

31. 朱文锋,张华敏."证素"的基本特征[J].中国中医基础医学杂志,2005(01):17-18.

32. 朱文锋.创立以证素为核心的辨证新体系[J].湖南中医学院学报,2004(06):38-39.

33. 朱文锋.证素辨证研究钩玄[J].河南中医,2009,29(01):1-4.

34. 唐亚平,姜瑞雪,樊新荣.证素及证素辨证的研究近况[J].时珍国医国药,2008(10):2543-2544.

35. 黄碧群,朱镇华."证素"及其与相关概念的关系[J].中医研究,2005(06):6-7.

36. 黄碧群,朱镇华.证素等概念的辨析[J].中华中医药杂志,2005(05):273-274.

37. 朱文锋,甘慧娟.对古今有关证素概念的梳理[J].湖南中医药导报,2004(11):1-3,5.

38. 李建超,彭俊,彭清华,等.证素及证素辨证研究的思考[J].湖南中医药大学学报,2016,36(02):3-8.

39. 于东林,丁宝刚,孙喜灵,等.关于证素和证候要素研究的思考[J].中华中医药杂志,2016,31(06):2051-2053.

40. 梁昊,彭清华,周小青,等.证素与证候要素的共性、区别和联系[J].北京中医药大学学报,2015,38(01):18-21.

41. 何伟,程淼,乔文彪,等.证候要素及其演变规律研究方法探析[J].中医杂志,2013,54(11):901-904.

42. 王文健,沈自尹.从"同病异证"到"同病类证"[J].中国中西医结合杂志,2014,

34（01）：9-12.

43. 王文健. 同病类证——病证关系再审视［J］. 中国中西医结合杂志, 2011, 31（08）：1023-1024.

44. 汤朝晖, 鲁法庭, 严石林. 从中医辨证论治的层次看"异病同证"和"同证异治"［J］. 辽宁中医药大学学报, 2008（01）：22-23.

45. 衷敬柏, 王阶, 赵宜军, 等. 病证结合与方证相应研究［J］. 辽宁中医杂志, 2006（02）：137-139.

46. 张天奉. 中医病证理论形成的历史演进［J］. 江西中医学院学报, 2004（03）：15-16.

47. 陈家旭. "异病同证"与"同病异证"刍议［J］. 贵阳中医学院学报, 1996（01）：1-2.

48. 许伟明, 胡镜清, 江丽杰. 当代病证结合研究思路和方法进展评析［J］. 世界科学技术——中医药现代化, 2016, 18（05）：769-775.

49. 卞庆来, 刘娇萍, 邹小娟, 等. 病证结合模式下的中医证候研究探析［J］. 中华中医药杂志, 2015, 30（09）：3199-3201.

50. 黄烨, 殷惠军, 陈可冀. 病证结合的基础研究［J］. 中国中西医结合杂志, 2012, 32（03）：299-303.

51. 陈可冀. 病证结合治疗观与临床实践［J］. 中国中西医结合杂志, 2011, 31（08）：1016-1017.

52. 孙晓伟, 王阶. 病证结合研究探讨［J］. 中医药学报, 2009, 37（06）：1-3.

53. 常存库. 病证关系及病证的重合与分离［J］. 中医药信息, 2009, 26（01）：1-4.

54. 李柳骥, 陈家旭. 试述中医病证结合的关系［J］. 北京中医药大学学报, 2004, 27（03）：7-9.

55. 陈伟. "中西医结合"与"病证结合"［J］. 广州中医药大学学报, 1998（02）：60-63.

56. 王少卿, 高颖. 从证病结合模式探讨证候类中药新药的临床研究方法［J］. 环球中医药, 2014, 7（09）：724-726.

57. 焦一鸣, 王放, 付小红. 论以证统病的研究［J］. 中医文献杂志, 2011, 29（06）：5-6.

58. 李建生. 基于病证结合模式重视以证统病的诊疗形式［J］. 中医杂志, 2011, 52（07）：558-561.

59. 陈家旭, 邹小娟. 中医诊断学［M］. 北京：人民卫生出版社, 2016.

60. 李明, 包含飞, 周强, 等. 基于本体的证候命名规范研究［J］. 上海中医药大学学报, 2014, 28（05）：22-24.

61. 张志斌, 王永炎. 证候名称及分类研究的回顾与假设的提出［J］. 北京中医药大学学报, 2003, 26（02）：1-5.

62. 国家技术监督局. 中华人民共和国国家标准·中医病证分类与代码［M］. 北京：中国标准出版社, 1997.

63. 国家技术监督局. 中华人民共和国国家标准·中医临床诊疗术语证候部分［M］. 北京：中国标准出版社, 1997.

64. 赵金铎. 中医证候鉴别诊断学［M］. 北京：人民卫生出版社, 1987.

65. 朱文锋. 证素辨证研究钩玄［J］. 河南中医, 2009, 29（01）：1-4.

66. 史梅莹, 赵燕, 王天芳. 多囊卵巢综合征375例病性类证候要素分布特点［J］. 环球中医药, 2015, 8（05）: 571-574.

67. 王阶, 邢雁伟. 冠心病心绞痛证候要素诊断标准［J］. 中医杂志, 2018, 59（06）: 539-540.

68. 李昕原, 梁腾霄, 王兰. 侵袭性肺部真菌感染的中医证素特点研究［J］. 环球中医药, 2017, 10（10）: 1074-1077.

69. 高颖, 马斌, 刘强, 等. 缺血性中风证候要素诊断量表编制及方法学探讨［J］. 中医杂志, 2011, 52（24）: 2097-2101.

70. 周学平, 叶放, 郭立中, 等. 以病机为核心构建中医辨证论治新体系——国医大师周仲瑛教授学术思想探讨［J］. 中医杂志, 2011, 52（18）: 1531-1534.

71. 霍莉莉. 国医大师周仲瑛诊疗思维拾零［J］. 中华中医药杂志, 2014, 29（11）: 3449-3452.

72. 刘新学, 张瑾枫, 贺晓婷等. 郭立中疑难杂病真寒假热证辨析方法［J］. 中国中医基础医学杂志, 2015, 21（05）: 503, 532.

73. 程宁昌. 陈四清辨治不明原因肝损伤的经验［J］. 江苏中医药, 2016, 48（01）: 26-27.

74. 梁茂新, 洪治平. 中医症状量化的方法初探——附虚证30症的量化法［J］. 中国医药学报, 1994（03）: 37-39.

75. 张声生, 刘凤斌, 侯政昆. 脾胃病症状量化标准专家共识意见（2017）［J］. 中华中医药杂志, 2017, 32（08）: 3590-3596.

76. 王天芳, 李灿东, 朱文锋. 中医四诊操作规范专家共识［J］. 中华中医药杂志, 2018, 33（01）: 185-192.

77. 关晓月, 曾常春, 杨利, 等. 516名正常人群印堂与准头部面色的可见反射光谱色度学调查研究［J］. 中华中医药杂志, 2012, 27（10）: 2555-2560.

78. 许家佗. 不同健康状态面部光谱色度特征分析［A］. 全国第十二次中医诊断学术年会论文集［C］. 2011: 6.

79. 羊琪琪, 陈佳, 刘考强, 等. 330例学龄前儿童体质类型与舌色色度相关性研究［J］. 中华中医药杂志, 2017, 32（12）: 5606-5608.

80. 姜之炎, 张超群. 小儿肺炎中医证型与舌象演变探讨［J］. 实用中医药杂志, 2012, 28（05）: 409-411.

81. 蒋沈华, 林江. 舌象客观化及舌苔本质研究进展［J］. 上海中医药杂志, 2016, 50（07）: 94-97.

82. 王学民, 王瑞云, 郭丹, 等. 基于辅助光源的舌象点刺识别方法研究［J］. 传感技术学报, 2016, 29（10）: 1553-1559.

83. 项里伟. 脾虚舌象识别的图像特征提取优化算法研究［D］. 赣州: 江西理工大学, 2017.

84. 张璐瑶, 汪莉, 包璇, 等. 基于局部灰度阈值的舌象裂纹检测方法［J］. 电脑知识与技术, 2017, 13（29）: 163-165.

85. 瞿婷婷, 夏春明, 王忆勤, 等. 基于Gabor小波变换的舌苔腐腻识别［J］. 计算机应用与软件, 2016, 33（10）: 162-166.

86. 苏开娜,卢翔飞.基于图象处理的舌苔润燥分析方法的研究[J].中国图象图形学报,1999(04):83-86.

87. 鄢彬,王忆勤,郭睿,等.231例中医3种常见证型患者语音客观化采集与分析[J].世界科学技术——中医药现代化,2014,16(12):2586-2592.

88. 郭森仁,梁丽丽,林雪娟,等.基于电子鼻的慢性胃炎常见病性证素间的气味图谱特征研究[J].中华中医药杂志,2016,31(06):2263-2266.

89. 李甜,刘雪梅,刘媛,等.从脉诊仪谈中医脉诊客观化[J].河南中医,2017,37(01):37-40.

90. 尚倩倩,王蕾,陈兆善,等.159例原发性高血压病合并靶器官损害患者脉图参数分析[J].世界科学技术——中医药现代化,2016,18(06):1033-1039.

91. 梁颖瑜,王忆勤,燕海霞,等.348例小儿反复呼吸道感染中医证型与脉图参数的相关研究[J].世界科学技术——中医药现代化,2016,18(11):2001-2006.

92. 许朝霞,王忆勤,刘国萍,等.中医问诊客观化研究进展[J].时珍国医国药,2009,20(10):2546-2548.

93. 郑舞,刘国萍,朱文华,等.中医脾系问诊信息采集系统研制与评价[J].中国中医药信息杂志,2013,20(11):19-21.

94. 王天芳,薛晓琳.疲劳自评量表[J].中华中医药杂志,2009,24(03):348-349.

95. 吴海芳,何庆勇,刘旭东,等.1 019例血脂异常患者的中医证候分布规律研究[J].中华中医药杂志,2018,33(06):2672-2675.

96. 于晓飞,吴秀艳,徐雯洁,等.寻常型银屑病常见证候分布特点的现代文献研究[J].中华中医药杂志,2012,27(04):1008-1011.

97. 王至婉,李建生,余学庆,等.支气管哮喘不同时期证候演变规律的临床调查研究[J].北京中医药大学学报,2016,39(02):136-139.

98. 王平平,高颖,张扬,等.缺血性中风不同时点单证候动态演变与预后关系研究[J].中西医结合心脑血管病杂志,2012,10(11):1325-1327.

99. 王莉,赵竞,杨绍春,等.243例注射吸毒者艾滋病证候特点及其演变规律研究[J].时珍国医国药,2017,28(07):1670-1672.

100. 余海洋,吕爱平,王燕平,等.中医药标准化基础知识与应用[M].北京:中国中医药出版社,2017.

101.《中医药标准化知识简明读本》编写组.中医药标准化知识简明读本[M].北京:中国中医药出版社,2013.

102. 李振吉.中医标准体系构建研究[M].北京:中国中医药出版社,2010.

103. 常凯,王茂,马红敏,等.中医药标准体系表研究[J].中医杂志,2014,55(2):95-98.

104. 任冠华,魏宏,刘碧松,等.标准适用性评价指标体系研究[J].世界标准化与质量管理,2005(3):15-18.

105. 张志强,王燕平,张华敏,等.证候规范化的问题及策略[J].现代中医临床,2016,23(6):1-3.

106. 吴秀艳,王天芳.中医证候诊断标准研究的思路[N].中国中医药报,2006-9-22.

107. 张丽川,韩亚平.中医证候规范化标准化之我见[J].河南中医药学刊,1994(01):5-6.

108. 申春悌,张磊,王忠,等.试论证候类中药新药临床试验四诊信息采集规范[J].中医杂志,2013,54(15):1265-1267.

109. 张春和.证候研究规范化与中医全球化[J].云南中医学院学报,2011(05):4-7.

110. 朱蕾蕾,蒋健.中医证候标准化研究概况[J].北京中医药大学学报,2008,31(8):515-518,521.

111. 郭玉明,姜淼,吕爱平.中医证候分类研究进展[J].中国中医药信息杂志,2011,18(7):106-109.

112. 彭锦,吴萍,吕爱平.从中医优势病种的辨证论治探讨证候规范化研究[J].中国中医药信息杂志,2001(12):9-11.

113. 胡广芹,陆小左,杨琳,等.对中医诊疗设备发展的探讨[J].中国医学装备,2012(02):35-38.

114. 何小娟,李健,陈杲,等.基于病证结合的中药网络药理学研究与新药研发策略[J].中国中医基础医学杂志,2011(11):1271-1273.

115. 吕爱平,张弛,吕诚,等.疾病诊断和证候分类:整合及未来发展[J].世界科学技术——中医药现代化,2016,18(10):1626-1630.

116. 潘礼庆.中医诊断设备的研发与开发[J].医学信息,2009(05):602-604.

117. 张志斌,王永炎.证候名称及分类研究的回顾与假设的提出[J].北京中医药大学学报,2003,26(2):1-5.

118. 张会永,张杰,马晓燕,等.中医内科学症状术语规范化研究[J].辽宁中医杂志,2011(06):1032-1033.

119. 李尊.中医证候分型标准化统计学方法探析[J].中国中医药现代远程教育,2016(08):148-150.

120. 李明,周强,杨丽娜,等.中医症状术语标准研究的文献计量分析[J].中国中医基础医学杂志,2017(02):218-220.

121. 时美伶,张培彤.中医症状术语规范化研究现状[J].中医学报,2017(08):1452-1455.

122. 中华中医药学会.中医内科常见病诊疗指南·中医病证部分[M].北京:中国中医药出版社,2008.

123. 中华中医药学会.中医内科常见病诊疗指南·西医疾病部分[M].北京:中国中医药出版社,2008.

124. 中华中医药学会.糖尿病中医防治指南[M].北京:中国中医药出版社,2007.

125. 中华中医药学会.肿瘤中医诊疗指南[M].北京:中国中医药出版社,2008.

126. 中华中医药学会.中医外科常见病诊疗指南[M].北京:中国中医药出版社,2012.

127. 中华中医药学会.中医妇科常见病诊疗指南[M].北京:中国中医药出版社,2012.

128. 中华中医药学会.中医儿科常见病诊疗指南[M].北京:中国中医药出版社,2012.

129. 中华中医药学会.中医皮肤科常见病诊疗指南[M].北京:中国中医药出版社,2012.

130. 中华中医药学会. 中医耳鼻喉科常见病诊疗指南［M］. 北京：中国中医药出版社，2012.

131. 中华中医药学会. 中医眼科常见病诊疗指南［M］. 北京：中国中医药出版社，2012.

132. 中华中医药学会. 中医肛肠科常见病诊疗指南［M］. 北京：中国中医药出版社，2012.

133. 中华中医药学会. 中医骨伤科常见病诊疗指南［M］. 北京：中国中医药出版社，2012.

134. 国家中医药管理局医政司. 22 个专业 95 个病种中医临床路径［M］. 2010.

135. 国家中医药管理局医政司. 24 个专业 105 个病种中医临床路径［M］. 2011.

136. 国家中医药管理局医政司. 24 个专业 104 个病种中医临床路径［M］. 2012.

137. 国家中医药管理局医政司. 22 个专业 95 个病种中医诊疗方案［M］. 2010.

138. 国家中医药管理局医政司. 24 个专业 105 个病种中医诊疗方案［M］. 2011.

139. 国家中医药管理局医政司. 24 个专业 104 个病种中医诊疗方案［M］. 2012.

140. 王丽颖，赵学尧，宇文亚，等. 中医诊疗指南与中医临床路径、中医诊疗方案的比较［J］. 中医杂志，2015，56（24）：2112-2115.

141. 章如虹，毛树松，邵企红，等. 国家标准《中医病证分类与代码》应用研究（Ⅲ）——1994 年全国 88 所中医医院出院患者中医证候诊断分布［J］. 北京中医药大学学报，1999，22（4）：49-53.

142. 韩学杰，刘孟宇，连智华，等.《中医内科常见病诊疗指南》临床应用评价研究［J］. 中国中药杂志，2017，42（17）：3233-3237.

143. 刘孟宇，杨伟，王丽颖，等.《中医儿科常见病诊疗指南》临床应用评价研究［J］. 中国中药杂志，2017，42（17）：3238-3242.

144. 刘玉祁，刘孟宇，李淳，等.《中医耳鼻咽喉科常见病诊疗指南》临床应用评价研究［J］. 中国中药杂志，2017，42（17）：3243-3246.

145. 史楠楠，刘孟宇，刘玉祁，等.《肿瘤中医诊疗指南》临床应用评价研究［J］. 中国中药杂志，2017，42（17）：3247-3251.

146. 赵学尧，刘孟宇，韩学杰，等.《中医肛肠科常见病诊疗指南》临床应用评价研究［J］. 中国中药杂志，2017，42（17）：3252-3256.

147. 王跃溪，刘孟宇，王丽颖，等.《中医皮肤科常见病诊疗指南》临床应用评价研究［J］. 中国中药杂志，2017，42（17）：3257-3261.

148. 王丽颖，刘孟宇，宇文亚，等.《中医妇科常见病诊疗指南》临床应用评价研究［J］. 中国中药杂志，2017，42（17）：3262-3266.

149. 宇文亚，韩学杰，吕爱平，等. 中医药科研成果向标准转化方法研究［J］. 世界科学技术——中医药现代化，2013，15（8）：1847-1849.

150. 梁非，展俊平，李立，等. 基于文本挖掘方法探索寒性热性中药的病证方药相应规律［J］. 中国实验方剂学杂志，2013（15）：333-337.

151. 毕颖斐，毛静远，王贤良，等. 基于 Delphi 法的冠心病不同临床分型中医证候特征专家调查［J］. 中国中西医结合杂志，2014（10）：1192-1196.

152. 毛静远，牛子长，张伯礼. 近 40 年冠心病中医证候特征研究文献分析［J］. 中医杂志, 2011（11）：958-961.

153. 赵琰, 韦姗姗, 续洁琨, 等. 从异病同证角度探讨证候的生物学基础[J]. 中医杂志, 2014, 55（10）：829-831.

154. 赵慧辉, 郭书文, 王伟. 病证结合动物模型判定标准的建立[J]. 北京中医药大学学报, 2009, 32（6）：365-373.

155. 赵荣华, 谢鸣, 李聪, 等. 肝郁、脾虚和肝郁脾虚证模型大鼠下丘脑－垂体－甲状腺轴功能的变化及柴疏四君子汤的作用[J]. 中国实验方剂学杂志, 2014, 20（04）：119-123.

156. 李玉波, 马雪玲, 武志黔, 等. 抑郁症肝郁脾虚证大鼠中枢及外周 5- 羟色胺的变化规律研究[J]. 中华中医药杂志, 2013, 28（5）：1267-1271.

157. 陈磊, 向欢, 邢婕, 等. 补中益气汤干预脾虚证模型大鼠脾脏 ^{1}H NMR 代谢组学机制研究[J]. 药学学报, 2014, 49（09）：1320-1325.

158. 杜中平, 赵宏艳, 肖诚, 等. 类风湿性关节炎脾虚证病证结合动物模型的建立[J]. 世界科学技术——中医药现代化, 2012, 14（02）：1384-1392.

159. 陈建新, 赵慧辉, 王伟. 中医证候生物学基础研究思路初探——基于特征选择的数据挖掘方法[J]. 中西医结合学报, 2010, 8（08）：747-749.

160. 龚燕冰, 倪青, 王永炎. 中医证候研究的现代方法学述评（一）——中医证候数据挖掘技术[J]. 北京中医药大学学报, 2006, 29（12）：797-801.

161. 唐启盛, 孙文军, 曲淼, 等. 运用数据挖掘技术分析广泛性焦虑症的中医证候学规律[J]. 中西医结合学报, 2012, 10（09）：975-982.

162. 文玉敏, 董兴鲁, 李平. 糖尿病肾病证候及用药规律的数据挖掘研究[J]. 中华中医药杂志, 2015, 30（10）：3665-3670.

163. 吴宏进, 许家佗, 张志枫, 等. 基于数据挖掘的围绝经期综合征中医证候分类算法分析[J]. 中国中医药信息杂志, 2016, 23（01）：39-42.

164. Zhou JX, Tang M, Li J. Analysis of Chinese syndrome features and combination laws of 2029 patients with coronary heart disease angina[J]. Chinese Journal of Integrated Traditional and Western Medicine, 2011, 31（6）：753-5.

165. 温晓文, 莫秀梅, 刘俊峰, 等. 基于心脾相关理论对特应性皮炎中医证候要素的临床研究[J]. 时珍国医国药, 2015, 26（01）：167-169.

166. 李梢, 张宁波, 李志红, 等. 慢性乙型肝炎患者肝胆湿热证和肝郁脾虚证的决策树诊断模型初探[J]. 中国中西医结合杂志, 2009, 29（11）：993-996.

167. 冯利民, 杜武勋, 朱明丹, 等. 脂质组学在中医证的生物学基础研究中的优势探讨[J]. 中华中医药杂志, 2012, 27（11）：2883-2886.

168. Gao S, Chen L Y, Wang P, et al. MicroRNA expression in salivary supernatant of patients with pancreatic cancer and its relationship with ZHENG[J]. Biomed Res Int, 2014：756347.

169. Zhang A H, Sun H, Qiu S. Recent highlights of metabolomics in Chinese medicine syndrome research[J]. Evid Based Complement Alternat Med, 2013：402159.

170. 刘姬艳, 江婷婷, 李继承. 中医证候研究中蛋白质组学技术的应用进展[J]. 中华中医药杂志, 2016, 31（1）：196-199.

171. 赵慧辉,陈建新,史琦,等．基于差异凝胶双向电泳技术的冠心病不稳定性心绞痛血瘀证患者血浆差异蛋白特征研究［J］．中国中西医结合杂志,2010,30（5）:488-492.

172. 郑海生,蒋健,贾伟,等．慢性心力衰竭肾阳虚证患者代谢组学研究［J］．中华中医药杂志,2010,25（02）:198-201.

173. 蒋海强,李运伦,解君．基于高效液相色谱-飞行时间质谱技术的高血压病肝阳上亢证尿液代谢组学研究［J］．中国中西医结合杂志,2012,32（03）:333-337.

174. 陈威妮．基于代谢组学技术的2型糖尿病中医证的动态研究［D］．广州:广州中医药大学,2012.

175. 王阶,虞桂．microRNA与冠心病中医证候研究［J］．中国中西医结合杂志,2012,32（11）:1562-1565.

176. Chen Q L, Lu Y Y, Zhang G B, et al. Progression from excessive to deficient syndromes in Chronic Hepatitis B: A dynamical network analysis of miRNA array data［J］. Evid Based Complement Alternat Med, 2013: 945245.

177. Chen QL, Lu YY, Zhang GB, et al. Characteristic Analysis from Excessive to Deficient Syndromes in Hepatocarcinoma Underlying miRNA Array Data［J］. Evid Based Complement Alternat Med. 2013; 2013: 324636. doi: 10.1155/2013/324636.

178. 颜家渝,曾洁萍,黄映红．阴虚火旺型口腔扁平苔藓差异表达miRNAs靶基因分析［J］．成都中医药大学学报,2011,34（02）:77-79.

179. 丁维俊,杨红亚,杨杰,等．肾阳虚证患者唾液菌群初步研究［J］．上海中医药大学学报,2007（01）:43-46.

180. 邵铁娟,李海昌,谢志军,等．基于脾主运化理论探讨脾虚湿困与肠道菌群紊乱的关系［J］．中华中医药杂志,2014,29（12）:3762-3765.

181. 何愉生,陈可冀,钱振准,等．活血Ⅱ号注射液对老年冠心病患者血浆β-血小板球蛋白的影响［J］．中国中西医结合杂志,1984,4（10）:586-589.

182. 吴锦,陈可冀．冠心病血瘀证患者血小板膜系统的超微结构和功能［J］．中国循环杂志,1989,4（4）:317-321.

183. 雷燕,刘建勋,尚晓泓,等．愈心痛胶囊对急性心肌缺血犬血浆内皮素和血液流变性的影响［J］．中国中医药科技,1996,3（4）:23-25.

184. 任毅,陈可冀,张敏州,等．冠心病中医证型与大内皮素、N末端脑钠肽的相关性研究［J］．中华中医药杂志,2012,27（1）:210-212.

185. 李艳梅,陈可冀,史载祥,等．血府逐瘀丸对动脉粥样硬化血瘀征象及危险因素影响的研究［J］．中国中西医结合杂志,1998,18（2）:71-73.

186. 郑峰,周明学,徐浩,等．活血解毒中药对稳定期冠心病患者血清炎症标记物及血脂的影响［J］．中华中医药杂志,2009（9）:1153-1157.

187. 于蓓,陈可冀,毛节明．血府逐瘀浓缩丸防治43例冠心病冠脉内支架植入术后再狭窄的临床研究［J］．中国中西医结合杂志,1998,18（10）:585-589.

188. 汪晓芳,陈可远,王伟,等．精制血府胶囊治疗冠心病心绞痛的临床研究［J］．中国中西医结合杂志,1998,18（7）:399-401.

189. 徐浩,史大卓,陈可冀,等．芎芍胶囊预防冠状动脉介入治疗后再狭窄的临床研究

[J].中国中西医结合杂志,2000,20(7):494-498.

190. 马晓昌,尹太英,陈可冀,等.冠心病中医辨证分型与冠状动脉造影所见相关性比较研究[J].中国中西医结合杂志,2001,21(9):654-656.

191. 薛梅,陈可冀,殷惠军.汉族人血小板膜糖蛋白Ⅲa PLA 基因多态性与冠心病血瘀证的相关性[J].Journal of Integrative Medicine,2009,7(4):325-329.

192. 薛梅,陈可冀,殷惠军.汉族人血小板 GPⅡb HPA-3 基因多态性与冠心病的相关性研究[J].中国病理生理杂志,2009,25(10):1898-1902.

193. 薛梅,陈可冀,殷惠军.汉族人血小板 GPⅠb HPA-2 基因多态性与冠心病血瘀证的相关性研究[J].中国分子心脏病学杂志,2008,8(4):196-202.

194. 薛梅,陈可冀,殷惠军.GPⅠb、GPⅡb-Ⅲa 及 GMP-140 活性与冠心病血瘀证及相关基因多态性关系的研究[A].第一届全国中西医结合心血管病中青年医师论坛论文集[C].2008:193-199.

195. 马晓娟,殷惠军,陈可冀.血瘀证患者差异基因表达谱研究[J].Journal of Integrative Medicine,2008,6(4):355-360.

196. 谢文光,马晓昌,邵宁生,等.赤芍治疗热毒血瘀证的血清蛋白质组变化的初步研究[J].中国中西医结合杂志,2005,25(6):520-524.

197. 李雪峰,蒋跃绒,吴彩凤,等.冠心病血小板功能蛋白与证候相关性研究[J].中国分子心脏病学杂志,2009,9(6):326-331.

198. 李雪峰,蒋跃绒,高铸烨,等.冠心病血瘀证血小板差异功能蛋白筛选、鉴定及功能分析[J].中国中西医结合杂志,2010,30(5):467-473.

199. 蒋跃绒,李雪峰,高铸烨,等.冠心病血瘀证患者血小板骨架蛋白差异表达分析[J].中国循环杂志,2014(z1).

200. 刘玥,殷惠军,陈可冀.Research on the Correlation between Platelet Gelsolin and Blood-Stasis Syndrome of Coronary Heart Disease[J].Chinese Journal of Integrative Medicine,2011,17(8):587-592.

201. 沈自尹.同病异治和异病同治[J].科学通报,1961,10:51.

202. 沈自尹.对祖国医学肾本质的探讨[J].中华内科杂志,1976(2):80-82.

203. 沈自尹,张丽丽,查良伦,等.肾阳虚病人的垂体-肾上腺皮质系统的改变[J].上海中医药杂志,1979(2):34-36.

204. 沈自尹.肾的研究进展与总结[J].中国医药学报,1988,3(2):58-61.

205. 沈自尹.肾阳虚证的下丘脑垂体甲状腺、性腺、肾上腺皮质轴功能的对比观察[J].医学研究通讯,1983(10):21-25.

206. 沈自尹,王文健,王惠,等.补肾药改善老年肾上腺皮质功能的临床与实验研究[J].中西医结合杂志,1989,9(9):518.

207. 张玲娟,沈自尹,王文健,等.补肾益气对淋巴细胞糖皮质激素受体老年性改变的影响[J].中西医结合杂志,1990,10(10):583.

208. 沈自尹.肾阳虚证的定位研究[J].中国中西医结合杂志,1997,17(1):351-352.

209. 沈自尹,陈瑜,黄建华,等.EF 延缓 HPAT 轴衰老的基因表达谱研究[J].中国免疫学杂志,2004,20(1):59-62.

210. 沈自尹,黄建华,陈伟华.以药测证对肾虚和肾阳虚大鼠基因表达谱的比较研究[J].中国中西医结合杂志,2007,27(2):135-137.

211. 沈自尹.系统生物学和中医证的研究[J].中国中西医结合杂志,2005,3(25):255-258.

212. 沈自尹,张新民,林伟,等.基于基因表达谱数据建立肾虚证量化数学模型[J].中国中西医结合杂志,2008,28(2):131-134.

213. 胡作为,沈自尹,黄建华.淫羊藿总黄酮保护衰老细胞端粒长度缩短的实验研究[J].中国中西医结合杂志,2004,24(12):1094-1097.

214. 蔡外娇,张新民,黄建华,等.淫羊藿总黄酮延缓秀丽隐杆线虫衰老的实验研究[J].中国中西医结合杂志,2008,28(6):522-525.

215. 沈自尹,袁春燕,黄建华,等.淫羊藿总黄酮延长果蝇寿命及其分子机制[J].中国老年学杂志,2005,25(9):1061-1063.

216. 沈自尹,张新民,黄建华,等.关于延长"健康寿命"这一老龄社会新医学模式的探索[J].中国中西医结合杂志,2014,34(10):1157-1159.

217. 沈自尹,黄建华,吴斌,等.淫羊藿激活内源性干细胞及其机制研究[J].中国中西医结合杂志,2009,29(3):251-254.

218. 查青林,何羿婷,喻建平,等.基于决策树分析方法探索类风湿性关节炎证病信息与疗效的相关关系[J].中国中西医结合杂志,2006(10):871-876.

219. 李文杰,黄闰月,晏菁遥,等.用因子分析法解析广东地区类风湿关节炎证候分型的特点[J].中华中医药学刊,2014,32(10):2359-2362.

220. 查青林,何羿婷,闫小萍,等.基于神经网络分析方法探索类风湿关节炎证病信息对疗效的预测作用[J].中西医结合学报,2007,5(1):32-38.

221. Jiang M, Xiao C, Chen G, et al. Correlation between cold and hot pattern in traditional Chinese medicine and gene expression profiles in rheumatoid arthritis[J]. Front Med, 2011, 5(2): 219-228.

222. Wang M, Chen G, Lu C, et al. Rheumatoid arthritis with deficiency pattern in traditional Chinese medicine shows correlation with cold and hot patterns in gene expression profiles[J]. Evid Based Complement Alternat Med, 2013; 2013: 248650.

223. 赵林华,肖诚,闫小萍,等.早期类风湿关节炎寒热证候分类与细胞因子及有关临床指标的相关性研究[J].上海中医药大学学报,2006,(01):21-24.

224. G. Carbone, A. Wilson, S. A. Diehl, et al. Interleukin-6 receptor blockade selectively reduces IL-21 production by CD4 T cells and IgG$_4$ autoantibodies in rheumatoid arthritis[J]. International Journal of Biological Sciences, 2013, 9(3): 279-288.

225. J. A. G. van Roon, J. W. J. Bijlsma, and F. P. J. G. Lafeber. Diversity of regulatory T cells to control arthritis[J]. Best Practice and Research, 2006, 20(5): 897-913.

226. C. M. Weyand, E. Bryl, and J. J. Goronzy. The role of T cells in rheumatoid arthritis[J]. Archivum Immunologiae et Therapiae Experimentalis, 2000, 48(5): 429-435.

227. M. Toh and P. Miossec. The role of T cells in rheumatoid arthritis: new subsets and new targets[J]. Current Opinion in Rheumatology, 2007, 19(3): 284-288.

228. S. Oh, A. L. Rankin, and A. J. Caton. CD4$^+$ CD25$^+$ regulatory T cells in autoimmune arthritis［J］. Immunological Reviews, 2010, 233 (1): 97–111.

229. N. Komatsu and H. Takayanagi. Autoimmune arthritis: the interface between the immune system and joints［J］. Advances in Immunology, 2012, 115: 45–71.

230. L. Himer, A. Balog, B. Szebeni, et al. T17 cells in rheumatoid arthritis［J］. Orvosi Hetilap, 2010, 151 (25): 1003–1010.

231. 肖诚,赵林华,吕诚,等. 类风湿关节炎类风湿因子阴性和阳性寒热证候患者外周 CD4$^+$ T 细胞基因差异表达研究［J］. 中国中西医结合杂志, 2006 (08): 689–693.

232. 肖诚,吕诚,赵林华,等. 活动期和稳定期类风湿性关节炎寒热证候患者外周血 CD4$^+$ T 淋巴细胞基因表达谱探索［J］. 中国中医药信息杂志, 2006, 13 (3): 14–16.

233. 汪江山,赵欣捷,尹沛源,等. 类风湿性关节炎疾病分型的血浆代谢组学研究［J］. 世界科学技术——中医药现代化, 2009, 11 (01): 201–205.

234. 孙志岭,王玲,王富强,等. 类风湿关节炎湿热痹阻证血清比较蛋白组学分析［J］. 时珍国医国药, 2013, 24 (01): 231–233.

235. 孙志岭,王玲,王富强,等. 类风湿关节炎寒湿痹阻证患者血清蛋白组学分析［J］. 中国中西医结合杂志, 2013, 33 (07): 901–905.

236. 陈小野,邹世洁. 中医证候动物模型学——理论研究和总论［M］. 北京: 清华同方光盘电子出版社, 2004.

237. 张文康. 中西医结合医学［M］. 北京: 中国中医药出版社, 2000.

238. 王建华,张永祥. 中药药理与临床研究进展（第五册）［M］. 北京: 军事医学科学出版社, 2002.

239. 徐晶晶,邱琼华,赖焕玲,等. D– 半乳糖致肾虚多尿动物模型研究［J］. 广州中医药大学学报, 2013, 30 (3): 386–390.

240. 孙理军,党照丽,王震. 肾虚质大鼠免疫相关因子含量变化与肾藏象理论的相关性研究［J］. 陕西中医, 2013, 34 (8): 1081–1083.

241. 孙瑜嬬,孙理军,党照丽,等,肾虚质大鼠 IL–2 水平变化对 CD4$^+$ T 细胞和 CD8$^+$ T 细胞的影响［J］. 中医药导报, 2013, 19 (8): 9–11.

242. 施旭光,王闽予,吴美音,等. 脾气虚证 4 种造模方法的比较研究［J］. 广州中医药大学学报, 2013, 30 (2): 196.

243. 韩晓伟,马贤德,孙宏伟,等,脾虚小鼠肠道感染白色念珠菌的局部黏膜免疫机制研究［J］. 世界中西医结合杂志, 2016, 11 (8): 1137–1139, 1148.

244. 李聪,谢鸣,赵荣华. 肝郁—脾虚—肝郁脾虚证模型大鼠胰腺内、外分泌变化的比较观察［J］. 广州中医药大学学报, 2013, 30 (5): 729.

245. 岳利峰,丁杰,陈家旭,等. 肝郁脾虚证大鼠模型的建立与评价［J］. 北京中医药大学学报, 2008, 31 (6): 396–400.

246. 李泽庚,彭波,王桂珍,等. 肺气虚证模型大鼠的影像学表现［J］. 甘肃中医学院学报, 2007, 24 (3): 6–8.

247. 宋捷民,钱旭武,滕晔,等. “寒热并见”大鼠模型的建立及评价［J］. 中国中医基础医学杂志, 2014, 20 (1): 39–41.

248. 李文强,秦华珍,柳俊辉,等.胃实寒证与胃虚寒证模型大鼠血清 NO、β-EP 的比较研究[J].广西中医药大学学报,2014,17(2):1-3.

249. 袁久荣,朱建伟,李成韶,等.四物汤对两种血虚动物模型补血作用的比较[J].山东中医药大学学报,1999(05):314-316,321.

250. 王婷婷,贾乘,宁天一,等.两种气滞血瘀证造模方法的比较[J].中华中医药学刊,2013,31(1):157.

251. 张玲,申松希,朱世鹏,等.寒凝证动物模型的建立[J].山东中医药大学学报,2013,37(3):248.

252. 徐建瑞,王红梅.甘露消毒丹对温病湿热证模型大鼠血清 G-CSF、NO 的影响[J].贵阳中医学院学报,2009,31(4):76-77.

253. 赵京涛,方斌,杨俊兴,等.补肾健骨中药对骨关节炎肾虚模型大鼠的 PGE_2 及 E_2 的影响[J].临床和实验医学杂志,2006,5(7):912-913.

254. 李华锋,张竟之,区鸿斌.内毒素加肥甘饮食建立大鼠湿热模型的效果研究[J].江西中医药大学学报,2014,26(3):32-34.

255. 周欣,薛文达,李守雪,等.不同抑郁症模型下证候差异的品系依赖性研究[J].世界科学技术——中医药现代化,2016,18(2):151-156.

256. 刘然,李俊文,王承平.肝郁致精瘀对雄性大鼠 ACP、E_2、α-Glu 的影响[J].成都中医药大学学报,2014,37(01):29-31,38.

257. 王昕宇,杨剑,安冬青.新疆地区冠心病秽浊痰阻证动物模型的实验研究[J].中国中医急症,2014,23(4):585-588.

258. 王玲,史红,周铭心.西北燥证主证动物模型研制中的病因模拟方法[J].中国中医基础医学杂志,2014,20(05):586-588,618.

259. 史红,王玲,周铭心.西北燥证主证动物实验微观指标的计量选择[J].中华中医药杂志,2014,29(4):1042-1045.

260. 宋玉,镇兰芳,张六通.形寒与寒饮对小鼠呼吸道黏膜免疫分子影响的实验研究[J].湖北中医药大学学报,2014,16(1):15-17.

261. 倪圣,丁建中,张六通,等.外燥对两种品系小鼠气道与皮肤组织影响的病理特征与评价[J].时珍国医国药,2014,25(2):487-488.

262. 杨星君,张军峰,魏凯峰,等.气营传变模型兔舌黏膜厚度及 HSP70 表达影响的实验研究[J].南京中医药大学学报,2015,31(1):35-38.

263. 尹明,向黎黎,熊辉,等.痛风性关节炎湿热蕴结证大鼠模型建立的研究[J].湖南中医药大学学报,2015,35(02):6-10,73.

264. 吴菁,倪祥惠,赵博,等.从"肝应春"理论探讨肝主疏泄对中枢神经递质 5-羟色胺浓度的影响[J].中华中医药杂志,2015,30(2):513-515.

265. 韩俊阁,杨宗纯,张娜,等.从冬夏季节下丘脑-垂体-肾上腺轴激素水平的变化探讨"肾应冬"的生理机制[J].中华中医药杂志,2016,31(1):42-45.

266. 阿衣古丽·玉努斯,哈木拉提·吾甫尔,帕丽旦·麦麦提,等.基于异常黑胆质证载体大鼠模型血清代谢组学研究[J].中华中医药杂志,2013,28(8):2251-2255.

267. 刘杨.高血压肝火亢盛证动物模型生物学基础研究[J].吉林中医药,2015,35

（10）: 1049–1052.

268. 薛晓兴, 李玉波, 廉洪建, 等. 高血压肝火亢盛证动物模型相关指标的研究 [J]. 中国实验方剂学杂志, 2015, 21（8）: 97–101.

269. 赵振武, 顾丽佳, 郭蓉娟, 等. 肝郁化火证大鼠模型的建立与评价 [J]. 中华中医药杂志, 2015, 30（6）: 2050–2053.

270. 朱美林, 贾连群, 杨关林, 等. 脾虚状态对高脂血症大鼠肝脏胆固醇代谢的影响及机制研究 [J]. 中华中医药杂志, 2015, 30（8）: 2712–2716.

271. 马莹莹, 吴玉兰, 朱恩伟, 等. 脂肪乳剂模拟"饮食不节"致大鼠高尿酸血症模型 [J]. 中国中药杂志, 2015, 40（10）: 2009–2013.

272. 王菁, 刘晓燕, 黄晓宇. 外湿对大鼠各肠段菌群的影响 [J]. 吉林中医药, 2015, 35（10）: 1046–1049.

273. 刘芳芳, 王平, 陶功定, 等. 人工模拟外湿环境对正常及脾阳虚大鼠脾细胞增殖能力的影响 [J]. 世界中西医结合杂志, 2015, 10（9）: 1303–1305.

274. 卢立伟, 李燕宁, 周朋, 等. 湿热证哮喘大鼠模型的建立及评价 [J]. 山东中医杂志, 2015, 34（10）: 771–774.

275. 王丽颖, 李元, 李娜, 等. 1 508 例高血压病患者中医证候分布调查研究 [J]. 中华中医药杂志, 2010, 25（12）: 1960–1963.

276. 白亚平, 王俊杰, 潘福萍. 腰椎间盘突出症与中医体质相关性的病例对照研究 [J]. 解放军护理杂志, 2015, 32（09）: 28–30, 52.

277. 蔡奕奕. 调脾护心法对冠心病介入术后的远期疗效随访研究 [D]. 广州: 广州中医药大学, 2014.

278. 程欢欢. 基于倾向评分的中医药治疗高血压降低心脑血管风险的回顾性研究 [D]. 郑州: 河南中医药大学, 2016.

279. 中华医学会神经病学分会睡眠障碍学组. 中国成人失眠诊断与治疗指南 [J]. 中华神经科杂志, 2012, 45（7）: 534–540.

280. 李晓红, 梁媛, 李晶晶, 等. 系统生物学与中医证本质研究 [J]. 中国中医基础医学杂志, 2011, 17（2）: 211–212.

281. 李正, 张砚, 王莹, 等. 网络证候学——中医证候学研究的新模式 [J]. 天津中医药, 2015, 32（7）: 388–392.

282. 丁成华, 冯磊, 程绍民, 等. 中医证候规范化研究述评 [J]. 中国中医基础医学杂志, 2010, 16（4）: 352–354.

283. 张志强, 王燕平, 张华敏, 等. 证候规范化的问题及策略 [J]. 现代中医临床, 2016, 23（6）: 1–3.

284. Collins FS, Varmus H. A new initiative on precision medicine [J]. N Engl J Med, 2015, 372（9）: 793–795.

285. 张华, 詹启敏. 精准医学的需求与挑战 [J]. 中国研究型医院, 2015, 2（5）: 17–25.

286. Quan H, Sundararajan V, Halfon P, et al. Coding algorithms for defining comorbidities in ICD–9–CM and ICD–10 administrative data [J]. Med Care, 2005, 43（11）: 1130–1139.

287. Bentsen BG. International classification of primary care [J]. Scand J Prim Health Care,

1986, 4（1）: 43-50.

288. Wu JM, Montgomery E. Classification and pathology［J］. Surg Clin North Am, 2008, 88（3）: 483-520.

289. O'Malley KJ, Cook KF, Price MD, et al. Measuring diagnoses: ICD code accuracy［J］. Health Serv Res, 2005, 40（5 Pt 2）: 1620-1639.

290. Blair DR, Lyttle CS, Mortensen JM, et al. A nondegenerate code of deleterious variants in Mendelian loci contributes to complex disease risk［J］. Cell, 2013, 155（1）: 70-80.

291. Robinson PN. Classification and coding of rare diseases: overview of where we stand, rationale, why it matters and what it can change［J］. Orphanet J Rare Dis, 2012, 7（Suppl 2）: A10.

292. 张弛, 张戈, 陈可冀, 等. 从疾病中医证候分类到分子模块分类［J］. 中国中西医结合杂志, 2016, 36（7）: 781-785.

293. Carpenter WT. The Schizophrenia paradigm: A hundred years of challenge［J］. J Nerv Ment Dis, 2006, 194（9）: 639-643.

294. Gawande A. Complications: a surgeon's notes on an imperfect science［M］. London: Profile Books, 2010: 288.

295. Leape LL. Error in medicine［J］. JAMA, 1994, 272（23）: 1851-1857.

296. Megnien JL, Simon A, Gariepy J, et al. Preclinical changes of extracoronary arterial structures as indicators of coronary atherosclerosis in men［J］. J Hypertens, 1998, 16（2）: 157-163.

297. Fried LP, Young Y, Rubin G, et al. Self-reported preclinical disability identifies older women with early declines in performance and early disease［J］. J Clin Epidemiol, 2001, 54（9）: 889-901.

298. Petrie EC, Cross DJ, Galasko D, et al. Preclinical evidence of Alzheimer changes: convergent cerebrospinal fluid biomarker and fluorodeoxyglucose positron emission tomography findings［J］. Arch Neurol, 2009, 66（5）: 632-637.

299. Hyman BT, Phelps CH, Beach TG, et al. National Institute on Aging-Alzheimer's Association guidelines for the neuropathologic assessment of Alzheimer's disease［J］. Alzheimer's Dement, 2012, 8（1）: 1-13.

300. GBD 2016 Disease and Injury Incidence and Prevalence Collaborators. Global, regional, and national incidence, prevalence, and years lived with disability for 328 diseases and injuries for 195 countries, 1990-2016: a systematic analysis for the Global Burden of Disease Study 2016［J］. Lancet. 2017, 390（10100）: 1211-1259.

301. Barnett K, Mercer SW, Norbury M, et al. Epidemiology of multimorbidity and implications for health care, research, and medical education: a cross-sectional study［J］. Lancet, 2012, 380（9836）: 37-43.

302. Fortin M, Bravo G, Hudon C, et al. Prevalence of multimorbidity among adults seen in family practice［J］. Ann Fam Med, 2005, 3（3）: 223-228.

303. Valderas JM, Starfield B, Sibbald B, et al. Defining comorbidity: implications for

understanding health and health services［J］. Ann Fam Med, 2009, 7（4）: 357-363.

304. Conrad N, Judge A, Tran J, et al. Temporal trends and patterns in heart failure incidence: a population-based study of 4 million individuals［J］. Lancet, 2017, pii: S0140-6736（17）32520-5.

305. Fortin M, Soubhi H, Hudon C, et al. Multimorbidity's many challenges［J］. BMJ, 2007, 334（7602）: 1016-1017.

306. P. M. Rothwell, et al. Short-term effects of daily aspirin on cancer incidence, mortality, and non-vascular death: analysis of the time course of risks and benefits in 51 randomised controlled trials［J］. Lancet, 2012, 379（9826）: 1602-1612.

307. P. M. Rothwell, et al. Long-term effect of aspirin on colorectal cancer incidence and mortality: 20-year follow-up of five randomised trials［J］. Lancet, 2010, 376（9754）: 1741-1750.

308. N. Sivarasan, G. Smith. Role of aspirin in chemoprevention of esophageal adenocarcinoma: a meta-analysis［J］. J Dig Dis, 2013, 14（5）: 222-230.

309. M. D. Holmes, et al. Aspirin intake and survival after breast cancer［J］. J Clin Oncol, 2010, 28（9）: 1467-1472.

310. A. K. Madiraju, et al. Metformin suppresses gluconeogenesis by inhibiting mitochondrial glycerophosphate dehydrogenase［J］. Nature, 2014, 510（7506）: 542-546.

311. J. C. Mathers, et al. Long-term effect of resistant starch on cancer risk in carriers of hereditary colorectal cancer: an analysis from the CAPP2 randomised controlled trial［J］. Lancet Oncol, 2012, 13（12）: 1242: 1249.

312. G. Taubes. Cancer research. Cancer prevention with a diabetes pill?［J］. Science, 2012, 335（6064）: 29.

313. Yu O., Eberg M., Benayoun, et al. Use of statins and the risk of death in patients with prostate cancer［J］. J Clin Oncol, 2014, 32（1）: 5-11.

314. Y. T. Tsan, et al. Statins and the risk of hepatocellular carcinoma in patients with hepatitis C virus infection［J］. J Clin Oncol, 2013, 31（12）: 1514-1521.

315. H. M. Wang, et al. Improved survival outcomes with the incidental use of beta-blockers among patients with non-small-cell lung cancer treated with definitive radiation therapy［J］. Ann Oncol, 2013, 24（5）: 1312-1319.

316. 陈凯先. 精准医学和中医药创新发展［J］. 世界科学技术——中医药现代化［J］. 2017, 19（1）: 7-18.

317. 卢绪香, 张伟. "精准医学"与中医辨证论治的相关性思考［J］. 中国中医药科技, 2017, 24（1）: 53-55.

318. 王永炎, 盖国忠, 陈仁波. 中医辨证论治思维的研究方法与发展方向［J］. 环球中医药, 2014, 7（1）: 1-5.

319. 王永炎. 完善中医辨证方法体系的建议［J］. 中医杂志, 2004, 45（10）: 729-731.

320. Li S, Zhang ZQ, Wu LJ, et al. Under standing ZHENG in traditional Chinese medicine in the context of neuro-endocrine-immune network［J］. IET Syst Biol, 2007, 1（1）: 51-60.

321. He Y, Lu A, Lu C, et al. Symptom combinations assessed in traditional Chinese medicine and its predictive role in ACR20 efficacy response in rheumatoid arthritis［J］. Am J Chin Med, 2008, 36（4）: 675-683.

322. 李浩, 田侃, 喻小勇, 等. 欧盟成员国植物药产品审评现状分析及启示［J］. 中草药, 2016, 47（24）: 4494-4498.

323. 天士力制药集团股份有限公司董事会. 天士力制药集团股份有限公司关于复方丹参滴丸美国 FDA 国际多中心Ⅲ期临床试验结果的公告［EB/OL］. https://gf.tasly.com/uploadfile/upload/2016_12/16122316134697.pdf.

324. Hutchison China Meditech. Company overview［EB/OL］. www.chi-med.com/wp-content/uploads/2016/05/pre1605051.pdf.

325. U. S. Department of Health and Human Service, Food and Drug Administration, Center for Drug Evaluation and Research. Guidance for Industry Botanical Drug Products［EB/OL］. https://www.fda.gov/downloads/aboutfda/centersoffices/centerfordrugevaluationandresearch/ucm106136.pdf.

326. U. S. Department of Health and Human Services, Food and Drug Administration, Center for Drug Evaluation and Research（CDER）. Botanical Drug Development Guidance for Industry［EB/OL］. https://www.fda.gov/downloads/drugs/guidancecomplianceregulatoryinformation/guidances/ucm458484.pdf.

327. 窦金辉. 美国《植物药指南》和植物药发展简介［J］. 世界科学技术——中医药现代化, 2017, 19（6）: 936-940.

328. European Commission. Registration of traditional herbal medicinal products［EB/OL］.［2018-03-15］. http://ec.europa.eu/dgs/health_consumer/docs/traditional_herbal_medicinal_products_en.pdf.

329. Peschel W. The use of community herbal monographs to facilitate registrations and authorisations of herbal medicinal products in the European Union 2004-2012［J］. J Ethnopharmacol, 2014（158）: 471-486.

330. EMA. Uptake of the traditional use registration scheme and implementation of the provisions of Directive 2004/24/EC in EU Member States［EB/OL］. http://www.ema.europa.eu/docs/en_GB/document_library/Report/2011/05/WC500106706.pdf.

331. 朱友平. 欧盟植物药注册法规和质量技术要求和中药国际化新药开发［J］. 中国中药杂志, 2017, 42（11）: 2187-2192.

332. Metelmann HR, Brandner JM, Schumann H, et al. Accelerated reepithelialization by triterpenes: proof of concept in the healing of surgical skin lesions［J］. Skin Pharmacol Physiol, 2015, 28（1）: 1-11.

333. 薛斐然, 周贝. 日本汉方制剂对我国经典名方注册监管的启示［J］. 世界科学技术——中医药现代化, 2017, 19（4）: 587-589.

334. Yu YN, Liu J, Zhang L, et al. Clinical Zheng-hou Pharmacology: the Missing Link between Pharmacogenomics and Personalized Medicine?［J］. Curr Vasc Pharmacol, 2015, 13（4）: 423-432.

335. 王永炎,孙长岗.中医学证候体系的哲学基础[J].中医杂志,2017,58(18):1531-1534.

336. Sun Z, Luo J, Zhou Y, et al. Exploring phenotype associated modules in an oral cavity tumor using an integrated framework[J]. Bioinformatics, 2009, 25(6): 795-800.

337. Morris AP, Lindgren CM, Zeggini E, et al. A powerful approach to sub-phenotype analysis in population-based genetic association studies[J]. Genet Epidemiol, 2010, 34(4): 335-43.

338. Mehan MR, Nunez-Iglesias J, Dai C, et al. An integrative modular approach to systematically predict gene-phenotype associations[J]. BMC Bioinformatics, 2010, 11(Suppl 1): S62.

339. Sun Z, Luo J, Zhou Y, et al. Exploring phenotype associated modules in an oral cavity tumor using an integrated framework[J]. BMC Bioinformatics, 2009, 25(6): 795-800.

340. Mehan MR, Nunez-Iglesias J, Kalakrishnan M, et al. An integrative network approach to map the transcriptome to the phenome[J]. J Comput Biol, 2009, 16(8): 1023-34.

341. Yang X, Zhou Y, Jin R, et al. Reconstruct modular phenotype-specific gene networks by knowledge-driven matrix factorization[J]. Bioinformatics, 2009, 25(17): 2236-43.

342. Koller D, Friedman N, Eds. Probabilistic Graphical Models: Principles and Techniques[J]. Cambridge: MIT Press, 2009.

343. Wang Z, Liu J, Cheng YY, et al. Fangjiomics: in search of effective and safe combination therapies[J]. J Clin Pharmacol, 2011(51): 1132-1151.

344. Duan DD, Wang Z, Zhang BL, et al. Fangjiomics: revealing adaptive omics pharmacological mechanisms of the myriad combination therapies to achieve personalized medicine[J]. Acta Pharmacol Sin, 2015, 36(6): 651-653.

345. Jiang X, Liu B, Jiang J, et al. Modularity in the genetic disease phenotype network[J]. FEBS Lett, 2008, 582(17): 2549-54.

346. Wang L, Zhou GB, Liu P, et al. Dissection of mechanisms of Chinese medicinal formula Realgar-Indigo naturalis as an effective treatment for promyelocytic leukemia[J]. Proc Natl Acad Sci U S A, 2008(105): 4826-4831.

347. 寇冠军,唐健元.中医证候研究现状及证候中药研究关键[J].中药药理与临床,2017,33(04):213-214.

348. 郭洁,董宇,唐健元.中药复方新药立题依据的临床问题探讨[J].中国中药杂志,2017,42(05):844-847.

349. 高颖,吴圣贤,王少卿,等.证候类中药新药临床试验的证候诊断路径思考[J].中西医结合心脑血管病杂志,2014,12(08):1010-1012.

350. 李兵,王忠,张莹莹,等.中医证候分类研究常用方法与应用概述[J].中国中医基础医学杂志,2014,20(01):30-33,36.

351. 李兵,王忠,张莹莹,等.基于文献的中医临床常见证型统计分析[J].中国中西医结合杂志,2014,34(08):1013-1016.

352. 吴文斌,安娜,裴小静,等.基于"治未病"探讨证候类中药新药的临床研究[J].

中药药理与临床, 2017, 33（03）: 209-211.

353. 林芳冰, 刘强, 朱文浩, 等. 浅谈基于方证的证候类中药新药研发策略［J］. 环球中医药, 2015, 8（05）: 557-560.

354. 商洪才, 王保和, 张伯礼. 中药新药证候及疗效评价［J］. 中药新药与临床药理, 2004（05）: 365-368.

355. 安宇, 王阶, 李赵陵. 中药新药临床疗效评价的现状与发展［J］. 中华中医药杂志, 2015, 30（01）: 9-11.